高等学校教材

供基础、临床、预防、口腔、麻醉、影像、药学、检验、护理、法医等医学专业用

罕见病概论

主　审　崔　炜

主　编　张松筠　阎　雪

副主编　高　明　宋学琴　冯　林

编　者（以姓氏笔画为序）

卜　晖　王　玮　王　炜　王　婷

冯　林　皮亚雷　刘　丽　刘　蕾

刘亚玲　李　杰　杨　琳　宋学琴

张亚男　张松筠　季　光　段　争

高　明　阎　雪　彭晨星　董　惠

人民卫生出版社

·北 京·

图书在版编目（CIP）数据

罕见病概论 / 张松筠，阎雪主编. — 北京：人民
卫生出版社，2021.5
ISBN 978-7-117-31482-4

Ⅰ. ①罕…　Ⅱ. ①张…②阎…　Ⅲ. ①疑难病–概论
Ⅳ. ①R442.9

中国版本图书馆 CIP 数据核字（2021）第 075494 号

| 人卫智网 | www.ipmph.com | 医学教育、学术、考试、健康，购书智慧智能综合服务平台 |
| 人卫官网 | www.pmph.com | 人卫官方资讯发布平台 |

罕见病概论

Hanjianbing Gailun

主　　编：张松筠　阎　雪
出版发行：人民卫生出版社（中继线 010-59780011）
地　　址：北京市朝阳区潘家园南里 19 号
邮　　编：100021
E - mail：pmph @ pmph.com
购书热线：010-59787592　010-59787584　010-65264830
印　　刷：三河市尚艺印装有限公司
经　　销：新华书店
开　　本：787×1092　1/16　印张：17　插页：1
字　　数：414 千字
版　　次：2021 年 5 月第 1 版
印　　次：2021 年 6 月第 1 次印刷
标准书号：ISBN 978-7-117-31482-4
定　　价：55.00 元

序 一

  《罕见病概论》是一本针对医学本科生的罕见病教材,是20位编委在数年的本科罕见病教学经验基础上,凝聚心血,更凝聚责任心与使命感完成的良心之作。

  罕见病是人类社会发展的沉重负担,作为人口大国,中国也是罕见病负担大国。全球罕见病超过7 000种,受累人群超过3亿,中国就有超过3 000万患者。随着国家对罕见病前所未有的重视,中国罕见病防治事业进入快速发展阶段。罕见病的认知和救治在近5年有了巨大进步,中国已成为罕见病诊治领域进步最快的国家。

  2018年国家卫生健康委等五部委联合发布《第一批罕见病目录》,中国罕见病防治进入规范化管理阶段;2019年国家卫生健康委发布《罕见病诊疗指南(2019年版)》。在此基础上,《罕见病概论》以尽量简练的语言普及罕见病知识,提高医学生对罕见病的认识。

  罕见病的研究与诊疗,需要多方位、多层次人才参与,临床医生与基础医学研究者是其重要主力军。为引导更多优秀人才加入其中,从医学本科阶段开始,开设选修课,让医学生对罕见病有所了解,是一项非常明智的措施。相信这本《罕见病概论》,会将防治罕见病的种子播撒在有情怀、有能力、有担当的优秀医学生心里,让我们静待它们生根发芽,静待更多卓越人才投入到抗击罕见病的队伍,为罕见病防治事业的发展与人类健康作出更多贡献。

郭姓扬

序　二

罕见病是一个相对的概念，其受检查手段、对疾病的认识、地域等诸多方面的影响。对某个疾病的识别能力和水平首先影响疾病的检出率，从而影响疾病的所谓"患病率"。多年以前，由于不认识和没有方便的检查手段，肺栓塞曾被认为是罕见病，但随着人们对这个疾病的认识，特别是随着 CTA 及 MRI 的出现，肺栓塞现在已经是常见病。主动脉夹层也是如此。地域也是造成罕见病的原因，尤其是某些地方病，在某些地域相对常见，但在某些地域则罕见或不能见到。在我国这样一个地域广阔的国家，认识这点非常重要。环境和生活条件的改变，也会使疾病谱发生改变，使某些常见病变得罕见，某些罕见病变得常见。但是，罕见病中 80% 为遗传性疾病，随着技术的进步，特别是分子生物学和基因修饰技术的进步，以及产前筛查的进展，某些罕见病可能更罕见甚至会消失。因此，罕见病一定具有时代性、地域性，一定会存在动态演变。

了解和认识罕见病有如下意义：首先，由于多种疾病在某一发展阶段会具有相同或相似的临床表现，因此认识罕见病可以提高临床的正确诊断率，降低误诊率。人们常说，我们看到的通常是我们有意寻找的；我们能认识的是我们所知道的。因此，如果对罕见病不知道、不了解，那就一定会增加误诊率。其次，研究和发现罕见病可以促进医疗机构的检验检查水平和临床诊治能力的提高。最后，研究罕见病的发生机制和原因，可能促进包括新药开发在内的科学研究和临床转化研究。

科学技术的进展也使我们看到了罕见病治疗的曙光。尽管目前仅有约 5% 的罕见病有可用的药物，但是新技术特别是分子和酶的替代治疗已经使某些遗传性罕见病患者得以维持正常生活。因此，认识和了解罕见病具有重要的科学意义、现实意义和社会意义。张松筠教授的罕见病团队近年来一直致力于罕见病的诊治和科普，做了大量艰苦卓绝的工作和努力，包括成立学术组织、创立罕见病普及的微信公众号、进行罕见病的巡讲、建立罕见病病友群等。现在，我欣喜地看到，为了使未来的医生能够知晓罕见病、了解罕见病，在这个团队的积极推动下，已经将罕见病列为医学院本科生的选修课，并组织有关专家编写了这本罕见病教材。教材的编写意义重大，它表明罕见病的认识和普及进入了一个新的里程，必然会将我国罕见病防治的发展推向一个新的阶段，培养更多致力于罕见病研究和诊治的医生！

前　言

　　罕见病是人类共同面临的公共健康问题。近年来,罕见病得到越来越多的关注。国家卫生健康委员会联合各相关部门开展了一系列提高罕见病诊疗水平的工作,包括完善罕见病诊疗技术规范,制定罕见病诊疗指南等。因此,编写相应的教材既是大势所趋,也是严峻挑战。

　　本书的内容以2018年国家卫生健康委员会等五部门共同发布的《第一批罕见病目录》和2019年公布的《罕见病诊疗指南(2019年版)》为主要参考,同时结合国内外最新进展,重点介绍可诊可治的罕见疾病91种,主要涉及内科、儿科、神经内科等专业。在内容编写上力求更精、更新、更深,注重培养学生独立分析、解决问题的临床思维能力,尽可能反映本领域的最新成果。编写过程中力求定义准确,概念清楚,结构严谨,重点突出,逻辑性强,层次分明。

　　2018年河北医科大学在全国率先开展了本科生"罕见病基础与临床"选修课,至今已授课两年,并在罕见病教学实践中获得了一定的经验。《罕见病概论》就是由这一教学团队齐心协力撰写完成的本科教材,团队由内科各亚专业(包括内分泌、消化、血液、呼吸、心血管、风湿免疫)、儿科、神经内科以及妇产科、生殖科20位专家组成。各位专家均有两年以上的本科罕见病授课经历,不仅长期工作在临床一线,有着丰富的临床工作经验,还有较高的英语水平,了解所撰写疾病的国内外进展。

　　在本教材的编写过程中,我们得到了编委所在单位领导的大力支持,在此深表谢意。主持和参与本书编写的主编、副主编和编者,本着严谨求实的精神和对教学高度负责的态度,不辞辛劳,为编好本书倾注了大量心血,在此一并表示深深的谢意!

　　全书虽经多次修改与审校,但由于内容较多,涉及知识面广,主编能力有限,错误和不足之处在所难免,真诚希望广大读者提出宝贵意见和建议,使本教材得以完善。

张松筠

2021年1月15日

目 录

第一篇 总 论

第二篇 内分泌代谢疾病

第三篇　神经系统和肌肉疾病

第六篇　消化系统疾病

第七篇　血液系统疾病

第八篇　罕见病诊断和遗传咨询

第一篇 总 论

一、罕见病的定义

罕见病译自英文 rare disease。在全球权威的生物医学数据库 PubMed 中,rare disease 一词最早出现在 1867 年。顾名思义,罕见病是指患病率极低、极少见的一类疾病。罕见病的界定,全球目前尚无统一标准。美国把患病人数少于 20 万,发病率低于 7.5/10 000 的疾病划分为罕见病;欧盟则用发病率小于 5/10 000 定义罕见病;日本将罕见病定义为发病率低于 4/10 000 的疾病。我国目前尚无明确的罕见病定义。需要指出的是,罕见病的概念是动态变化的,某一时期的罕见病,随着时间的推移和认识的增加可能变成常见病。此外,罕见病并不等同于疑难病,二者互有交叉,一些难以诊断的罕见病属于疑难病,但疑难病并不一定是罕见病。

二、罕见病的种类

目前全世界已知罕见病 7 000 余种,占人类疾病 10%。随着诊断技术的提高,罕见病种类正以每年 250~280 种的速度增长。全球罕见病患者大约 3 亿,中国估计可达 3 000 万。就整体人数来讲,罕见病并不罕见。

三、罕见病的特点

罕见病作为一个病种群,具有特殊的共性。每种病的发病率和患病率极低、患病人数少且人群分散。80% 的罕见病与遗传相关,50% 于儿童期发病,30% 在 5 岁前死亡,只有 1% 有药可治。罕见病临床表现复杂、常累及人体多器官多系统,病情呈慢性、进行性、耗竭性发展,致残致死率高。

四、罕见病的未来

科学技术的进步,促进了罕见病诊疗水平的提高。基因测序的临床推广与应用,使得许多与遗传相关的罕见病得到精准的病因诊断。产前诊断及植入前筛查有助于预防绝大多数基因缺陷性罕见病。精准医学下的基因治疗给罕见病患者带来希望,但人类无法消灭罕见病。因为变异是人类进化的必要条件,95% 的人至少携带一个隐性遗传病的致病变异,平均每人携带 3.2 个。只要有生命的传承,就有发生罕见病的可能性,所以关注罕见病就是关注人类的未来。

五、学习罕见病的目的

临床工作中,医生对罕见病认知不足,确诊困难。许多罕见病患者都要面临一个"诊断长征"。在美国,每位罕见病患者平均需要 7.6 年,经历 8 位医生,被误诊过 2~3 次后才能确诊。许多罕见病患者长期漏诊、误诊，一些罕见病的诊断甚至需要几代人努力。大多数罕见病需要多学科、跨专业的临床专家以及医学遗传学专家合作才能精准诊治。

罕见病难确诊，相关专业人才缺乏是根本。因此提高医生诊治水平，"让诊治罕见病的医生不再罕见"是实现罕见病早发现、早诊断、早治疗的关键。近年来，我国对罕见病防治给予高度重视，先后发布《第一批罕见病目录》《罕见病诊疗指南（2019 年版）》，组建了由北京协和医院牵头、涵盖全国 324 家医院的"中国罕见病诊疗协作网"，进行了大量罕见病专业知识培训工作以及罕见病诊疗领域的探索和创新，使得中国罕见病诊治水平得到快速提高。

医学教育始自医学生的教育，在医学本科教育中，罕见病尚属全新的领域。让医学本科生了解罕见病的概念、临床表现、诊疗思路，定能为未来罕见病临床与科研事业的发展带来新生力量，造福更多罕见病患者。

（张松筠　阎　雪）

第二篇 内分泌代谢疾病

第一章 内分泌疾病

第一节 21-羟化酶缺乏症

21-羟化酶缺乏症(21-hydroxylase deficiency,21-OHD)是先天性肾上腺皮质增生症(congenital adrenal hyperplasia,CAH)最常见的类型,由编码21-羟化酶(P450c21)的 *CYP21A2* 基因缺陷引起,为常染色体隐性遗传病。21-OHD 主要临床表现为失盐、男性化及皮肤色素沉着,失盐型可早至新生儿期发病,未经及时诊断及治疗可发生致死性肾上腺皮质危象。目前,我国越来越多地区将 21-OHD 作为新生儿出生后常规筛查疾病之一,使越来越多患儿获得早期诊断和及时治疗。

一、病因与流行病学

CYP21A2 基因缺陷导致 21-羟化酶合成障碍,肾上腺皮质球状带、束状带不能合成足量醛固酮及皮质醇,导致失盐及肾上腺皮质功能不全。皮质醇减少负反馈调节使促肾上腺皮质激素(adrenocorticotropic hormone,ACTH)合成增多,引起皮肤色素沉着,并促使肾上腺皮质增生,21-羟化酶上游底物合成进一步增多,网状带性激素合成增加,导致男性化表现(图 1-1)。

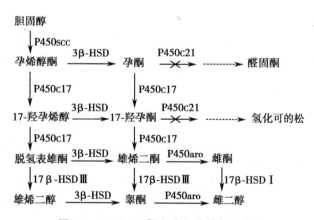

图 1-1 21-OHD 肾上腺皮质激素通路图

P450scc:20,22 碳链裂解酶;3β-HSD:3β-羟类固醇脱氢酶;P450c21:21-羟化酶;
P450c17:17α-羟化酶;P450aro:芳香化酶;17β-HSD:17β-羟类固醇
脱氢酶;×:21-羟化酶合成减少,通路受阻。

我国 21-OHD 发病率为 1/16 466~1/12 200,占所有类型 CAH 的 90%~95%,是 46,XX 女性男性化最常见病因。

二、临床特征

随 21-羟化酶活性降低程度由轻到重,临床症状可从不典型到典型逐渐演化。21-OHD 按临床表现可分为:①经典型:又包含失盐型及单纯男性化型;②非经典型:失盐型 21-羟化酶活性不足正常的 1%,可在新生儿期发病,表现为呕吐、喂养困难、体重不增、反应差、脱水,电解质检查可见低钠高钾,可伴有低血糖,严重者可发生肾上腺皮质危象。因肾上腺皮质来源睾酮、雄烯二酮等雄性激素增多,男性患儿可表现为阴茎增粗增大,与睾丸发育程度不匹配,为典型外周性性早熟表现;女性患儿均有不同程度男性化,轻者仅有阴蒂稍增大,重者阴蒂增大似阴茎,尿道与阴道共同开口,阴唇融合似阴囊,易被混淆为男性抚养。因皮质醇合成减少,ACTH 合成增多,男女患儿均有皮肤色素沉着,以口唇、乳晕及阴囊等部位皮肤黏膜更为显著。单纯男性化型一般无失盐表现,男性仅有外周性性早熟及皮肤黏膜色素沉着,女性仅有不同程度男性化及皮肤黏膜色素沉着表现。非经典型患儿 21-羟化酶活性达正常的 20%~50%,症状更轻,无失盐、男性化及皮肤色素沉着等典型表现,青春期可因痤疮、多毛,或成人期因不孕不育、多囊卵巢等症状就诊而确诊。

三、实验室与辅助检查

1. **实验室检查** 电解质评估有无失盐;血气分析评估有无代谢性酸中毒;查血糖了解有无低血糖;17α-羟孕酮、孕酮、睾酮、雄烯二酮及 ACTH 升高;皮质醇及醛固酮降低。

2. **影像学检查** 肾上腺超声、CT 可显示双侧肾上腺增生;外生殖器模糊者可行盆腔超声或 CT 检查了解性腺情况。

3. **遗传学检查** 性别模糊者可查染色体,*CYP21A2* 基因检测可确诊,并有助于遗传咨询。

四、诊断

临床有失盐、男性化及皮肤色素沉着表现,实验室检查显示低钠高钾血症,17α-羟孕酮及孕酮、睾酮、雄烯二酮、ACTH 升高,皮质醇降低可临床诊断;检测到 *CYP21A2* 基因致病性突变及缺失可确诊。

五、鉴别诊断

1. **其他类型 CAH** 11β-羟化酶缺乏型 CAH 亦有男性化及皮肤色素沉着表现,但此型患儿高钠低钾,伴有高血压等可鉴别;17α-羟化酶缺乏型 CAH 电解质表现同 11β-羟化酶缺乏症,多伴有高血压,男性表现为女性化,女性表现为性幼稚可鉴别;3β-羟化酶缺乏症女性轻度男性化,而男性男性化不全;20,22 碳裂解酶及类固醇急性调节蛋白 *StAR* 基因突变所致类脂性 CAH 网状带性激素合成减少,表现为男性女性化及女性性幼稚,与 21-OHD 不同。

2. **X 连锁先天性肾上腺发育不良(XL-AHC)** *NR0B1* 基因突变所致 X 连锁隐性遗传病。临床表现为肾上腺皮质功能不全,但 17α-羟孕酮、睾酮、雄烯二酮不高,女性携带,男性发病可鉴别。

3. **X 连锁肾上腺脑白质营养不良** *ABCD1* 基因突变所致过氧化物酶体功能障碍,共分

7 型,其中艾迪生型以肾上腺皮质功能低下为首发和主要症状,绝大多数患儿为男性,且无雄性激素升高及男性化表现可鉴别。

六、治疗

经典型 21-OHD 治疗目标包括糖、盐皮质激素生理替代治疗及合理抑制高雄激素。因过量糖皮质激素有生长抑制作用,因此生长期儿童青少年应选择氢化可的松以尽量减免生长抑制,达成人身高后可给予半衰期较长的制剂。对于失盐型新生儿及小婴儿,氢化可的松量应偏大,为 25~50mg/(m² · d),以尽快控制急性代谢紊乱,数日至 1 周临床症状好转,电解质正常后可逐渐减至维持量 6~12mg/(m² · d),失盐型应联合应用氟氢可的松。遇发热等轻、中度应激状况,氢化可的松应加至原量的 2~3 倍,重度应激时应加至原量的 5 倍,以防肾上腺皮质危象。危象时需应用糖盐水扩容补液,静脉输注氢化可的松 50~100mg/(m² · d),分两次,两周内逐渐减至维持量。阴蒂明显肥大的女童在代谢紊乱控制后,尽早在出生后 3 个月至 1 岁行外阴矫形手术。需根据 17α-羟孕酮、雄烯二酮及睾酮水平及患儿临床总体状况调整皮质醇剂量。

非经典型糖皮质激素治疗仅限于高雄激素造成阴毛早现、骨龄超前等影响生长发育状况时。

七、预后

未经及时诊断及治疗,失盐型 21-OHD 可因肾上腺皮质危象危及生命。治疗不当,可引起终身受损及生理、心理障碍等后遗症。随着我国新生儿常规筛查 17α-羟孕酮的普及,越来越多 21-OHD 患儿可被早期诊断出来,显著改善预后。

八、最新进展

为避免女性胎儿出生时男性化,20 世纪 80 年代开始尝试对孕妇在孕早期应用地塞米松抑制胎儿睾酮水平。但在孕早期尚不能明确胎儿性别,且不能确定胎儿是否患有 21-OHD,因此地塞米松应用范围明显扩大化,且体外实验、动物模型及临床应用发现地塞米松对孕妇及胎儿潜在长期不良反应需要进一步阐明,因此有专家不建议孕早期应用地塞米松预防男性化。近来,通过检测母体循环中胎儿游离 DNA,使早期产前诊断及针对性治疗成为可能。

(皮亚雷)

第二节　先天性肾上腺发育不良

先天性肾上腺发育不良(congenital adrenal hypoplasia,adrenal hypoplasia congenita,AHC)又称先天性 X 连锁肾上腺发育不良,为一种罕见的家族性肾上腺皮质发育不良。患者除了表现为肾上腺功能低下以外,通常会合并低促性腺激素性性腺功能减退症。

一、病因和流行病学

AHC 是由 *DAX-1* 基因突变导致的 X 染色体连锁隐性遗传性疾病,*DAX-1* 基因位于 X 染色体短臂(Xp21)上,由两个外显子和一个内含子组成,也被称为核受体亚家族 0 组 B 成员 1

(nuclear receptor subfamily 0 group B member 1, *NR0B1*) 基因,是孤儿核受体亚家族成员之一,在肾上腺皮质、性腺、下丘脑和垂体均有表达。*DAX-1* 基因编码 DAX-1 蛋白,*DAX-1* 基因突变导致蛋白质合成或功能障碍,以致肾上腺皮质发育不良,类固醇激素合成缺陷。此外还可导致下丘脑促性腺激素释放激素(GnRH)细胞和垂体促性腺激素细胞发育障碍,导致性腺功能减退。根据国外资料,*DAX-1* 基因突变导致的 AHC 较罕见,在欧美以及日本地区其发生率为 1/12 500。我国尚缺乏流行病学数据资料。

二、临床特征

经典的 AHC 患者的临床表现包括原发性肾上腺皮质功能不全、低促性腺激素性性腺功能减退,原发性生精功能障碍。大多数患者在新生儿期发病,表现为以盐皮质激素缺乏为主的肾上腺皮质功能低下的症状,而在存活的男性患者中于青春期则出现低促性腺激素性性腺功能减退症的症状。此疾病临床表现差异很大,在不同的突变位点或突变家系之间,甚至同样突变位点的患者之间,临床表现各不相同。在发生应激情况时,还可出现肾上腺危象,危及生命。

1. **原发性肾上腺皮质功能低下**　主要表现为皮肤黏膜色素沉着(尤其是在暴露处、摩擦处、瘢痕及乳晕、腋窝、阴囊处)、厌食、恶心、低血压、低血糖、乏力、易感冒、儿童体重不增等。

2. **肾上腺危象**　主要表现为低血压和休克,通常伴低钠血症和高钾血症。患者通常有非特异性症状,如厌食、恶心、呕吐、腹痛、虚弱、乏力、嗜睡、发热、意识模糊和/或昏迷。盐皮质激素缺乏可促发肾上腺危象,因此在接受生理甚至治疗剂量的合成糖皮质激素的患者中,如果盐皮质激素需求未得到满足,则可发生肾上腺危象。

3. **低促性腺激素性性腺功能减退**　多数患者在青春期表现为不发育(无第二性征、阴毛、腋毛生长)或发育不完全,生育能力受损,少精和无精症等。但需要指出的是,近年来发现部分病例存在外周性及中枢性性早熟,具体机制尚不明确,但临床中发现中枢性性早熟可自发缓解,最终还是发生低促性腺激素性性腺功能减退。

三、实验室与辅助检查

1. **实验室检查**

(1)电解质检查:提示高血钾,低血钠,低血糖;由于糖皮质激素缺乏,少数患者可出现轻度或中度高血钙。

(2)符合原发性肾上腺皮质功能低下的激素测定结果:促肾上腺皮质激素水平升高,血或尿皮质醇降低或正常,肾素活性升高,醛固酮降低。

(3)大部分患者青春期后性激素检测符合低促性腺激素性性腺功能减退:睾酮水平低下,促卵泡激素(FSH)、黄体生成素(LH)基线水平偏低或正常,雄烯二酮、硫酸脱氢表雄酮水平较低。

2. **双侧睾丸超声检查**　显示睾丸体积缩小,还可发现睾丸发育不良常见的微石症。

3. **影像学检查**　肾上腺 CT 可表现为肾上腺体积小、单侧肾上腺缺失、双侧肾上腺发育欠佳,但也有肾上腺体积正常。

4. **基因检测**　取外周血白细胞提取基因组 DNA,分析是否存在 *DAX-1/NR0B1* 基因突变。

四、诊断

此病的诊断需结合临床表现和实验室检查,确诊需要 *DAX-1/NR0B1* 基因检测结果。对于临床上存在原发性肾上腺皮质功能减退的患者,尤其是合并青春期发育不良或是符合 X 连锁遗传规律家族史的患者,需警惕此病可能,常规行 *DAX-1/NR0B1* 基因检测。

五、鉴别诊断

1. **其他类型的原发性肾上腺皮质功能减退症** 此病起病较晚,常有各种原发疾病,最常见病因为结核或自身免疫,特定的影像学改变有助于与 AHC 鉴别,且此疾病无家族史及基因突变也可用于鉴别。

2. **先天性肾上腺皮质增生症** 此病由于编码皮质激素合成必需酶基因突变致肾上腺皮质类固醇激素合成障碍,从而继发垂体 ACTH 代偿性分泌增加,为常染色体隐性遗传疾病,故男女均可发病,女性患者可有不同程度男性化,男性可有性早熟,影像学检查可见双侧肾上腺增生。

六、治疗

1. **肾上腺皮质功能不全的治疗** 主要为终身激素替代治疗,对于糖皮质激素的替代,通常选择氢化可的松。当患者出现急性症状时,应选择静脉注射氢化可的松治疗。当患者病情平稳时可予以生理剂量的口服替代,治疗过程中需监测血压、心率、血糖、电解质等指标,而且大部分患者需同时联用氟氢可的松作为盐皮质激素的替代。

2. **肾上腺危象的治疗** 临床高度怀疑肾上腺皮质危象时,应在收取血标本送检皮质醇、ACTH 后立即开始治疗。治疗的目标是保持循环中有充足的糖皮质激素及补充钠和水的不足。治疗方案包括静脉输注大剂量糖皮质激素、纠正低血容量和电解质紊乱、去除诱因及全身支持治疗。

3. **低促性腺激素性性腺功能减退的治疗** 对于无生育要求的患者,睾酮替代治疗能够促进第二性征的发育。对于有生育需求的患者,可予以生精治疗。

七、遗传咨询与产前诊断

对于已发现 AHC 的家系成员,应对育龄期的女性及相关男性成员进行 *DAX-1/NR0B1* 基因诊断,尽量避免患病的男婴出生,并对患者进行早期诊断和治疗,改善生活质量,防止肾上腺皮质危象发生。对发病早的肾上腺皮质功能减低的男性患者,应警惕 X 连锁的 AHC,并随访性腺发育情况。

八、预后

若患者得到及时的诊断和规律治疗、定期随访,可获得较好的预后,一般不影响智力、发育和寿命。

(王 婷)

第三节 自身免疫性垂体炎

自身免疫性垂体炎(autoimmune hypophysitis,AH)是一种自身免疫介导的炎症侵犯垂体及其邻近器官导致的罕见疾病。根据发病原因分为原发性和继发性自身免疫性垂体炎。原发性自身免疫性垂体炎按照组织病理学特点分为6种,分别是淋巴细胞性垂体炎、肉芽肿性垂体炎、黄瘤病性垂体炎、坏死性垂体炎、IgG4相关性垂体炎和混合型垂体炎。其中,淋巴细胞性垂体炎为最常见的类型。继发性自身免疫性垂体炎可继发于系统性疾病、垂体局部炎症以及靶向药物使用等。根据受累范围和严重程度,临床上可表现为中枢性尿崩症、腺垂体功能减退症、头痛、视野缺损等。大多数患者糖皮质激素及免疫抑制剂治疗有效。

一、病因与流行病学

AH属于由淋巴细胞、浆细胞等免疫细胞浸润介导的罕见内分泌器官自身免疫病。目前尚无明确的流行病学数据,推算其年发病率约为1/900万,国外研究报道该病在垂体病变中发病率为0.3%~0.8%。最常见的淋巴细胞性垂体炎多发于妊娠和产后的妇女。继发性自身免疫性垂体炎多继发于系统性全身疾病,如血管炎、结节病、朗格汉斯组织细胞增生症,还有一部分继发于垂体肿瘤相关的炎症或感染性疾病所致的炎症,药物相关性自身免疫性垂体炎与一些免疫靶向的抗肿瘤药物的使用有关。

二、临床特征

患者临床表现多样,临床表现与病变部位、范围、严重程度和发展阶段有关,主要包括以下几种。

1. **鞍区占位效应** 患者因垂体增大对鞍区及周围组织的压迫(海绵窦、视交叉等)以及炎症细胞的浸润,常表现的症状有头痛和视力障碍,包括视力下降和视野缺损,侵犯海绵窦所致的眼肌麻痹、眼球运动障碍。

2. **腺垂体功能减退** 根据受累程度不同,垂体各轴会出现不同程度的功能减低。患者会出现纳差、乏力、怕冷等肾上腺和甲状腺功能低下的症状,闭经、性功能减低、性毛脱落等性腺功能减退的症状也较常见。

3. **神经垂体受累** 较常见,70%以上的患者会因垂体漏斗部或垂体柄受压引起抗利尿激素运输障碍,表现出多饮、多尿、烦渴和夜尿明显增多的尿崩症状。部分患者会因垂体柄阻断导致高催乳素血症,但一般程度较轻。

4. **系统性疾病的表现** 自身免疫性垂体炎部分合并有其他脏器免疫性疾病的表现。淋巴细胞性垂体炎约有30%合并其他自身免疫病,其中最常见的是桥本甲状腺炎和格雷夫斯病(Graves disease,GD),也有合并1型糖尿病、甲状旁腺功能减退症等。IgG4相关性垂体炎常有多脏器受累,包含唾液腺、泪腺、胰腺等。继发于多系统疾病的自身免疫性垂体炎,如朗格汉斯组织细胞增生症,也会同时出现肺、骨骼、皮肤等相关病变。

三、实验室与辅助检查

1. **实验室检查**　腺垂体各靶腺轴激素水平的测定,包括肾上腺轴、甲状腺轴、性腺轴、生长激素轴。伴有多系统病变的如 IgG4 相关性垂体炎伴有血清 IgG4 水平的明显升高,继发于结缔组织病的可检测到抗中性粒细胞胞质抗体(ANCA)等自身抗体的异常,继发于肿瘤、感染的可有原发病的相关检查支持。

2. **影像学检查**　目前淋巴细胞性垂体炎的临床诊断多依赖于影像学的特征性表现,对诊断 AH 有重要价值。淋巴细胞性垂体炎的垂体增强磁共振成像(MRI)表现为垂体弥漫、对称性增大,T1 像低信号或等信号,T2 像高信号,均匀增强;垂体柄增粗无偏移;神经垂体受累时 T1 像可见后叶高信号消失;鞍底一般完好;可伴有硬脑膜尾征;后期腺体萎缩可表现为空蝶鞍。其他类型 AH 的影像学与其他鞍区占位性病变相比无特异性表现,仅靠 MRI 影像学表现鉴别困难,结合 CT、骨核素扫描、病理等检查可协助诊断。

3. **病理学检查**　组织病理学检查是诊断的金标准,但活检属于有创性检查,本身存在手术风险和取材困难,一般不作为首选。不同类型的原发性自身免疫性垂体炎根据浸润的炎症细胞类型不同有各自的病理特点:

(1)淋巴细胞性垂体炎:弥漫性淋巴细胞浸润,常伴散在嗜酸性粒细胞、肥大细胞和成纤维细胞,病程晚期可发生垂体纤维化和萎缩。

(2)肉芽肿性垂体炎:大量多核巨细胞和组织细胞形成的肉芽肿。

(3)黄瘤病性垂体炎:富含脂质的泡沫组织细胞,可见浆细胞和淋巴细胞。后期可出现垂体纤维化。

(4)坏死性垂体炎:弥漫性非出血性坏死,周围可见淋巴细胞、浆细胞、嗜酸性粒细胞。

(5)IgG4 相关性垂体炎:IgG4 阳性的浆细胞致密性浸润,常伴有一定程度的纤维化、闭塞性静脉炎和嗜酸性粒细胞增多,相关的纤维化具有特征性的"席纹"特征。

(6)混合型垂体炎:兼有淋巴细胞性垂体炎、肉芽肿性垂体炎以及黄瘤病性垂体炎的病理特点。

四、诊断

淋巴细胞性垂体炎是 AH 中最常见的类型。尽管其诊断的金标准是组织病理学检查,但该检查有创、有一定的手术风险,因此临床上更多通过临床特点、影像学特征性表现、内分泌功能检查和糖皮质激素试验性治疗等综合评价做出的临床诊断。对于不能明确诊断且无明显压迫症状的拟诊病例,可以考虑随访观察。

患者如有以下特点的鞍区占位应疑诊淋巴细胞性垂体炎:①较早出现头痛、视野缺损等鞍区占位症状;②妊娠期女性;③全垂体功能减退或部分垂体功能减退;④伴有中枢性尿崩症;⑤影像学表现为垂体弥漫性增大,强化均匀;垂体柄增粗无偏移;神经垂体高信号消失;硬脑膜尾征;⑥自身免疫抗体阳性或伴有其他自身免疫病。

五、鉴别诊断

1. **垂体无功能腺瘤**　垂体无功能腺瘤可伴有腺垂体功能减退症,一般不伴有中枢性尿崩症,影像学表现为不对称的鞍内占位和/或鞍上扩张,垂体柄不对称性偏移,MRI 强化后呈不均匀强化,无硬脑膜尾征,神经垂体高信号存在。

2. 继发性自身免疫性垂体炎　原发性自身免疫性垂体炎应与继发性自身免疫性垂体炎鉴别。通过采集病史,体格检查和辅助检查常可发现继发性自身免疫性垂体炎原发疾病的线索。IgG4 相关性垂体炎,目前诊断标准包括:①垂体组织大于 10 个 IgG4 阳性浆细胞/高倍视野;②鞍区占位或垂体柄增粗;③其他器官的活检证实受累;④血清 IgG4 水平大于 140mg/dl;⑤糖皮质激素治疗能够显著缩小占位并改善症状。满足标准①或标准②+③或标准②+④+⑤可诊断。朗格汉斯组织细胞增生症病变的主要器官还包括皮肤、肺部、骨骼等;血管炎相关性垂体炎伴有血清 ANCA 等免疫学指标阳性;CLTA-4 抑制剂、PD1/PD-L1 抑制剂等引起的垂体炎有相关用药史;梅毒、结核等感染性疾病引起的垂体炎可有垂体外感染灶和血清学感染指标的证据等。

六、治疗

1. 特异性治疗　伴有严重压迫症状的淋巴细胞性和 IgG4 相关性垂体炎采用糖皮质激素治疗,通常建议药理剂量的泼尼松(0.5~1.0mg/kg)起始,2~4 周复查鞍区 MRI,病变缩小后逐渐减量停药,至少使用 6 个月以上防止复发。而其他类型的原发性自身免疫性垂体炎,如肉芽肿性垂体炎、黄瘤病性垂体炎、坏死性垂体炎糖皮质激素治疗效果不佳,需要手术获得明确病理诊断的同时缓解压迫症状。

2. 手术治疗　在急性或进行性视神经及周围组织受压,以及免疫治疗无效的情况下可采用手术治疗。多采用内镜下经蝶垂体切除术。如果术中冰冻结果为原发性淋巴细胞性垂体炎,则选择部分切除减压,并给予患者术后药理剂量糖皮质激素联合治疗。

3. 替代治疗　患者合并腺垂体功能减低或/和中枢性尿崩症而无压迫症状的,针对肾上腺皮质功能、甲状腺功能、性腺功能减退给予相应的激素替代,对高催乳素血症给予多巴胺受体激动剂,对存在中枢性尿崩症的给予醋酸去氨加压素治疗。

七、预后

患者如诊断和治疗及时,可获得较好预后,部分腺垂体功能可以恢复,复发率降低。但在疾病自然进程中,也可能出现永久性腺垂体功能减退和中枢性尿崩症。垂体炎后期可能发展为垂体萎缩和部分空蝶鞍。

（高　明）

第四节　特发性低促性腺激素性性腺功能减退症

特发性低促性腺激素性性腺功能减退症(idiopathic hypogonadotropic hypogonadism,IHH),是由促性腺激素释放激素(gonadotropin-releasing hormone,GnRH)生成或作用缺陷引起的疾病,表现为青春期不发育或部分发育,育龄期不孕不育。该疾病具有显著的遗传、临床异质性。根据有无嗅觉异常分为卡尔曼综合征(Kallmann syndrome,KS)和嗅觉正常的低促性腺激素性性腺功能减退症(normosmic idiopathic hypogonadotropic hypogonadism,nIHH)。KS 占 IHH 的 40%~60%。性激素和 GnRH 或促性腺激素的外源性替代治疗能帮助患者第二性征发育和生育。

一、病因和流行病学

国外数据显示,IHH 总体发病率为 1/100 000～1/10 000,男女比例为 5∶1。国内数据尚缺乏。

本病是遗传病,遗传方式有 X 连锁隐性遗传、常染色体显性和隐性遗传。目前已明确 20 余种基因突变可导致 IHH,如 *KAL1*、*FGFR1*、*FGF8*、*GnRH*、*GNRHR*、*PROK2*、*PROKR2*、*TAC3*、*TACR3*、*DAX1*、*NELF*、*CHD7*、*SEMA3A*、*SOX2*、*FEZF1* 等。其中以 *KAL1* 突变的 X 染色体隐性遗传最为多见,是 KS 最常见的致病突变。胚胎期来源于外胚层嗅基板的 GnRH 神经元与嗅神经共享同一迁移途径,*KAL1* 突变影响了 GnRH 神经元的迁移及嗅球和嗅束的形成,造成 GnRH 分泌缺陷和嗅觉缺失。

IHH 的散发病例并不罕见,对有临床特征而家族史阴性的患者要进行基因筛查。IHH 的遗传模式不仅局限于单基因突变,多个致病基因的杂合突变也可导致发病,基因型和临床表型关系复杂,即使是同种基因突变引起的临床表型也有较大差异。

二、临床特征

女性表现为乳腺不发育,外生殖器幼稚伴原发性闭经。男性表现为童声、阴茎短小、睾丸体积小(不超过 4ml)或隐睾,极少或无胡须和体毛出现。骨龄落后,上部量/下部量<1,指间距>身高。KS 患者伴嗅觉减退或缺失。长期性激素缺乏会引起骨质疏松和肌肉量减少。部分基因突变还可导致唇(腭)裂、单侧肾缺如、镜像运动、并指(趾)或其他骨骼畸形等。

三、实验室检查和辅助检查

雌二醇、睾酮水平低,促性腺激素促卵泡激素(FSH)、黄体生成素(LH)无反应性升高;LH<0.7IU/L 提示 IHH,LH≥0.7IU/L,提示青春发育延迟或部分性 IHH。腺垂体其他激素水平正常。

GnRH 兴奋实验:①戈那瑞林兴奋试验:静脉注射戈那瑞林 100μg,测定 0 和 60min LH 水平。60min 时,男性 LH<8IU/L,提示下丘脑-垂体-性腺轴未启动。②曲普瑞林兴奋实验:肌内注射曲普瑞林 100μg,测定 0 和 60min LH 水平。60min 时,男性 LH≤4IU/L,女性 LH≤6IU/L,提示性腺轴未启动;男性 LH 在 4～12IU/L,女性在 6～18IU/L,提示性腺轴部分受损。

绒毛膜促性腺激素(hCG)兴奋实验(可选):用以评估男性睾丸间质细胞功能。单次肌内注射 hCG 2 000～5 000IU,测定 0、24、48 和 72h 血睾酮水平。或肌内注射 hCG 2 000IU,每周 2 次,连续 2 周,测定第 0、4、7、10 和 14d 睾酮水平。睾酮≥100ng/dl 提示存在睾丸间质细胞,睾酮≥300ng/dl 提示间质细胞功能良好。该试验可能存在假阴性,必要时重复试验或试验性促性腺激素治疗 3 个月,观察睾酮水平变化。

若测试嗅觉不能鉴别酒精、水、白醋和香波的气味可拟诊 KS。

影像学 X 线可见骨龄落后,一般落后生物学年龄 2～3 年;垂体 MRI 下丘脑和垂体区域正常,KS 患者 MRI 薄层扫描可见嗅束和嗅球发育不良。

基因检测筛查 IHH 致病基因。

四、诊断

男性骨龄>12岁或生物年龄≥18岁,尚无第二性征出现和睾丸体积增大,睾酮水平≤100ng/dl,且FSH和LH水平低或在正常范围;女性生物年龄≥14岁尚无第二性征发育和月经来潮,雌二醇水平低且FSH和LH水平低或在正常范围;且找不到明确病因者,拟诊断本病。临床表现和体格检查怀疑是IHH时,还应满足上述实验室检查、嗅觉测试、影像学特点方能诊断。青春期结束之前诊断IHH应联合基因检测明确诊断。对暂时难以确诊者,应随访观察,以明确最终诊断。

五、鉴别诊断

1. 体质性青春发育延迟 表现为青春期第二性征启动或进程延迟,男性多见,发育延迟至14~18岁甚至更晚。如骨龄达到12岁且戈那瑞林兴奋试验60min LH≥8IU/L或曲普瑞林兴奋实验60min LH≥12IU/L,提示本病诊断。

2. 继发性低促性腺激素性性腺功能减退症 下丘脑垂体肿瘤、炎症、感染、手术或者外伤等外部因素导致下丘脑和垂体功能低下,多种激素缺乏,LH、FSH低,GnRH激发后无上升,常有相关的疾病诊疗病史,无家族史,实验室检测下丘脑垂体其他激素水平以及下丘脑垂体MRI可协助鉴别。

3. 高促性腺激素性性腺功能减退症 遗传性疾病如Klinefelter综合征、Turner综合征、Noonan综合征均有先天性睾丸或卵巢发育不良,对FSH、LH无反应或反应低下,造成FSH、LH水平高,雌二醇、睾酮水平低。其他获得性睾丸疾病或雄激素合成障碍也有类似特点。实验室检查结合家族史、既往史、染色体或基因检测可获诊断。

六、治疗

目前尚无根治措施,治疗方法主要是外源激素补充和替代治疗。治疗目标是维持体内正常的性激素水平和性腺组织功能,维持正常的肌肉和骨骼量,促进性器官和第二性征发育,实现正常的青春发育启动以及成年后生育。

(一)男性治疗

患者无生育要求时,雄激素替代治疗可促进第二性征发育和维持性功能。有生育需求的患者应用GnRH泵脉冲治疗、hCG和人绝经期促性腺激素(hMG)联合治疗(双促治疗)促进精子生成。

1. 雄激素替代治疗 ①男性<18岁治疗小阴茎,口服十一酸睾酮40mg,1~2次/d,共3个月。②成年男性口服十一酸睾酮40mg,1~3次/d,6个月可增至80mg,2~3次/d,另外可选的方式还有外用睾酮凝胶或肌内注射长效睾酮制剂,十一酸睾酮注射剂125~250mg肌内注射,每月一次。用药6个月后可有明显男性化表现,2~3年后可接近正常成年男性水平。

2. 生精治疗 ①脉冲式GnRH生精治疗适合有生育要求且腺垂体存在足够数量的功能完整的促性腺激素细胞的患者。采用戈那瑞林10μg/90min皮下泵入,每1~3个月根据LH、FSH、睾酮和精液常规调整剂量和频率,尽可能将睾酮维持在正常中值水平。②双促治疗先应用hCG肌内注射2 000~3 000IU/次,每周2次,调整hCG剂量维持血睾酮浓度300~500ng/dl。然后联用hMG 75~150IU肌内注射,每周2次进行生精治疗。治疗后一般在6个月至2年可以有足够的精子产生。对于病情较重无法产生足量精子受孕的,辅助生殖治疗可以帮助患者获得后代。

(二)女性治疗

无生育需求时,给予雌孕激素周期联合治疗,促进第二性征发育和维持月经周期。有生育需求时可行促性腺激素促排卵治疗或脉冲式 GnRH 治疗。

1. **雌孕激素替代治疗** 起始小剂量雌激素(戊酸雌二醇 0.5~1mg,1 次/d),6~12 个月后增加雌激素剂量(戊酸雌二醇 2mg,1 次/d)。乳房发育和子宫大小接近或达到成人水平,进行周期性雌孕激素联合治疗[戊酸雌二醇 2mg 1 次/d×11d,(戊酸雌二醇 2mg+醋酸环丙孕酮 1mg)×10d,停药期间可有撤退性阴道出血]。

2. **促排卵治疗** GnRH 泵 10μg/90min,使用期间警惕卵泡过度刺激或破裂风险。治疗未能受孕,可调整 GnRH 泵脉冲频率更接近女性生理周期模式,即第 1 周脉冲间隔 90min,第 2 周缩短至 60min,第 3 周调整脉冲间隔为 90min,第 4 周调整脉冲间隔为 180min。一般治疗 3 个月至 2 年可有规律月经和排卵。也可在辅助生殖专科医生指导下,行促性腺激素促排卵治疗,获卵子率接近 100%。

(三)其他治疗

常规使用钙剂和维生素 D 预防和治疗骨质疏松,加强心理疏导改善患者生活质量。

七、预后

应用性激素替代治疗后第二性征和内外生殖器发育均能得到改善。男性治疗前有隐睾病史,或者睾丸体积小于 4ml 提示未来生精的治疗效果较差。部分患者可出现逆转,即下丘脑-垂体-性腺轴恢复正常。因此,应用雄激素替代的男性患者出现睾丸进行性增大应停药 2~3 个月再次评估;对内源性 LH≥1IU/L 的患者也建议停药后重新评估下丘脑-垂体-性腺轴功能。

(高　明)

第五节　新生儿糖尿病

新生儿糖尿病(neonatal diabetes mellitus,NDM)是一种罕见的单基因糖尿病,多数患儿在出生后 6 个月内发病,少数患儿最晚在出生后 12 个月内发病,临床上常以糖尿病酮症酸中毒或血糖明显升高起病。按照疾病的不同转归可进一步分为两大类:永久性新生儿糖尿病(permanent neonatal diabetes mellitus,PNDM)和暂时性新生儿糖尿病(transient neonatal diabetes mellitus,TNDM)。其中 TNDM 占 50%~60%,通常在发病后数月至 1 年内缓解,PNDM 较 TNDM 少见,但往往病情较重,并且需要终身治疗。

一、病因和流行病学

NDM 由单基因突变引起,目前已证实有 20 多个相关基因突变。这些基因突变导致先天性胰腺发育不良或胰岛 β 细胞功能缺陷而不能分泌足够的胰岛素,机体血糖不能进入细胞进行代谢,从而导致血糖升高及代谢紊乱。不同的受累基因决定了不同的临床表现、预后及治疗。TNDM 最常见的病因为染色体 6q24 区域两种基因 *PLAGL1* 和 *HYMAIM* 的过表达,这两种基因是一种胰岛素分泌的重要调控因子即垂体腺苷酸环化酶激活多肽受体的转录调节因子。*KCNJ11*、*ABCC8* 及 *INS* 基因突变是导致 PNDM 的主要原因。编码 ATP 敏感性钾离子通道(K_{ATP})的 *KCNJ11* 基因和 *ABCC8* 基因突变导致 K_{ATP} 通道在高血糖时仍然不恰当开放,细胞膜无法去极化及释放胰岛素。编码前胰岛原的 *INS* 基因突变可导致胰岛素原分子的错误折叠并蓄积在内质网中,从而引起内质网应激和胰岛 β 细胞凋亡。

国外报道 NDM 的发病率为 1/500 000~1/400 000,我国尚无相关数据报道。

二、临床特征

NDM 男女均可发病,因存在胰岛素功能缺陷,产前常表现为宫内发育迟缓,产后主要表现为因血糖升高而引起的症状包括多尿、多饮、体重不增加甚至消瘦、轻至中度脱水、精神困倦等,重者可以发生糖尿病酮症酸中毒的症状,包括呕吐、呼吸急促、精神萎靡甚至昏迷。TNDM 通常会在出生后 1 周左右即出现严重的高血糖,大多数在 13~18 周前恢复,而 50%~60% 又在青春期前后复发,复发后临床表现类似于 2 型糖尿病;少数 PNDM 除存在高血糖相关的临床表现外还同时存在胰腺外的临床表现,如神经发育障碍、肾脏发育不良、心脏缺陷、肝功能异常等。

三、实验室及辅助检查

1. **实验室检查**　血糖、胰岛素、C 肽水平,尿酮体或血酮体测定,血气分析,糖尿病相关抗体检查,除外 1 型糖尿病与其他因素引起的糖尿病。

2. **基因检测**　不同的基因突变导致的 NDM 的治疗及预后不同,因此需进一步行基因检测。

四、诊断

NDM 的临床诊断依据是持续存在胰岛素依赖性高血糖超过 3d 且血糖>11.1mmol/L,同时排除了其他引起血糖升高的因素。对于存在糖尿病的新生儿和婴儿,基因检测识别出致病基因突变时,即可确诊单基因病因所致新生儿糖尿病。

五、鉴别诊断

NDM 需与 1 型糖尿病、早发 2 型糖尿病及青少年发病的成人型糖尿病(maturity onset diabetes of the young,MODY)鉴别。在发病年龄方面,1 型糖尿病、早发 2 型糖尿病及 MODY 发病年龄相对较晚;在疾病家族史方面,MODY 多有三代或三代以上家族遗传史;在实验室检查方面,NDM 患者糖尿病相关抗体检查结果为阴性,基因检测可与 MODY 进行鉴别。

六、治疗

1. 对于持续存在高血糖或酮症酸中毒的患儿,初始治疗旨在纠正液体及电解质紊乱,同时静脉给予胰岛素以降低血糖。

2. 患儿病情稳定并开始经口喂养后要根据不同 NDM 亚型制定不同的治疗方案。染色体 6q24 印迹异常患者在新生儿期需应用胰岛素治疗,缓解后复发期类似 2 型糖尿病,表现为第一时相胰岛素分泌缺失,对磺脲类药物有反应,不一定需要胰岛素治疗。对于90%的 *KCNJ11*、*ABCC8* 突变患儿口服磺脲类药物控制高血糖往往比胰岛素更有效;对于其他基因突变的患儿需采用胰岛素治疗。

七、预后

TNDM 患儿经过胰岛素治疗后大多数在 13~18 周缓解,但该病多于青春期前后复发,需要重新开始治疗;PNDM 患儿需要长期应用胰岛素或磺脲类药物进行治疗,如果长期血糖控制不佳,也会出现糖尿病并发症。

(阎　雪)

第六节　先天性高胰岛素性低血糖血症

先天性高胰岛素性低血糖血症(congenital hyperinsulinemic hypoglycemia,CHI)是由于各种先天性原因导致胰岛 β 细胞不适当分泌胰岛素而引起的持续性严重的低血糖,是婴幼儿期持续复发性低血糖的最常见原因,遗传方式复杂,可为常染色体隐性、显性遗传或者散发。本病的临床特点为低酮性低血糖、低游离脂肪酸血症和与血糖水平不相称的高胰岛素血症,其胰腺的病理类型分为弥漫型和局灶型。首选药物治疗,当药物治疗无效时可考虑手术治疗。

一、病因和流行病学

CHI 的病因及发病机制尚未完全清楚,目前报道的可引起 CHI 的致病基因有十余种,最常见的为编码胰岛 β 细胞中 ATP 敏感的钾离子通道(K_{ATP})的 *ABCC8* 基因和 *KCNJ11* 基因的突变,当两种基因突变失活时,K_{ATP} 通道持续关闭,胰岛 β 细胞膜持续去极化从而导致胰岛素的不适当分泌。其次可引起 CHI 的常见突变类型为谷氨酸脱氢酶(*GLUD1*)基因突变,当 *GLUD1* 基因突变时谷氨酸脱氢酶活性增强,谷氨酸生成的 α 酮戊二酸增多,ATP/ADP 增高,从而导致胰岛素的过度释放。

CHI 发生率为 1/50 000~1/30 000。近亲婚配的人群中,发生率高达 1/2 500。

二、临床特征

疾病的临床表现主要为低血糖相关,在新生儿期发病的患儿多表现为巨大儿、喂养困难、呼吸暂停和惊厥,约半数新生儿以惊厥首发。幼儿和年长儿可表现为肌张力低下、面色苍白、多汗、意识丧失和惊厥等。低血糖反复发作可导致不可逆的神经系统损伤,甚至死亡。其中 *GLUD1* 基因突变类型患儿会出现进食蛋白质后诱发的餐后低血糖的典型临床表现。

三、实验室与辅助检查

1. **实验室检查**　血糖<2.8mmol/L 时,同步检测胰岛素、C 肽、生长激素、皮质醇、促皮质激素、血清游离脂肪酸和酮体;血氨、血氨基酸和脂酰肉碱、尿有机酸、生化全项和乳酸等。
2. **影像学检查**　胰腺增强 CT,CHI 无胰腺占位征象;^{18}F-DOTA 核素扫描可以鉴别局灶型和弥漫型 CHI。

3. **遗传学检查**　CHI 已知致病基因的高通量测序或全外显子检测。

四、诊断

先天性高胰岛素血症的本质是与低血糖不相符的过高的胰岛素分泌,其诊断是基于低血糖时的生化指标。血糖<2.8mmol/L 时,满足以下 2 个条件或者满足 1 个条件加上已知致病基因突变,即可诊断先天性高胰岛素血症。血胰岛素>1μU/ml;高血糖素实验,肌肉或静脉注射高血糖素 0.5~1mg(0.03mg/kg),在 15~45min 血糖升高 1.7mmol/L 以上;需要持续泵注葡萄糖,血糖才能维持正常[<6 月,>7mg/(kg·min);≥6 月,3~7mg/(kg·min);成人,>3mg/(kg·min)]。而临床上支持 CHI 的证据包括:血 β 羟丁酸<2.0mmol/L;血游离脂肪酸<1.5mmol/L。

五、鉴别诊断

1. **糖原贮积症**　多于空腹时出现酮症低血糖,还伴有肝大、肝功能异常或者肌肉无力和肌酶升高,其中糖原贮积症 1 型和 3 型伴有乳酸升高。

2. **胰岛素瘤**　多见于成人,反复低血糖发作,低血糖发作时有不相称的胰岛素水平升高,胰腺影像学检查可确诊。

3. **新生儿暂时性高胰岛素血症**　多见于母亲患糖尿病,出生后反复低血糖,一般在新生儿期能自行缓解。

六、治疗

治疗目标是将血糖维持在 3.9mmol/L 以上。脑组织主要利用葡萄糖产生 ATP,在低血糖的情况下可以利用酮体或乳酸,但是 CHI 患者的酮体和乳酸都低,因此为了避免出现脑损伤,血糖的治疗目标应维持在 3.9mmol/L,一定避免低于 2.5mmol/L。

（一）急性期治疗

低血糖时即刻给予 1~2ml/kg 的 10% 葡萄糖静脉推注,后持续静点,将血糖维持在 3.9mmol/L 以上。肌内注射高血糖素,可在数分钟起效。

（二）长期治疗

1. **内科治疗**

(1)饮食:频繁喂养或者给予生玉米淀粉(>9 个月的婴儿),维持血糖。

(2)二氮嗪:可抑制胰岛 β 细胞分泌胰岛素,为疾病的首选用药,起始剂量 5~15mg/(kg·d),分 3 次使用,但对于大多数 *ABCC8* 和 *KCNJ11* 基因突变类型患者无效。药物的不良反应包括多毛、水钠潴留、低血压等。常与氢氯噻嗪 0.25~2.5mg/(kg·d)联合使用可减少水钠潴留发生。

(3)生长抑素类似物:奥曲肽多用于二氮嗪治疗无效的患者,一般剂量为 5~25μg/(kg·d)。常见的不良反应包括呕吐、腹泻、胆石症等;严重不良反应包括肝炎、坏死性小肠结肠炎和长 Q-T 间期综合征等。

(4)高血糖素:目前多为低血糖时的短期用药,常用剂量为 1~20μg/(kg·h)。高血糖素作用时间短、需每日多次皮下注射,且药物极易形成结晶,存在皮肤坏死性红斑风险,无法长期应用。

2. **外科治疗**　手术易造成胰腺内、外分泌功能障碍,应严格掌握手术适应证,可用于药物治疗无效、药物治疗依从性差和局灶型 CHI 患者。

七、预后

该病预后与其基因型相关。

八、最新进展

有学者应用西罗莫司成功治疗了数例二氮嗪和奥曲肽无反应性的先天性高胰岛素血症,且在一年的随访中无明显的副作用出现。

(张亚男)

第七节　自身免疫性胰岛素受体病

自身免疫性胰岛素受体病(autoimmune insulin receptopathy,AIR),是由于产生胰岛素受体抗体而导致的一种自身免疫功能紊乱疾病。临床表现为难以控制的高血糖(部分伴低血糖)、高胰岛素血症、黑棘皮病、高雄激素血症,有时伴有其他免疫系统疾病如系统性红斑狼疮等。

一、病因与流行病学

该病临床罕见,国内外文献报告的病例不超过 100 例,尚无相关的流行病学报道。在美国国立卫生研究所的 24 例 AIR 的队列研究中,83%为女性患者,发病年龄多在 30~50 岁之间。AIR 的病因尚不明确,目前认为是循环系统中自身免疫紊乱产生的胰岛素受体抗体结合在胰岛素受体上,导致胰岛素抵抗和不同程度的高血糖和/或低血糖。

二、临床特征

高血糖是 AIR 最常见的临床表现,约有 25%的患者在病程中会出现低血糖,通常在高血糖阶段之后。首发低血糖症状非常罕见,在上述美国国立卫生研究所的 AIR 队列中,24 例患者中只有 3 例单独以低血糖起病。90%患者有黑棘皮病,部分患者有多毛、多囊卵巢等高雄激素表现。在高血糖阶段,患者会出现体重下降,诊断的患者无肥胖体型(BMI<30kg/m²)。该病常合并有其他自身免疫性疾病,如系统性红斑狼疮、桥本甲状腺炎、硬皮病等。

三、实验室检查和辅助检查

1. 空腹胰岛素>70mU/L 或葡萄糖耐量试验中胰岛素峰值>350mU/L。
2. 甘油三酯水平正常或偏低,脂连蛋白水平升高,女性患者雄激素水平偏高,部分患者有多囊卵巢。
3. 胰岛素受体抗体阳性,目前仅在少数实验室可测定,临床可及性低。
4. 筛查自身抗体、抗核抗体谱等免疫指标有助于发现合并的其他自身免疫疾病。

四、诊断

非肥胖的患者满足空腹胰岛素>70mU/L 或葡萄糖耐量试验中胰岛素峰值>350mU/L，或者每日使用胰岛素剂量超过 3U/kg 怀疑本病。2 型糖尿病多次以酮症或酮症酸中毒入院的患者也要考虑本病。合并黑棘皮病、高雄激素血症的体征，低甘油三酯和高脂连蛋白，自身免疫指标异常，支持该病诊断。血清检测胰岛素受体抗体及胰岛素受体抗体结合力有助于明确诊断。

五、鉴别诊断

AIR 需要与其他存在严重胰岛素抵抗的疾病鉴别，有低血糖表现的需与胰岛素瘤和胰岛素自身免疫综合征鉴别。

1. **A 型胰岛素抵抗** 该病是常染色体胰岛素受体基因突变所致的遗传病，导致胰岛素受体和胰岛素亲和力下降。多数于青春期前起病，表现为黑棘皮病、胰岛素抵抗和高雄激素血症，但患者无肥胖，无生长发育缺陷或脂肪萎缩，不合并其他自身免疫病，胰岛素受体基因检测有助于诊断。

2. **矮妖精综合征** 该病属于胰岛素受体基因突变型遗传病，患儿出生后表现为生长发育迟缓、空腹低血糖、餐后高血糖、特征性鸟样面容、多毛和生殖器畸形。患者多在婴幼儿期死亡，胰岛素受体基因检测可助诊断。

3. **Rabson-Mendenhall 综合征** 发病机制也与胰岛素受体基因突变有关，严重程度介于 A 型胰岛素抵抗和矮妖精综合征之间。儿童期发病，伴生长发育异常、特殊面容和严重胰岛素抵抗表现，有特征性牙列不齐、指甲（趾）增厚等表现。

4. **脂肪萎缩性糖尿病** 该病分获得性和遗传性，通常在儿童或青春期起病，存在全身或局部皮下脂肪组织缺失。患者通常有糖尿病、严重的胰岛素抵抗、高甘油三酯血症、血清高密度脂蛋白胆固醇(HDL-C)浓度偏低，一般不出现酮症。脂肪萎缩是该病的特征性表现，可据此鉴别。

5. **胰岛素瘤** 少数 AIR 以低血糖症起病需与胰岛素瘤鉴别。胰岛素瘤是内源性高胰岛素导致低血糖症的主要病因。低血糖时胰岛素和 C 肽水平高，胰腺 CT 灌注成像、超声内镜和 GLP-1 受体放射性核素显像可帮助定位胰岛素瘤。该病患者无胰岛素抵抗表现，通常成人发病，无自身免疫指标异常。

6. **胰岛素自身免疫综合征** 胰岛素自身免疫综合征表现低血糖或低血糖/高血糖交替出现，与 AIR 同属胰岛素免疫相关病。病因是外源性抗原诱导机体产生了胰岛素抗体，胰岛素和胰岛素抗体不适当解离造成低血糖或低血糖/高血糖交替出现。胰岛素抗体检测阳性，血浆中胰岛素、C 肽水平分离。

六、治疗

1. **稳定血糖和改善胰岛素抵抗** 高血糖期间使用大剂量胰岛素使血糖控制在接近正常的范围，静脉应用人胰岛素是首选方案，剂量可以用到 5 000~30 000U/d。此外，口服降糖药如磺脲类、胰岛素增敏剂和 SGLT2 抑制剂也有用于降糖的报道，但结论有待商榷。需要密切监测血糖变化，如自身抗体滴度下降病情缓解，血糖正常后需及时调整胰岛素剂量避免低血糖。低血糖阶段需要调整饮食结构、夜间加餐避免反复低血糖,糖皮质激素也可用于纠正低血糖(泼尼松 20~150mg 等效量)。

2. **改善自身免疫反应**　该病的病因是免疫调节紊乱,因此使用免疫调节剂治疗是必要的。该病罕见,因此用药和剂量多建立在其他自身免疫病的治疗经验上。美国国立卫生研究所曾提出一个标准化治疗方案,包括每月大剂量糖皮质激素冲击(口服地塞米松 40mg/d,持续 4d 或静脉滴注甲泼尼龙 1g/d,持续 2d)联合环磷酰胺(100mg/d 至病情缓解)或利妥昔单抗(750mg/m^2,静脉滴注,间隔 2 周,2 次一个周期);病情缓解后硫唑嘌呤(100mg/d)维持治疗;对存在严重粒细胞减少的患者可使用环孢素 A 替代环磷酰胺。在病情较轻的患者中单药治疗显示有效。血浆置换、丙种免疫球蛋白的治疗效果不一。

七、预后

持续性高血糖所致的感染和低血糖是该病的主要死亡原因。如能早期确诊和治疗可改善预后。国外研究显示,33%的患者出现了自发缓解,86.4%的患者在 5 个月时病情完全缓解,13.6%的患者在 2 年内复发。病程中高血糖和自发性低血糖相互转换,往往提示预后不良。

(高　明)

第二章　内分泌代谢综合征

第一节　Prader-Willi 综合征

Prader-Willi 综合征(Prader-Willi syndrome,PWS)亦称普拉德-威利综合征、肌张力低下-智能障碍-性腺发育滞后-肥胖综合征,是人类最早证实的印记基因遗传病。PWS 患儿临床表现复杂多样,出生后早期以肌张力低下、喂养困难、外生殖器发育不良为突出表现,随年龄增长逐渐出现典型面容、食欲旺盛、病理性肥胖、智力障碍等相对特异性症状。肥胖相关并发症是 PWS 患者最主要致死原因。早期诊断及早期有效干预可显著改善 PWS 患儿预后。

一、病因与流行病学

PWS 由父源染色体 15q11.2~q13 区域印记基因缺陷所致。缺陷类型包括:①父源染色体 15q11.2~q13 片段缺失:此型在我国等亚洲患者中约占 80%;②母源性单亲二倍体:患儿两个 15q11.2~q13 片段均来源于母亲,此型占 20%~30%;③印记中心微缺失及突变:占 1%~3%;④15 号染色体平衡易位:占比少于 1%。

国外不同人群报道的发病率为 1/30 000~1/10 000,我国目前缺乏流行病学资料。目前报道病例均为散发。

二、临床特征

不同年龄阶段 PWS 患者临床表现不同。胎儿期即可有胎动减少表现。新生儿期以肌张力低下、喂养困难、外生殖器发育不良为突出表现。PWS 患儿肤色较白。男童多数伴有双侧或单侧隐睾,阴囊发育差;女童大阴唇发育不良,阴蒂小甚至缺如。一旦顺利度过喂养困难期,1~2 岁后患儿开始出现食欲旺盛、肥胖、情绪障碍、智力低下、身材矮小等症状,面容及体格特征趋于典型,表现为窄脸、杏仁眼、上唇薄、嘴角向下、手脚相对较小等。由于下丘脑摄食中枢异常,患儿缺乏饱腹感,食欲难以控制,严重者可引起胃破裂。肥胖导致的相关并发症如睡眠呼吸暂停、糖尿病、心肺功能障碍等是患儿主要死因。情绪障碍表现为易怒、冲动,可伴有强迫症、孤独症、自我损伤皮肤等异常行为。父源性缺失型患者智力低下较为突出,而母源性单亲二倍体患者孤独症等精神障碍更突出。PWS 男性患者几乎不育,部分女性可月经初潮及怀孕,但多数会卵巢早衰及自发流产。除上述较为典型的表现外,PWS 患儿还可有脊柱侧弯、甲状腺功能减低等多系统损害。

三、实验室与辅助检查

1. **实验室检查**　血常规、肝肾功能、血糖、血脂、尿酸;甲状腺功能、胰岛素样生长因子Ⅰ、胰岛素、C 肽、糖化血红蛋白、促肾上腺皮质激素、皮质醇、促卵泡激素、黄体生成素、雌二醇及睾酮等。

2. **影像学检查**　骨龄、脊柱正侧位片、头颅 MRI、心脏超声、多导睡眠监测、骨密度检测、体脂分析等。

　　3. 分子遗传学检查

四、诊断

　　1. 临床诊断标准　　PWS 临床诊断标准包括 6 项主要标准、11 项次要标准及 8 条支持证据。年龄<3 岁者,主要标准≥4 分,总分>5 分即可诊断;年龄≥3 岁者,主要标准≥5 分,总分>8 分可诊断(表 2-1)。但 PWS 临床表现随年龄增长而变化,且存在种族差异,因此依据临床评分诊断特异性及敏感性差,易漏诊及误诊,确诊需要进行分子遗传学检查。

表 2-1　PWS 临床诊断评分标准

标准分类及分值	评分项目
主要标准 (1分/项)	1. 婴儿期肌张力低下,吸吮力差 2. 婴儿期喂养及存活困难 3. 1~6 岁贪食、肥胖 4. 特征面容:婴儿期头颅长、窄脸、杏仁眼、小嘴、薄上唇、嘴角向下(≥3 种) 5. 外生殖器及性征发育不良 6. 智力运动发育障碍
次要标准 (0.5分/项)	1. 胎儿期及婴儿期肢体活动少,婴儿期嗜睡 2. 易怒、情感爆发、强迫性行为等特征性行为 3. 睡眠呼吸暂停 4. 15 岁时仍矮小(除外家族性矮小) 5. 肤色较遗传肤色白 6. 与同身高人相比,手小(<正常值第 25 百分位数),脚小(<正常值第 10 百分位数) 7. 手窄且双尺侧边缘较平 8. 内斜视及近视 9. 唾液黏稠 10. 语言欠清晰 11. 自我皮肤损伤(抠、抓、挠等)

　　2. 分子遗传学诊断　　甲基化特异性多重连接探针扩增可作为首选遗传学检查手段,可检出类型包括父源性缺失及母源性单亲二倍体,基本上涵盖绝大多数患者,但不能识别印记中心点突变及平衡易位,因此,对于少数临床高度怀疑 PWS 而甲基化特异性多重连接探针扩增阴性者,可结合基因测序、染色体核型分析等方法共同确诊。

五、鉴别诊断

　　不同时期 PWS 临床表现不同,需与多种不同疾病鉴别。

　　1. 新生儿及婴儿期以肌张力低下、喂养困难为主要表现的疾病　　①脊髓性肌萎缩(spinal muscular atrophy,SMA)是由于 SMN1 基因突变导致的常染色体隐性遗传病,以肌无力和肌萎缩为主要临床特征。其中 I 型在婴儿早期发病,表现为严重肌张力低下,伴有吸吮和吞咽困难,但 SMA 肌张力低下进行性加重且不伴有性发育不良与 PWS 不同,遗传学检查可鉴别。②新生儿败血症亦可有反应差、吸吮无力等表现,但可伴有发热、C 反应蛋白等感染指标升高,不伴有性发育不良、肤色较白等表现,血培养找到病原菌可鉴别。③缺血缺氧性脑病患儿有宫内窘迫及出生时窒息史可与 PWS 鉴别。

2. **儿童期以病理性肥胖及智力低下为主要表现的疾病** 需要与一些遗传综合征如 Albright 遗传性骨病、Bardet-Biedl 综合征及染色体缺失或重复类疾病如 1p36、2q37.3 等鉴别。

六、治疗

1. **饮食与营养管理** 在婴儿喂养困难期以保证患儿营养为主要目标,必要时需要胃管鼻饲喂养;在患儿开始贪食后,应在保证患儿生长发育必需的营养基础上,严格限制额外热量的摄入,父母及学校老师应避免在患儿能及的范围内存放食物。

2. **性腺发育不良处理** 男童远端隐睾可试用人绒毛膜促性腺激素治疗,失败者及近端隐睾者应手术治疗。青春期性激素替代治疗有争议,因可能增加行为问题及月经相关卫生问题,需与监护人充分沟通治疗利弊。

3. **生长激素治疗** 除改善身高增长外,生长激素治疗尚可增加肌肉组织、改善肌力、促进精神运动发育、促进摄食能力。如无禁忌证,出生后 2 岁内应尽早开始生长激素治疗。

4. **合并其他系统问题** 应多学科合作对症综合治疗。

七、预后

早期诊断及早期有效干预可显著改善患儿生活质量及预后。未及时诊断及有效干预患儿最主要死因为肥胖相关并发症,如睡眠呼吸暂停、心肺功能衰竭、代谢综合征等。

八、最新进展

目前 PWS 儿童青少年及成人相关药物试验包括长效二氮嗪、卡贝缩宫素、马曲肽、大麻二醇等,旨在改善患儿身体成分、抑制食欲、改善情绪及异常行为等。

(皮亚雷)

第二节 快乐木偶综合征

快乐木偶综合征(Angelman syndrome,AS)又称天使综合征,是英国医师 Harry Angelman 于 1965 年首先报道的,病因为染色体 15q11~13 区域基因缺陷,是常染色体显性遗传病。AS 以发育迟缓、智力低下、吞咽困难、癫痫及快乐表情等神经系统症状为主要表现,目前仍无特异性治疗方法,以行为治疗、抗癫痫等对症支持治疗为主。

一、病因与流行病学

快乐木偶综合征 15q11~13 区域异常包括 4 种类型:①母源性片段缺失,此型最常见,约占 70% 左右。②父源单亲二倍体,此型占 2%~7%。③母源 15q11.2~q13 区域印记中心缺陷,占 3%~5%。④母源 *UBE3A* 基因突变。*UBE3A* 基因位于 15q11~13 区域内,其编码的 E6 相关蛋白主要在神经系统表达,一方面通过对目标蛋白进行泛素化修饰,调节蛋白表达,另一方面作为细胞核甾体类激素受体共激活因子调节下游基因转录,从而维持神经元的正常功能。

尽管 AS 有家族聚集发病的报道,但多为散发,西方国家报道 AS 发病率在 1/24 000～1/12 000,我国多数为散发病例报道,尚无发病率数据资料。

二、临床特征

AS 的突出表现为严重全面精神运动发育落后。因吸吮及吞咽障碍,口腔运动不协调,婴儿期可有严重喂养困难,伴有发育迟缓,智力低下,显著语言发育落后。头围通常较小,枕骨平或凹陷,嘴宽,牙齿稀疏。3 岁内大部分 AS 患儿出现癫痫发作,常见发作类型有肌阵挛发作、失张力发作及全面强直阵挛发作等,可单一形式或多种形式发作。脑电图癫痫电波可先于癫痫发作出现。AS 患儿均有不合时宜愉快表情、大笑或微笑。因新生儿期常无明显症状,6 月龄左右才逐渐出现发育迟缓,且 1 岁前症状常不典型,造成早期诊断困难。

不同基因型临床表型不尽相同。缺失型患儿视觉、语言及大运动发育较其余患儿明显落后。缺失片段越大、距离着丝粒越近,小头畸形、癫痫、共济失调、语言障碍及孤独症表现越严重。父源单亲二倍体型患者癫痫发生率较缺失型低,生长发育及语言表达能力较好。印记中心缺陷型患儿与父源单亲二倍体型患儿临床表现接近,此两型患者肥胖发生率高。*UBE3A* 基因突变型患儿临床症状最轻。

三、实验室与辅助检查

1. **实验室检查** AS 患儿生化检查无特殊改变。

2. **脑电图** 癫痫发作间期背景最常见为额区为主高-极高波幅慢波活动,夹杂棘波或尖波混合发放;其次表现为 θ 节律图形,为高波幅慢活动,混杂或不混杂棘波活动;尚可见后头部为主或只在闭眼时出现的高波幅活动,夹杂棘波、尖波。AS 患儿脑电图异常表现相对稳定,不随睡眠周期及简单动作变化。

3. **遗传学检查** 缺失型、父源单亲二倍体型及印记中心缺陷型可首选甲基化特异性多重连接探针扩增技术,*UBE3A* 基因点突变可选择基因测序。

四、诊断

依据全面精神运动发育迟缓、癫痫及愉快表情等典型临床表现,结合遗传学检查可确诊。

五、鉴别诊断

1. **Prader-Willi 综合征** 亦有婴儿期喂养困难、智力运动发育落后、肤色较白表现,但合并癫痫发作少见,典型面容与 AS 不同,遗传学检测可鉴别。

2. **Mowat-Wilson 综合征** 由 *ZEB2* 基因变异所致罕见的常染色体显性遗传病。临床表现为智力运动发育落后、癫痫、小头畸形、便秘等。但多数患儿新生儿期就出现典型面容,眼窝深,眼距宽,鹰钩鼻,下颌小等与 AS 不同,遗传学检测可鉴别。

3. **Rett 综合征** 由 *MECP2* 基因突变引起的 X 连锁隐性遗传病,女性多见。表现为严重神经发育迟滞,可有不合时宜发笑及尖叫,但发育有倒退后恢复和稳定现象,与 AS 患儿发育迟滞无倒退表现不同,遗传学检测可鉴别。

六、治疗

迄今为止,AS 尚无特异性治疗方法,主要是针对性对症治疗。行为治疗可有效改善患儿认知及适应能力,应用沟通辅具可改善患儿交流能力,特定行为异常可选择针对性抗行为异常药物治疗。多数患儿癫痫单药治疗疗效欠佳,需要早期联合抗癫痫治疗。

七、预后

不同基因型 AS 患儿临床表现及预后不同,缺失型患儿最重,而 *UBE3A* 突变型最轻。

八、最新进展

由于 *UBE3A* 突变在 AS 发病机制中起着重要作用,分子靶向治疗恢复失活的 *UBE3A* 基因成为目前的研究热点。分子靶向治疗针对性和特异性强,是唯一可能治愈 AS 的方法,但离临床应用仍有较远距离。

（皮亚雷）

第三节　Russell-Silver 综合征

Russell-Silver 综合征(Russell-Silver syndrome,RSS)是一组表型及基因型异质性很高的罕见疾病,多为常染色体显性遗传,但大部分患者为散发病例。RSS 主要临床特征为宫内及生后持续性生长迟缓、双侧肢体不对称及特殊面容等。因异质性高,目前临床诊断缺乏特异性金标准,且无特异性治疗方法,需多学科联合,综合对症治疗。

一、病因与流行病学

RSS 遗传异质性高,目前报道病例中最常见的遗传学改变类型为染色体 11p15.5 的H19/IGF2-印记控制区域(imprinting control region,ICR1)DNA 低甲基化;第二位常见类型为7 号染色体母源性单亲二倍体;其他类型尚有母源性 11p15 区域重复、17q24 部分缺失等,尚有约40%病例病因未明。

估计全球范围内 RSS 的发病率在 1/100 000~1/30 000,但确切发病率尚未可知,我国国内目前只有少数病例报道,缺乏发病率资料。

二、临床特征

RSS 临床表型变异很大,相对特征性表现为宫内、生后生长迟缓,两侧面部及肢体大小不对称,特殊面容。特殊面容包括:前额突出、倒三角脸、小下颌、招风耳等。其他非特异但相对常见表现有牙列不齐、嘴角向下、肌肉质量低、小指内侧弯曲、易出汗、智力发育迟缓、喂养困难、外生殖器畸形等。

不同基因型之间临床表型有广泛重叠,但与 7 号染色体母源性单亲二倍体患者相比,11p15 低甲基化患者往往出生身长和体重更低,身体不对称及先天性异常更常见,而前者神经认知问题更为常见。

三、实验室与辅助检查

1. **实验室检查**　RSS 患儿血生化、常规等一般无异常表现。因喂养困难,部分患儿小婴儿期可能出现低血糖,因此应注意血糖监测。不推荐对 RSS 患儿行生长激素激发试验。

2. **影像学检查**　年幼 RSS 患儿骨龄多落后一年以上,但随后会出现较快追赶,另外需行脊柱正侧位片评估患儿是否存在脊柱侧弯。

3. **遗传学检测**　因 11p15.5 的 H19/IGF2-ICR-1 低甲基化与 7 号染色体母源单亲二倍体为最常见遗传学改变,因此应首选甲基化特异性多重连接探针扩增技术检测,阴性者可行染色体微阵列等进一步检查,但仍有相当部分患者遗传学病因未明。

四、诊断

因临床表现差异大,生化大致正常,相当部分患者遗传学检测阴性,因此诊断主要依据临床表现,先后有多个不同版本临床诊断评分系统,缺乏统一性标准。Netchine-Habison 临床评分系统更为敏感(表2-2),阴性预测值也较高,少于 4 项临床诊断标准排除 RSS 的可信度更高,易于临床使用。若所有分子学检测均为阴性,建议至少符合 4 个标准(包括前额突出和相对大头)才能临床诊断。约 60% 患者可经分子遗传学检测确诊,遗传学检测可以确定临床诊断及亚型,但阴性者不能排除 RSS。

表 2-2　Netchine-Harbison 临床评分系统

临床标准	定义
小于胎龄儿(出生体重和/或身长)	≤同胎龄-2SD
出生后生长失败	(24±1)月身高≤-2SD 或身高≤父母遗传靶身高中位数-2SD
出生时相对大头	出生时头围等于或位于出生体重和/身长 SD 以上 1.5SD
前额突出	从侧面看,前额超出面部(1~3 岁)
躯体不对称	两侧下肢长差距≥0.5cm 或上肢不对称,或两侧下肢长差距<0.5cm 同时伴有身体其他两个部位不对称(一个为脸部以外的部位)
喂养困难和/或低体质指数	24 月龄时体质指数≤-2SD 或应用胃管喂养或用赛庚啶刺激食欲

五、鉴别诊断

1. **3M 综合征**　3M 综合征为罕见的常染色体隐性遗传病,致病基因为 *CUL7*、*OBSL1* 和 *CCDC8*。3M 综合征以骨骼系统受累为主,临床表现为严重宫内和出生后生长迟缓,亦具有相对特异性面容,包括三角脸、前额突出,但鼻梁扁平、鼻孔向上、嘴唇厚、下颌宽、足跟隆突明显且不伴有智力异常和其他脏器损害、双侧肢体对称等可鉴别。

2. **Floating-Harbor 综合征(Floating-Harbor syndrome,FHS)**　是一种罕见的常染色体显性遗传病,多数患者为散发病例。临床特征包括身材矮小、骨龄延迟、显著的语言发育迟缓及轻中度智力低下、特殊面容;特殊面容包括三角脸、深眼窝、鼻小柱低、人中短、嘴宽扁、上唇薄、耳位低等;FHS 两侧肢体对称,致病基因为 *SRCAP* 基因可鉴别。

3. **Bloom 综合征**　为罕见的常染色体隐性遗传病,致病基因为 *RECQL3*。主要临床表现为宫内及出生后生长迟缓、智力低下、特殊面容等。与 RSS 特殊面容不同,Bloom 综合征患者表现为面部长而狭窄、颧骨高、小下颌,且常伴有光敏感性皮肤损害、头围小等可与 RSS 鉴别。

六、治疗

目前为止 RSS 尚无特异性治疗。2 岁以内患儿,特别需要针对喂养困难保证热量及营养摄入,避免低血糖。对于身材矮小,可应用生长激素促进生长,多数 RSS 患儿生长激素治疗效果较好,且生长激素治疗可以增加瘦体重,改善喂养困难,减少低血糖发作。两侧下肢差距明显,影响走路及姿势时,需要骨科专家协助手术治疗。其他并存症状,如智力低下、牙列不齐等,需儿科神经及口腔等专业医师综合对症治疗。

七、预后

未经生长激素治疗的 RSS 男性成人身高约为正常成人身高均值−3.7 标准差,女性为−4.2 标准差,生长激素治疗可改善成人终身高。RSS 患儿青春发育年龄多数正常,但偏早。出生后过度喂养而体重增加过快时,后期代谢相关并发症风险增加。

八、最新进展

目前,尚有 40%临床诊断 RSS 遗传学病因不明,有学者通过全基因组甲基化差异分析,发现 *OSBPL5* 基因的甲基化异常可能在 RSS 中有致病作用,表明 RSS 甲基化异常主要发生在 11p1 区。随着遗传学研究不断进展,将会发现越来越多致病遗传学改变。

(皮亚雷)

第四节　Noonan 综合征

Noonan 综合征(Noonan syndrome,NS)是一种由不同的基因突变导致相似临床表现的常染色体显性遗传病。可累及全身多个系统,其临床表现为身材矮小、特殊面容、先天性心脏畸形、胸腔畸形、隐睾等。

一、病因与流行病学

目前已有超过 16 个突变基因被报道,其中 *PTPN11* 突变最常见。2019 年一项中国 NS 患者分子和表型谱的研究显示基因的突变率分别为:*PTPN11*(48.5%)、*SOS1*(12.6%)、*SHOC2*(11.7%)、*KRAS*(9.71%)、*RAF1*(7.77%)、*RIT1*(6.8%)、*CBL*(0.97%)、*NRAS*(0.97%)和 *LZTR1*(0.97%)。

NS 的发病率,国外报道为 1/2 500~1/1 000 活产婴儿,国内暂无准确的流行病学数据。其发病没有性别、种族差异。

二、临床特征

1. **宫内特征**　颈部透明层增厚(最常见)、先天性心脏病、羊水过多、轻度肢体缩短、胎儿巨大等。

2. **身材矮小** 50%~70%,骨龄常落后,平均延迟 2 岁。

3. **特殊面容** 前额饱满,后发际低,上睑下垂,眼距宽,内眦赘皮,双眼外角下斜,鼻短,鼻梁低,鼻尖饱满,唇厚,鼻唇沟深而宽直达上唇,双耳位低、后旋和耳郭厚。

4. **心脏特征** 约 80%,肺动脉瓣狭窄最常见。也可见房间隔缺损、肥厚性心肌病等。

5. **胸腔畸形** 鸡胸、漏斗胸、乳头距宽、圆肩、脊柱侧弯等。

6. **男性隐睾** 60%~80%,可致生育障碍。

7. **精神运动发育落后** 轻度智力障碍、自闭症谱系障碍和注意力缺陷、多动障碍。

8. **其他** 有凝血功能异常和淋巴管发育不良,自身免疫性疾病,恶性肿瘤,肾脏、皮肤、视力、听力异常等。

三、实验室与辅助检查

1. **染色体核型分析** 除外染色体病,NS 患者正常(46,XY 或 46,XX)。

2. **血浆促性腺激素和性激素** 双侧隐睾或睾丸发育不全者可有血浆睾酮水平降低,促性腺激素水平增高。

3. **生长图表** 在生长图表上对生长参数进行作图,出生后逐渐出现衰减性生长,可降至第 3 百分位数以下。

4. **超声心动图** 可发现心脏畸形,如肺动脉瓣狭窄、房间隔缺损、肥厚性心肌病和其他房室通道异常等。

5. **基因检测** 选择已知突变基因 Panel 测序或全外显子分析,明确基因突变类型。

6. **其他** 腹部超声可有先天性肾脏发育异常、肝脾大。听力检查可有神经性或传导性耳聋。眼科检查可有屈光不正、斜视、远视、散光和视神经发育不全等。

四、诊断

NS 的诊断主要依据临床诊断和遗传学诊断。

(一) 临床诊断

目前仍采用荷兰学者 van der Burgt I 于 1994 年提出的诊断标准。

1. **主要指标**

(1)面容:典型特殊面容。

(2)心血管:肺动脉瓣狭窄和肥厚型梗阻性心肌病和/或典型心电图改变。

(3)身高:低于同性别同年龄的第 3 百分位数。

(4)胸廓:鸡胸(漏斗胸)。

(5)家族史:一级亲属患 NS。

(6)其他:智力落后、隐睾和淋巴管发育不良。

2. **次要指标**

(1)面容:不典型特殊面容。

(2)心血管:心脏其他异常。

(3)身高:低于同性别同年龄的第 10 百分位数。

(4)胸廓:盾状胸。

（5）家族史：一级亲属可以患 NS。

（6）其他：智力落后，或隐睾，或淋巴管发育不良。

3. 临床诊断 满足以下标准之一可以临床诊断。

（1）2 个主要指标。

（2）1 个主要指标加 2 个次要指标。

（3）4 个次要指标。

（二）遗传学诊断

基因检测具有确诊意义。选择 NS 已知突变基因进行 Panel 测序或全外显子分析以确诊。

五、鉴别诊断

1. **Cardiofaciocutaneous（CFC）综合征** 与 NS 的相似之处是矮小、特殊面容、先天性心脏病等，但 CFC 面部特征更粗陋，毛囊角化过度，眉毛稀疏或无眉毛，其智力障碍通常更严重，中枢神经系统发病率更高，致病基因包括 *BRAF*（75%～80%）、*MAP2K1*、*MAP2K2*（10%～15%）和 *KRAS*（<5%）。

2. **Turner 综合征** 是因 X 染色体缺失导致的女性先天性卵巢发育不良，染色体检测可进行鉴别，经典型染色体核型为 45,X。

3. **Costello 综合征** 是由 *HRAS* 基因突变所致。其面容更加粗陋，中度智力落后，严重喂养困难，面部或肛周乳头状瘤，随着年龄增加，色素沉着加深，手脚掌有深褶纹。恶性肿瘤风险高，最常见的是横纹肌肉瘤。

六、治疗

NS 的治疗以对症为主，无法治愈。治疗目的主要是改善身高，同时需多学科协作，进行定期随访和遗传咨询。

1. **对症治疗** 心脏缺陷、智力发育落后、睾酮分泌不足、听力或视力异常建议在专科医生指导下治疗，以改善生活质量。

2. **改善身高** 美国食品药品监督管理局（FDA）和欧洲已批准将重组人生长激素用于 NS 患者的治疗。美国建议剂量可达 0.066mg/（kg·d）。目前，在国内生长激素尚无治疗 NS 的适应证。在治疗前和治疗过程中注意监测心脏情况及肿瘤风险。

3. **定期随访** 定期对心脏情况、生长发育、肾脏超声、凝血功能及听力情况进行监测。对语言、智力行为能力进行评估。

4. **遗传咨询** 若患者父/母是患者，再次生育再发风险为 50%，对高风险胎儿进行产前诊断。

七、预后

大多数患者能进行正常的社会活动，预后良好。预期寿命主要取决于先天性心脏病的出现年龄及类型。

（李 杰）

第五节 Laron 综合征

Laron 综合征(Laron syndrome,LS)又称原发性生长激素不敏感综合征,是一种常染色体隐性遗传性疾病,它是由生长激素受体(growth hormone receptor,GHR)突变导致生长激素不敏感所致。主要临床特征为生长障碍伴特殊面容,血生化特征为生长激素(growth hormone,GH)正常或升高,胰岛素样生长因子-1(insulin-like growth factor-1,IGF-1)和胰岛素样生长因子结合蛋白-3(insulin-like growth factor binding protein-3,IGFBP-3)降低。

一、病因与流行病学

LS 是由 GHR 基因突变导致靶细胞对生长激素不敏感,目前报道突变基因已有 70 余种,其中位于 GHR 蛋白胞外区的突变多影响 GHR 与 GH 的结合,位于胞内区和跨膜区突变则使信息传递障碍。研究发现,除 GHR 基因外,受体后基因突变也导致生长激素不敏感,如 STAT5B、IGFALS、IGF-1、IGF-1R 等基因。

目前缺乏全球的流行病学资料,有研究估计新生儿发病率约为 1/1 000 000。

二、临床特征

1. **生长障碍及性发育落后** 出生后即开始出现严重的生长障碍,在缺乏治疗的情况下,男性最终身高为 116~142cm,女性为 108~136cm。手、足和内脏器官均小。生殖器官体积小,青春期发育延迟,但最终性功能可发育成熟,具有生育能力。智力发育正常。部分患者伴有畸形,如第 4 指骨短、主动脉瓣狭窄等。

2. **典型面容** 头围小、鞍鼻、前额突出、头发稀疏、蓝色巩膜、出牙延迟和牙列不齐等。

3. **骨骼肌肉** 儿童表现为矮小、肥胖、骨骼薄。成年后表现为四肢短小、上下比例失调、骨质疏松、高音调、肘关节活动受限等。

4. **代谢紊乱** 婴儿和儿童期多见低血糖,而成年后随着逐渐加重的肥胖可伴有高脂血症。

三、实验室与辅助检查

1. **GH 水平及生物活性测定** 血清生长激素水平正常或升高,IGF-1 和 IGFBP-3 水平降低。GHR 胞外区突变可有生长激素结合蛋白水平降低。

2. **GH 激发试验** 给予患者胰岛素 0.1~0.15U/kg 静脉注射,当患者血糖<2.8mmol/L,GH 峰值>10ng/ml 为正常。如空腹 GH 水平>10ng/ml,不建议再进行 GH 激发试验。LS 患者激发试验正常。

3. **基因检测** 如果通过临床表现和血清学检查怀疑 LS,应该进行 GHR 基因检测以确诊。

四、诊断

如果患者存在严重生长障碍,血清生长激素水平正常或升高,IGF-1 和 IGFBP-3 水平降

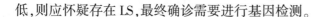

低,则应怀疑存在 LS,最终确诊需要进行基因检测。

五、鉴别诊断

1. 体质性生长发育延迟(家族性身材矮小) 也表现为身材矮小、骨龄延迟,但通常有生长或青春期延迟的家族史,生长速度与骨龄相匹配,无特殊面容、骨骼肌肉发育异常及代谢紊乱。

2. 生长激素缺乏症 是由各种原因导致生长激素分泌减少,临床特征与 LS 相似,但该患者生长激素及 IGF-1 水平均降低,生长激素激发试验生长激素峰值<10ng/ml。

3. 生长激素受体后基因突变 常见有 4 种突变:*STAT5B* 突变(GHR 信号转导异常),表现为出生后严重的生长障碍,但常伴有免疫缺陷和催乳素升高;*IGF-1* 突变,出生前和出生后均有严重的生长障碍,多伴有智力异常、感音神经性耳聋;*IGFALS* 突变(循环 IGF-1 稳定性缺陷),出生后轻度的生长障碍,通常有胰岛素抵抗;*IGF-1R* 突变(IGF-1 受体功能部分丧失),出生前和出生后均有生长障碍,伴骨成熟延迟。生化特征除 *IGF-1R* 突变,IGF-1 水平正常或升高,其他位点突变均表现为 IGF-1 水平降低。

4. 继发性 IGF-1 缺乏的疾病 如营养不良、甲状腺功能减退症、克罗恩病或幼年特发性关节炎等慢性炎症性疾病等。

六、治疗

目前治疗 LS 唯一有效的方法是应用重组人 IGF-1 治疗。国外研究推荐治疗剂量为 60~120μg/kg,每日 2 次,可明显促进患者的线性增长。副作用包括低血糖(49%)、注射部位脂肪增生(32%)、扁桃体/腺样体肥大(22%)等。

七、预后

LS 患者预后较好,一般不影响寿命。幼年期低血糖可导致抽搐,影响脑部发育。

(李 杰)

第六节 McCune-Albright 综合征

McCune-Albright 综合征(McCune Albright syndrome,MAS)是一种罕见的散发性疾病,是由体细胞中鸟嘌呤核苷酸结合蛋白耦联受体刺激型 α 亚单位(guanine nucleotide binding protein,alpha stimulating,GNAS)的编码基因突变所致。临床上以多种内分泌功能紊乱(如非促性腺激素释放激素依赖型性早熟、甲状腺功能亢进、生长激素分泌过多等)、骨纤维异样增殖症(fibrous dysplasia of bone,FD)及皮肤牛奶咖啡斑为典型症状,也可影响肾、肝、心等脏器。

一、病因与流行病学

MAS 属罕见的 G 蛋白病,是胚胎早期体细胞中 *GNAS* 基因发生突变,使腺苷酸环化酶活性增强,导致环-磷腺苷酸(cyclic adenosine monophosphate,cAMP)堆积,致使体内多种 cAMP 依赖性受体激活(如促卵泡激素、黄体生成素、促甲状腺激素等)、成骨母细胞异常分化以及黑色素分泌增多,引起相应内分泌靶器官的功能亢进、骨骼及皮肤病变。

国外报道患病率为1/1 000 000~1/100 000,女性患病率高于男性,没有种族差异。国内暂无相关统计数据。

二、临床特征

1. **内分泌功能紊乱** 通常发生在婴幼儿期,并持续到成年期。其中性早熟最常见(85%),为非促性腺激素依赖型性早熟(假性性早熟)。女性多见,表现为第二性征早发育、不规则阴道出血、生长加速、骨龄较实际年龄提前。其他内分泌腺病变包括甲状腺功能亢进、生长激素与催乳素分泌过多、甲状旁腺功能亢进和库欣综合征等。

2. **骨纤维异样增殖症** 98%患者可出现,一般出现在3~10岁,为单个或多骨的病损,以畸形、疼痛和病理性骨折为特点。几乎可累及全身骨骼,尤以颅面骨和长骨受累多见,表现为面容不对称,压迫脑神经导致失聪、失明,压迫脑组织干扰下丘脑功能影响激素分泌,长骨病理性骨折致局部疼痛、活动受限。病变骨组织中成纤维细胞生长因子23水平升高,使肾脏磷排泄增加导致低血磷性佝偻病。青春期后随着骨骺闭合,骨骼病变趋于静止。

3. **牛奶咖啡斑** 可在出生时即有,是MAS最早出现的症状。病变表现为斑片状大小不等的褐色或黄棕色色素沉着,边缘不规则,单侧分布,不超过中线,一般按胚胎发育路径(Blaschko线)分布。

4. **其他** 还可引起胆汁淤积性肝炎、胃肠息肉、心肌肥大、心律失常和猝死等。

三、实验室与辅助检查

1. **实验室检查** 血性激素水平升高,促性腺激素水平低下,促性腺激素激发试验反应低下。血三碘甲状腺素、皮质醇、生长激素、催乳素、甲状旁腺激素升高,促甲状腺激素、促肾上腺皮质激素降低等。FD患者有血磷降低。

2. **影像学检查** 头颅及全身其他部位骨骼X线平片可见磨砂玻璃样和囊性改变;妇科超声可见子宫及卵巢增大,或发生卵巢囊肿;睾丸超声可见睾丸增大,微小结石和局灶钙化。

3. **基因检测** 可针对局部病变组织进行GNAS基因的突变检测。外周血DNA中突变的检出率通常较低。

四、诊断

MAS是以多种内分泌功能紊乱(最常见性早熟)、骨纤维异样增殖症及皮肤牛奶咖啡斑为三联征。符合三联征中的两条可诊断MAS。必要时,针对病变组织进行GNAS基因突变检测,有助于确诊。

五、鉴别诊断

1. **I型神经纤维瘤病** 是由NF1基因突变导致的常染色显性遗传性神经皮肤疾病,除皮肤出现咖啡牛奶斑外,皮肤神经纤维瘤及腋窝、腹股沟雀斑也是其特征性病变。且该病无明显骨骼畸形或性早熟、甲亢等内分泌腺体受累表现。

2. **内分泌腺体功能亢进疾病** Graves病患者有典型甲亢表现,但无牛奶咖啡斑及骨骼受累,常有促甲状腺激素受体抗体阳性。垂体生长激素瘤、催乳素瘤及库欣病患者,仅表现为激素增多症状,也无牛奶咖啡斑及 FD。

3. **累及骨骼的疾病**　如佩吉特骨病可表现为骨骼畸形、病理性骨折,但多见于中老年,无内分泌腺体受累表现,且对双膦酸盐类药物治疗反应优于 MAS 患者;恶性肿瘤骨转移,有相应原发病的表现;急性白血病髓外受累应有外周血象改变,通过骨髓穿刺、活检可明确。

六、治疗

MAS 的治疗主要是对症治疗,目前尚无有效根治的方法。

1. **假性性早熟**　包括芳香化酶抑制剂(如来曲唑)和选择性雌激素受体调节剂(如他莫昔芬),分别通过抑制雌激素的生成和竞争性结合雌激素受体来减少雌激素的作用。当长期的高性激素水平诱发假性性早熟转变为中枢性性早熟,需使用促性腺激素释放激素类似物(如醋酸曲普瑞林、亮丙瑞林等)来控制性发育。

2. **其他内分泌腺功能亢进**　MAS 表现为单个或多个内分泌腺的增生或腺瘤,多首选手术治疗,也可针对性选用相应的药物治疗,具有一定疗效,如甲巯咪唑、丙硫氧嘧啶等治疗甲亢,生长抑素类似物治疗生长激素分泌过多等。

3. **骨骼异常**　据受累骨骼的部位、程度采取不同治疗方案。对于单发、无症状的 FD 患者不需特别治疗,针对多骨型或有症状的 FD 患者,可选用双膦酸盐。有压迫症状或反复病理性骨折致严重骨骼畸形,可选择外科手术治疗,但刮除和骨移植仅仅适用于成人局限性和有症状的 FD 患者。

4. **牛奶咖啡斑**　针对牛奶咖啡斑,无特殊不适可不必治疗,可通过美容掩饰。曾有学者报道用 Q 转换的红宝石激光器去除皮肤色素沉着,但确切疗效仍需长期随访观察。

七、预后

MAS 预后差异较大,主要与病变部位、程度有关,一般不会影响患儿的正常寿命。但严重的 FD 可影响日常活动,造成患儿生活质量低下。该病是体细胞突变所致,无遗传倾向,故第二胎及子代不受影响。

(阎　雪)

第三章　有机酸血症

第一节　甲基丙二酸血症

甲基丙二酸血症(methylmalonic acidemia,MMA)是由于甲基丙二酰辅酶 A 变位酶或其辅酶钴胺素(cobalamin,cbl;即维生素 B_{12})代谢障碍导致甲基丙二酸、3-羟基丙酸及甲基枸橼酸等代谢物在体内异常蓄积引发的疾病,是我国最常见的有机酸血症。根据酶缺陷类型,可分为甲基丙二酰辅酶 A 变位酶缺陷型(Mut 型)及维生素 B_{12} 代谢障碍型(Cbl 型)两大类,Mut 型及 Cbl 型又可以分为不同的亚型。根据是否伴有血同型半胱氨酸增高,可以分为单纯型 MMA 及合并型 MMA。

一、病因和流行病学

MUT 基因突变使甲基丙二酰辅酶 A 变位酶活性降低或者缺失,体内蛋氨酸、缬氨酸、异亮氨酸、苏氨酸和奇数碳脂肪酸分解过程中产生的甲基丙二酰辅酶 A 不能转化为琥珀酰辅酶 A,而旁路代谢增强,导致甲基丙二酸、3-羟基丙酸和甲基枸橼酸在体内积聚,造成器官损伤,属于常染色体隐性遗传病。

钴胺素在体内存在两种活性形式分别为腺苷钴胺素和甲基钴胺素,其中腺苷钴胺素是甲基丙二酰辅酶 A 变位酶的辅酶,甲基钴胺素为蛋氨酸合成酶(催化同型半胱氨酸合成蛋氨酸)的辅酶。在钴胺素代谢障碍中,最常见的为 Cbl C 型,同时影响甲基钴胺素和腺苷钴胺素的合成,故该类型患者既有甲基丙二酸的升高,同时也合并高同型半胱氨酸血症。其编码基因为 *MMACHC*,为常染色体隐性遗传。

MMA 总发病率为 1.5/100 000~3/100 000,甲基丙二酸血症合并同型半胱氨酸占 60%~80%,其中 Cbl C 型约占 95%。单纯型甲基丙二酸血症占 20%~40%,其中 Mut 型约占 90%。

二、临床特征

甲基丙二酸血症可在各年龄段中发病,临床表现复杂,可累及各个系统。严重的患儿可在胎儿期即有发育异常如脑积水、先天性心脏病、面部发育异常等,轻者可以终身不发病。通常发病年龄越早,急性代谢紊乱和脑病表现越严重,预后越差。

单纯型甲基丙二酸血症患儿,早发型可在出生后数小时至 1 周内出现代谢危象,表现为喂养困难、呕吐、肌张力低下、脱水、酸中毒、高乳酸血症、高氨血症、昏迷和惊厥,病死率高。晚发型患者多在感染、饥饿、疲劳、疫苗注射、高蛋白饮食或药物等诱因下,出现严重的代谢性酸中毒伴有低血糖、高血氨等代谢危象,如果不及时诊治,可导致智力和运动发育落后或倒退,甚至死亡。

合并型甲基丙二酸血症患儿多以神经系统症状就诊,常常伴有其他系统受累。神经系统损伤表现为发育落后、癫痫、脑积水或小头畸形、肌张力障碍等。肾脏损害表现为肾功能不全、血尿、蛋白尿、高尿酸血症、溶血尿毒综合征等。血液系统表现为巨幼细胞性贫血,部分患者合并血小板减少甚至全血细胞减少等。消化系统常见呕吐、腹泻、肝功能损伤、口腔炎、蛋白丢失性肠病等。循环系统可有先天性心脏病、心肌病、肺动脉高压、高血压等。一些患者还有视力损伤,常见弱视、斜视、眼球震颤,严重者失明。成人患者首发症状可为周围神经病变和精神心理异常等。

三、实验室与辅助检查

1. **血氨基酸、酯酰肉碱谱**　血丙酰肉碱(C3)增高,游离肉碱(C0)、蛋氨酸降低,C3/C0增高,C3/C2(乙酰肉碱)增高。

2. **尿有机酸分析**　甲基丙二酸、甲基枸橼酸显著增高。

3. **一般检查**　血常规、尿常规、血生化、血气分析、血氨等检查有助于发现 MMA 并发症。血同型半胱氨酸测定,区分单纯型和合并型甲基丙二酸血症。

4. **头颅磁共振成像**　常见表现包括脑积水、双侧基底神经节区受损、皮质萎缩或发育不良、脑白质异常等。

5. **心脏超声**　部分 MMA 患者存在心脏结构异常或者心肌病。

6. **基因检测**　MMA 已知致病基因的 Panel 检测或全外显子检测。

四、诊断

对于各年龄段儿童出现的急性脑病样症状表现(呕吐、肌张力低下、脱水、昏迷和惊厥等),尤其伴有严重酸中毒、高乳酸血症和高氨血症代谢危象时,或其他多系统功能损伤时都应排除甲基丙二酸血症。C3 增高,C3/C2 增高,伴或不伴 C0 降低;尿有机酸分析示甲基丙二酸和甲基枸橼酸显著增高,即可临床诊断 MMA。血同型半胱氨酸测定,区分单纯型和合并型甲基丙二酸血症。MMA 相关基因检测到致病突变可以确诊。

五、鉴别诊断

1. **继发性甲基丙二酸血症**　继发于维生素 B$_{12}$ 及叶酸缺乏,结合母亲营养状况、喂养史和血维生素 B$_{12}$ 及叶酸水平可鉴别。

2. **丙酸血症**　临床表现与甲基丙二酸血症相似,血 C3 增高,C3/C2 增高,常伴有甘氨酸升高。尿 3-羟基丙酸及甲基枸橼酸增高,而甲基丙二酸正常,可鉴别。

六、治疗

(一) 单纯型甲基丙二酸血症治疗

1. **急性期治疗**　以补液,纠正酸中毒和电解质紊乱为主,同时限制蛋白质摄入,供给充足的热量。静脉滴注左卡尼汀每次 50~300mg/kg,每日 2~4 次。维生素 B$_{12}$ 肌内注射 1mg/d,连用 3~6d。血氨升高可给予苯甲酸钠、苯丁酸钠或精氨酸治疗。对于无法纠正的代谢性酸中毒、高血氨和电解质紊乱,可血液透析。

2. **长期治疗**

(1)饮食控制:食用不含异亮氨酸、缬氨酸、苏氨酸和蛋氨酸的特殊配方奶粉或蛋白粉。因这些氨基酸为必需氨基酸,故特殊配方奶粉不能作为蛋白质的唯一来源,还应进食少量天然蛋白质。

（2）药物治疗:需长期口服左卡尼汀 50~200mg/(kg·d)。对于维生素 B$_{12}$ 有效的患者,可给予每周 2 次至每 2 周 1 次维生素 B$_{12}$ 1mg 肌内注射。

（3）肝移植:对于维生素 B$_{12}$ 无效且饮食控制效果不佳,反复酸中毒的患者可尝试肝移植。

（二）合并型甲基丙二酸血症治疗

合并型甲基丙二酸血症约 95% 为 Cbl C 型,为维生素 B$_{12}$ 反应型,应给予正常饮食。维生素 B$_{12}$ 肌内注射 0.1~0.3mg/(kg·d),羟钴胺优于氰钴胺。左卡尼汀 50~200mg/(kg·d) 可促进甲基丙二酸的排泄,防止肉碱缺乏。甜菜碱 100~500mg/(kg·d) 可降低同型半胱氨酸。合并贫血可给予口服叶酸。

七、预后

甲基丙二酸血症患者的预后取决于患儿的基因类型、发病年龄、开始治疗时间以及依从性。早诊断早治疗的患儿预后较好。

八、最新进展

目前基因治疗已在 MMA 动物模型中取得疗效。

（张亚男）

第二节 丙 酸 血 症

丙酸血症(propionic acidemia,PA)又称丙酰辅酶 A 羧化酶缺乏症、酮症性高甘氨酸血症或丙酸尿症,是一种常染色体隐性遗传的有机酸血症。

一、病因和流行病学

PA 是由编码丙酰辅酶 A 羧化酶基因 *PCCA* 或 *PCCB* 缺陷所致,使丙酰辅酶 A 不能转化为甲基丙二酰辅酶 A,引起体内丙酸及其前体丙酰辅酶 A、甲基枸橼酸和丙酰甘氨酸等代谢产物异常增高,造成一系列生化异常、神经系统和其他脏器损害症状。

PA 发病率与种族有关,国外不同人种总患病率在 1/100 000~1/1 000,我国为 0.6/100 000~0.7/100 000。

二、临床特征

1. **早发型** 最常见,一般婴儿期发病,出生后几小时至几天出现吸吮无力、拒乳、呕吐、嗜睡、肌张力低下、惊厥,严重者呼吸困难、昏迷、死亡,病死率高。

2. **晚发型** 在 1 岁后发病,常表现为喂养困难、智力和运动发育落后、嗜睡、蛋白质不耐受、癫痫或精神运动异常、肌无力和肌张力减退,常因高蛋白饮食、发热、饥饿、感染、手术等诱因时急性发病。脑电图表现慢波增多或出现癫痫波,易并发肥厚型或扩张型心肌病、心律失常、QT 间期延长等,少数患儿可有骨折,X 线示骨质疏松,还常造成骨髓抑制,引起贫血、粒细胞及血小板减少。

三、实验室与辅助检查

可有代谢性酸中毒、乳酸升高、高血氨、血常规三系下降或粒细胞减少,尿酮体阳性、低血糖和心肌酶升高等。血串联质谱分析显示甘氨酸水平增高,丙酰肉碱、丙酰肉碱/乙酰肉碱比值增高。尿液代谢物分析 3-羟基丙酸、丙酰甘氨酸和甲基枸橼酸明显增高。基因检测 $PCCA$ 或 $PCCB$ 有 2 个等位基因致病突变。

四、诊断

新生儿生后几小时到 1 周内出现相应症状,血生化异常;婴幼儿不明原因的反复呕吐、惊厥、意识障碍,严重的酸中毒、高血氨,伴有特殊的神经系统影像学异常,尤其伴有类似或不明原因死亡家族史时,应考虑 PA。进一步行血、尿代谢物分析,可临床诊断丙酸血症。确诊有赖于 $PCCA$ 或 $PCCB$ 基因突变分析。

新生儿筛查有助于早期诊断,降低 PA 病死率,血丙酰肉碱、丙酰肉碱/乙酰肉碱比值增高,结合血同型半胱氨酸、甲基丙二酸及甲基枸橼酸可降低假阳性率,提升筛查性能。

积极开展产前诊断可减少 PA 患儿的出生,检测前先证者需在生化上和/或基因上明确诊断及父母基因突变的携带状况,选择性进行胚胎植入前基因诊断或者胎儿 DNA 基因突变分析。如果先证者未进行基因突变分析,则测定羊水尿有机酸及串联质谱特征性指标及基因测定。

五、鉴别诊断

1. **甲基丙二酸血症** 该病患者血中丙酰肉碱、丙酰肉碱与游离肉碱比值增高,但同时伴有尿液中的甲基丙二酸、甲基枸橼酸异常增加,而 PA 患者尿中甲基丙二酸水平正常。

2. **多种羧化酶缺乏症** 患者尿中的 3-羟基丙酸、甲基巴豆酰甘氨酸及丙酰甘氨酸增高,与 PA 类似;但血中 3-羟基异戊酰肉碱增高,而 PA 患者该指标正常。

3. **糖尿病酮症酸中毒、乳酸性酸中毒或其他有机酸血症等** 可通过血尿代谢物的质谱分析鉴别诊断。

六、治疗

1. **急性期治疗** 昏迷时间及血氨峰值直接影响神经发育水平,应尽早开始治疗。治疗原则:停止蛋白质摄入、降氨、静脉补充葡萄糖。

严重患儿可选择全胃肠外营养,24~48h 使用无氨基酸的胃肠外溶液,随后使用标准氨基酸溶液(含必需和非必需氨基酸)补充蛋白质。高氨血症时,可予精氨酸、苯甲酸钠静脉滴注,N-乙酰氨甲酰谷氨酸通过激活氨甲酰磷酸转移酶起到降氨作用,每日 100mg/kg,分 4 次泵点给药,同时静脉滴注左卡尼汀,可补充有机酸结合的肉碱丢失。新生儿和儿童血氨超过 400~500μmol/L,较大儿童或成年人血氨超过 200μmol/L,伴有明显脑病表现,通过药物治疗 3~6h 血氨仍然不下降,需要尽早血液透析或腹膜透析。

为防止内源性的蛋白质分解代谢,同时为机体新陈代谢提供足够的能量,需静脉滴注高浓度葡萄糖,在维持正常血糖的情况下,使用胰岛素促进合成代谢,并适量补充碳酸氢盐,碱化尿液,纠正水电解质紊乱。

2. 长期治疗 目的是防止发生急性代谢失调,以达到正常体格和智力发育水平。

(1)饮食控制:PA患者应长期低蛋白高热量饮食、限制天然蛋白质膳食为主,以不含缬氨酸、异亮氨酸、苏氨酸、蛋氨酸的特殊配方奶粉或营养粉喂养,减少丙酸的产生,因这些氨基酸为必需氨基酸,故还应进食少量天然蛋白质,以达到不同年龄段的安全蛋白质摄入量(FAO/WHO/UNU2007推荐用量),临床上通常从特殊奶粉与天然蛋白质1:3配比开始,再根据血氨基酸水平及代谢物浓度调整二者的比例,以达到有效控制代谢异常,同时避免饥饿,抑制肌肉组织和脂肪组织分解代谢。PA患者易发生微量营养素和矿物质缺乏,需注意监测,必要时相应补充。如有吞咽或喂养困难、易呛咳,适时联合胃管喂养以保证能量摄入。

(2)药物治疗:PA患者常合并继发性肉碱缺乏,左卡尼汀可与有机酸结合,形成水溶性代谢物,从尿液排出体外,促进有机酸的排泄,可每日100~300mg/kg,分2~4次服用。甲硝唑能抑制肠道细菌发酵碳水化合物产生丙酰辅酶A,每日10~20mg/kg,分2~3次口服,可与其他抗生素(如阿莫西林或磺胺甲噁唑)交替,为了避免耐药性菌群产生,推荐每个月1~2周治疗与2~3周暂停交替进行,同时补充益生菌(避免产生丙酸的细菌)。

(3)肝移植:对于饮食药物控制不良、反复发生严重酸中毒和高氨血症的PA患者可考虑肝移植,肝移植后PA喂养及代谢失调、脑电图会有所改善、心肌病逆转,但还可能发生基底节的卒中,因此同时仍需要蛋白质限制和补充肉碱,否则会发生严重代谢性酸中毒。

七、预后

定期监测饮食营养情况、评估各项生化指标、预防并发症,可显著改善PA患者的长期生存状态。

八、最新进展

肝细胞移植和肝祖细胞移植的安全性和有效性正在临床实验阶段,有望应用于PA的治疗。

(冯　林)

第三节　异戊酸血症

异戊酸血症(isovaleric acidemia,IVA)是一种罕见的常染色体隐性遗传性有机酸血症,是由于异戊酰辅酶A脱氢酶(isovaleryl-CoA dehydrogenase,IVD)缺陷导致亮氨酸分解代谢过程受阻,其中间代谢产物在体内蓄积,导致代谢性酸中毒、酮症、高氨血症、汗脚样体臭,常合并神经、血液、肝肾等多器官损害。通过限制亮氨酸摄入,补充左卡尼汀和甘氨酸治疗。

一、病因和流行病学

异戊酰辅酶A脱氢酶催化异戊酰辅酶A脱氢氧化为3-甲基巴豆酰辅酶A,并将脱氢产生的还原当量传递给电子黄素转运蛋白,在亮氨酸代谢的第三步发挥关键作用。异戊酰辅酶A脱氢酶缺陷导致异戊酰辅酶A旁路代谢物(如异戊酸、3-羟基异戊酸、异戊酰肉碱、异戊酰甘氨酸)蓄积引起相应症状。

根据我国一项单中心76万例新生儿血串联质谱筛查数据结果推测,我国平均发病率为1/190 000。

二、临床特征

根据临床表现,异戊酸血症主要分为两种类型:急性新生儿型和慢性间歇型。

1. **急性新生儿型**　起病急骤,病情进展迅速,常在新生儿期2周内发病,以汗脚样体臭、喂养困难、呕吐、惊厥、嗜睡或昏迷为主要表现。其中异戊酸蓄积可造成"汗脚味"为该病特征性表现。若处理不当可因为脑水肿或者出血而导致死亡,若能度过新生儿期,将会进展为慢性间歇型。

2. **慢性间歇型**　起病隐匿,间歇发作,可仅表现为非特异性不能耐受空腹或发育落后。常因感染、饥饿、预防接种、疲劳或高蛋白质饮食等诱发,发作时呈反复呕吐、嗜睡、昏迷、惊厥、异戊酸水平过高会出现"汗脚气味"、酸中毒伴酮尿、急性胰腺炎或骨髓抑制。绝大部分慢性间歇型患者精神运动发育正常,但是部分患者也出现发育延迟和不同程度的智力低下。

另外,随着新生儿筛查广泛开展,国外报道数例新生儿筛查阳性异戊酸血症病例,同时也检出 *IVD* 基因常见突变,但临床并无症状。这类患者的预后及是否需要治疗有待长期随诊。

三、实验室与辅助检查

1. **血生化检查**　血常规、血气分析、凝血功能、生化全项、血氨、血脂肪酶、淀粉酶等检查。

2. **血氨基酸和脂酰肉碱谱分析**　血异戊酰肉碱(C5)、异戊酰肉碱(C5)/乙酰基肉碱(C2)比值升高,也可存在游离肉碱继发性降低。

3. **尿有机酸分析**　尿液中异戊酰甘氨酸水平显著升高。

4. **异戊酰肉碱辅酶A脱氢酶活性分析**　可以测定成纤维细胞、淋巴细胞或者羊水细胞中该酶的活性以帮助诊断。

5. **基因检查**　*IVD* 基因检出两个等位基因致病突变可确诊。

四、诊断

患儿在急性发作期可有高阴离子间隙型代谢性酸中毒、酮症、高血氨、低血糖和电解质紊乱等,提示有机酸血症的可能。血氨基酸和脂酰肉碱谱分析提示血C5,C5/C2明显升高,伴或者不伴有游离肉碱降低。尿有机酸分析异戊酰甘氨酸水平显著升高,即可临床诊断异戊酸血症。确诊有赖于 *IVD* 基因检测。

五、鉴别诊断

1. **支链氨基酸代谢异常**　如枫糖尿病,临床表现与异戊酸血症十分类似,为亮氨酸、异亮氨酸、缬氨酸等支链氨基酸无法降解所致,需要血氨基酸和肉碱谱分析和尿有机酸分析进行鉴别诊断。

2. **尿素循环障碍**　典型表现为高血氨、肝大、抽搐及昏迷,通常无代谢性酸中毒,但呼吸性碱中毒可继发代谢性酸中毒。需进行血氨基酸谱分析和基因检测鉴别。

3. 有机酸血症 如甲基丙二酸血症,临床表现与异戊酸血症相似,可表现为喂养困难、呕吐、意识障碍、抽搐、代谢性酸中毒、高氨血症、低血糖等,需要血氨基酸和脂酰肉碱谱以及尿有机酸测定进行鉴别。

六、治疗

1. **急性期治疗** 促进合成代谢,维持水、电解质和酸碱平衡,保护各脏器功能。提高热量的摄入,限制亮氨酸摄入。可给予左卡尼汀 $100 \sim 200mg/(kg \cdot d)$ 和甘氨酸 $250 \sim 600mg/(kg \cdot d)$。血氨升高可给予苯甲酸钠、苯丁酸钠或者精氨酸治疗。对于无法纠正的代谢性酸中毒、高血氨和电解质紊乱,进行血液净化。

2. **缓解期治疗**

(1)饮食疗法:通过饮食限制亮氨酸摄入,以减少其代谢产物异戊酰辅酶 A 产生,但总蛋白和热量必须足够保证患儿的正常生长发育。

(2)药物治疗:左卡尼汀 $50 \sim 100mg/(kg \cdot d)$ 和甘氨酸 $150 \sim 250mg/(kg \cdot d)$。

七、预后

异戊酸血症患者预后较好,大部分患者发育正常。

八、最新进展

可以应用卡哥鲁酸治疗异戊酸血症引起的高氨血症。该病的基因治疗还在研究中。

(张亚男)

第四节 戊二酸血症 I 型

戊二酸血症(glutaric academia,GA)是由于相关生化代谢酶缺陷而导致的以酸中毒为主要临床特征的常染色体隐性遗传性疾病。分为两型:戊二酸血症 I 型(glutaric aciduria type I,GA-I),以神经系统损害和代谢异常为主;戊二酸血症 II 型,以脂肪累积性肌肉病为主。临床上 GA-I 更为常见,本节重点介绍 GA-I。

一、病因和流行病学

GA-I 是由于维生素 B_2 依赖性戊二酰辅酶 A 脱氢酶(glutaryl-CoA dehydrogenase,GCDH)缺乏引起的。GCDH 是一种线粒体酶,在赖氨酸、羟赖氨酸及色氨酸的分解代谢途径中促使戊二酰辅酶 A 转换为巴豆酰辅酶 A。GCDH 基因突变使 GCDH 酶活性降低或缺失,导致色氨酸、赖氨酸和羟赖氨酸分解代谢受阻,大量旁路代谢产物戊二酸和 3-羟基戊二酸等在体内蓄积,从而出现一系列神经系统损害、代谢性酸中毒、高氨血症及其他异常,其中以中枢神经系统损害尤为明显。

GA-I 发病率具有种族和地域差异,在世界范围内 GA-I 的发病率约为 1/100 000,加拿大部分地区高达 1/300,国内报道约为 1/60 000。

二、临床特征

GA-I患者临床表现复杂多变。多在婴幼儿期发病,但国内外均有成年期发病的报道。患儿通常在出生后3～36月龄间于发热、感染、手术或预防接种等诱因后发生代谢失代偿(伴酮症酸中毒、高氨血症、低血糖和急性脑病危象)。对症治疗后症状可缓解,但不能完全恢复。患儿还可发生不可逆转的肌张力障碍、运动发育迟缓和智力障碍。大约20%的患儿有癫痫发作,以及20%～30%有硬膜下出血或积液。其他症状包括失眠、过热、多汗和厌食。约75%的患者最早出现的体征是头大,表现为脑小型大头畸形。

三、实验室与辅助检查

1. **常规检测** 可出现伴有阴离子间隙增加的严重代谢性酸中毒、酮症和高氨血症以及低血糖、与脱水相关的电解质紊乱等。脑脊液常规检查正常。

2. **影像学改变** 以大脑外侧裂增宽最为常见,其次是双侧基底节区和脑白质病变。另外有20%～30%的GA-I患者会出现硬膜下血肿。额颞部发育不全和室管膜下结节是晚发型GA-I患者MRI的典型表现。

3. **血串联质谱检测** 可见戊二酰肉碱(glutarylcarnitine,C5DC)的血浆浓度升高(>0.2μmol/L),戊二酰肉碱与辛酰肉碱(capryloylcarnitine,C8)比值增高(>2.5),游离肉碱降低。部分患者在病情危重期间或由于营养不良等因素导致游离肉碱消耗增多时,C5DC值可能正常或仅轻度增高,此时需结合C5DC/C8值及尿有机酸水平综合判断。

4. **尿有机酸分析** 可见大量戊二酸(>8mmol/mol肌酐)和少量3-羟基戊二酸。

5. **酶活性检测** 是诊断的金标准。白细胞及成纤维细胞中GCDH酶的活性可出现不同程度缺陷。

6. **基因检测** GCDH检测发现2个等位基因致病突变即可确诊。若患者仅检测到1个突变位点,需要结合血串联质谱及尿有机酸分析综合判断。

四、诊断

戊二酸血症I型患者临床表现复杂多样,高度怀疑此病时需做血串联质谱或尿有机酸分析以明确诊断。酶活性检测是诊断金标准。

五、鉴别诊断

1. **脑积水** 先天畸形、颅内感染、肿瘤、创伤等多种其他原因均可引起脑积水,临床上亦可表现为婴幼儿期出现头围迅速增大并伴激惹、喂养困难和呕吐等,应注意鉴别。

2. **其他引起戊二酸升高的疾病** 如戊二酸尿症II型(伴低血糖、汗袜臭味和脑肾畸形)、戊二酸尿症III型(3-羟基戊二酸及酰基肉碱水平正常)、α-氨基脂肪酸血症(有其他氨基酸脂肪酸代谢物)、短肠综合征和肠道感染(3-羟基戊二酸不升高)等都要注意鉴别。

六、治疗

1. **饮食控制** 需限制赖氨酸、色氨酸的摄入,但同时要保证蛋白质和能量供应。目前已有戊二酸血症I型专用的特殊奶粉。为保证大脑正常发育,6岁前建议严格饮食干预,6

岁后可适当放宽,但仍需继续保持低赖氨酸饮食。

2. **药物治疗** 左卡尼汀:6 岁前 $50\sim100mg/(kg\cdot d)$,6 岁以后 $30\sim50mg/(kg\cdot d)$,需终身维持治疗。维生素 B_2(核黄素):$100\sim300mg/d$。

3. **其他** 对症支持治疗。

七、预后

发病越早,症状越重,预后越差。目前该病不可治愈,早期诊断及合理治疗能明显改善患儿预后。

八、最新进展

以往国内外研究均未发现 GCDH 基因突变类型与患者临床表型之间的明显相关性。最新研究发现 6 种突变类型可能与严重的临床表现相关。虽然 GCDH 基因型和临床表现之间的关系还不够明确,但随着 GA-I 诊断水平的提高,临床医生可以借助多种分析软件来研究统计新发突变和已知突变的致病性,并结合患者的临床表现,进一步探究两者之间的关系。

(王 炜)

第五节 全羧化酶合成酶缺乏症

全羧化酶合成酶缺乏症(holocarboxylase synthetase deficiency,HLCSD)是导致多种羧化酶缺乏的病因之一。多种羧化酶缺乏症是一种常染色体隐性遗传的有机酸代谢病,根据所缺乏的酶不同,可分为生物素酶缺乏症(biotinidase deficiency,BTDD)和 HLCSD。

一、病因和流行病学

HLCSD 由全羧化酶合成酶基因突变引起,该基因定位于 21q22.1,有 14 个外显子,至今已发现超过 30 种相关基因突变,均为常染色体隐性遗传。目前我国对该病的发病率尚无报道,日本曾报道发病率为 1/100 000。

全羧化酶合成酶是一种催化线粒体中生物素依赖的羧化酶与生物素结合的酶,HLCSD 患者由于全羧化酶合成酶活性下降,导致生物素与生物素依赖的四种羧化酶结合减少,影响多种羧化酶的活性,使脂肪酸分解、糖原异生及氨基酸分解等代谢过程发生障碍,乳酸等异常代谢产物在体内蓄积,产生一系列临床症状。

二、临床特征

HLCSD 多数于新生儿期或婴儿早期发病,表现为喂养困难、吐泻、肌张力低下、惊厥、嗜睡、发育落后等,严重者有代谢性酸中毒、高乳酸血症、酮症;反复发作的皮疹、脱皮是特殊体征,还有角膜炎、皮肤红斑、溃烂或水疱,大部分患者皮肤损害在头面部、颈部、臀部等部位。一些晚发型 HLCSD 可于学龄期或青少年期呈间歇发病,尤其在发热、疲劳、暴饮暴食、药物等应激情况下诱发。HLCSD 患者不伴视力或听力障碍。

三、实验室与辅助检查

血 3-羟基异戊酰肉碱增高,可伴有丙酰肉碱或丙酰肉碱与乙酰肉碱比值增高,尿 3-羟基异戊酸、3-甲基巴豆酰甘氨酸、3-羟基丙酸、甲基枸橼酸、甲基巴豆酰甘氨酸可增高,可伴有乳酸、丙酮酸、乙酰乙酸等代谢产物明显增高。全羧化酶合成酶基因突变检测发现 2 个等位基因致病突变。

四、诊断

根据临床表现和实验室检查初步诊断 HLCSD,再通过血液、尿液代谢物分析及基因检测可确诊。

五、鉴别诊断

1. BTDD 两者临床表现类似,但 HLCSD 患儿不伴视力或听力障碍;辅助检查 HLCSD 血生物素酶活性正常,BTDD 患者则明显降低;基因突变分析可明确诊断。

2. **其他主要导致 3-羟基异戊酰肉碱增高的有机酸代谢病** 如 3-羟基-3-甲基戊二酸尿症、3-甲基巴豆酰辅酶羧化酶缺乏症等,详见相关章节。

六、治疗

HLCSD 患者一经诊断立即首选生物素 10~40mg/d 口服,有报道在新生儿期后发病者给予小剂量生物素也有效,急性期可补充肉碱 100~300mg/(kg·d),合并代谢性酸中毒或高氨血症的患者,需限制蛋白质 0.5~1.0g/(kg·d),补充大量葡萄糖,纠正酸中毒。经生物素治疗 1~2 周后,大多数患儿症状明显好转,生化指标趋于正常,皮疹、糜烂等明显好转或消失,尿异常代谢产物一般在治疗后 1~4 周下降至正常,之后根据不同患者临床及实验室结果调整药量,血 3-羟基异戊酰肉碱下降较缓慢,多在治疗后 3~6 个月降至正常。

七、预后

早期未及时治疗可导致死亡,少数病例停药后可致病情反复,需终身服药维持。

八、最新进展

基因检测研究不断发现新生突变的基因位点,丰富了 HLCSD 基因突变谱,为临床诊断提供了依据。

（冯 林）

第六节 生物素酶缺乏症

生物素又称维生素 H,广泛存在于天然食物中,需在肠道中经过生物素酶的作用生成游离的生物素,才能参与碳水化合物、蛋白质和脂肪的代谢,发挥其作用。生物素酶缺乏症(biotinidase deficiency,BTDD)是由于生物素酶基因突变导致生物素酶活性下降,人体吸收和利用生物素障碍而引起的一种遗传代谢病。

一、病因与流行病学

BTDD 为常染色体隐性遗传,致病基因是生物素酶(biotinidase,BTD)基因,位于染色体 3p25,包含 4 个外显子,至今已发现 21 种不同的突变可导致生物素酶缺乏,全球发病率约 1/60 000。生物素酶活性降低时,体内游离生物素生成不足,可导致丙酰辅酶 A 羧化酶等四种相关羧化酶活性下降,线粒体能量合成障碍,乳酸、丙酮酸等异常代谢产物蓄积,引起代谢性酸中毒、有机酸尿症及多系统损害。

二、临床特征

BTDD 以神经、皮肤黏膜、呼吸、消化系统等损害为主,轻重缓急不同,可在各个年龄段发病。从疾病分型上,分为完全生物素酶缺乏症和部分生物素酶缺乏症。

完全生物素酶缺乏症于新生儿至婴儿早期发病,多表现为喂养困难、惊厥、发育落后,最常见的体征是各种形态的难治性皮疹,如湿疹、全身性红斑、尿布疹及脱发,肌张力低下,易出现各种感染及难以纠正的代谢性酸中毒,未及时治疗可导致听力丧失、视力减退、四肢瘫痪等,病死率高。部分生物素酶缺乏症的症状和体征相对较轻,可在幼儿至成人发病,发热、疲劳、预防接种等应激状态下易发病或加重,也可终身无任何临床症状。

三、实验室与辅助检查

血 3-羟基异戊酰肉碱明显增高,可伴有丙酰肉碱或丙酰肉碱与乙酰肉碱比值增高,尿中 3-甲基巴豆酰甘氨酸、3-羟基异戊酸、3-羟基丙酸、甲基枸橼酸、甲基巴豆酰甘氨酸升高,血生物素酶活性降低,*BTD* 基因突变检测发现 2 个等位基因致病突变。

中枢神经系统 MRI 或 CT 可显示多种异常,如炎症、水肿、脱髓鞘样病变、脑萎缩、脑室扩大等,可累及脊髓、脑白质、丘脑和脑干,视听诱发电位可提示传导时间延长。

四、诊断

小婴儿出现喂养困难、反复惊厥、肌张力低下、视力听力落后等临床表现,尤其有原因不明的皮肤黏膜损害、难以纠正的代谢性酸中毒时应考虑本病,尽早进行血尿代谢筛查,血酰基肉碱浓度明显增高,尿中出现特征性的有机酸,急性发作期生化检查有严重酮症酸中毒、高乳酸血症、高氨血症、低血糖,血生物素酶活性检测低于正常人 10%,基因分析可确诊。

五、鉴别诊断

1. **全羧化酶合成酶缺乏症** 有生物素缺乏症状但血生物素酶活性正常。
2. **生物素缺乏** 长期营养不良或特殊饮食引起生物素摄入不足,慢性胃肠道疾病如短肠综合征、肠道外营养可导致生物素吸收障碍,出现生物素缺乏的表现。

六、治疗

口服生物素是治疗本病的主要手段,患者需要终身服用,推荐起始剂量 10~40mg/d,生物素起效迅速,多数患者治疗数日症状明显改善,血生化指标转为正常,尿液异常代谢产物消失,根据患者临床及实验结果调整用药量,即可终止疾病进展,但症状的消退通常需要数月才恢复正常,听力与视力损害通常是不可逆的。日常饮食中不必限制蛋白及脂肪,需避免使用生鸡蛋清。对于合并代谢性酸中毒或高氨血症的患者,要限制蛋白质、纠正酸中毒,补充葡萄糖、左旋肉碱、B 族维生素等。

七、预后

所有 BTDD 患者,即使那些残留一部分生物素酶活性甚至无临床表现和体征的患者,均应进行终身治疗,如停用生物素会引起病情反复,甚至死亡。

八、最新进展

目前国内已普及开展了血尿代谢病筛查,简便易行,为 BTDD 的诊断提供了非常重要的方法。

(冯　林)

第七节　β-酮硫解酶缺乏症

β-酮硫解酶缺乏症(β-ketothiolase deficiency,BKD)是异亮氨酸代谢障碍的常染色体隐性遗传病,较罕见。临床多表现为间歇性的酮酸血症发作,发作间期可无任何的临床症状。

一、病因及流行病学

β-酮硫解酶在异亮氨酸代谢以及肝外酮体分解过程中发挥着重要作用。β-酮硫解酶活性缺陷时导致大量上游代谢产物如 2-甲基-3-羟基丁酸、2-甲基乙酰乙酸和甲基巴豆酰甘氨酸等堆积,临床出现代谢性酸中毒及酮症。而线粒体中链 3-酮酰-CoA 硫酶(T1)可以部分代偿 β-酮硫解酶缺陷。BKD 是由于 *ACAT1* 基因突变引起的。该病的发病率为 $1/333\,000\sim 1/111\,000$,不同国家和地区存在着较大差异。

二、临床特征

该病首次发作年龄大多数在 5 个月至 2 岁时。典型的表现为反复发作的酮症酸中毒,一般发作都有明确的诱因,如禁食、呼吸道及胃肠道感染、发热、应激或过量摄入蛋白等。患者出现呕吐、脱水、呼吸急促、精神萎靡、嗜睡、肌张力低下、严重时可出现抽搐甚至昏迷等症状。部分患者可能还会有神经系统后遗症。若反复发病,患者的智力和运动技能随着年龄增长会逐渐丧失。

三、实验室与辅助检查

1. **常规检测**　血糖:可升高或正常,低血糖较罕见,但亦有文献报道 BKD 患儿反复出现非酮症低血糖危象。血气分析:代谢性酸中毒。血氨:正常或轻度升高。尿酮体:阳性。头颅 MRI:可发现白质广泛脱髓鞘,基底节区可见对称性高信号改变。

2. **血串联质谱检测酰基肉碱谱**　血 3-羟基戊酰肉碱、3-羟基丁酰肉碱及异戊烯酰肉碱浓度升高。

3. **尿气相色谱质谱检测** 可见尿 2-甲基-3-羟基丁酸、甲基巴豆酰甘氨酸及 2-甲基乙酰乙酸明显升高。

4. **酶活性检测** 外周血白细胞及成纤维细胞硫解酶活性明显降低可确诊。

5. **基因突变分析** 明确有 *ACAT1* 基因突变可确诊。

四、诊断

对于临床上原因不明的反复发作性难治性呕吐合并酮症酸中毒者要警惕该病,尽快完善血串联质谱及尿气相色谱质谱检测,确诊需进行外周血白细胞及成纤维细胞硫解酶活性检测或基因突变分析。

五、鉴别诊断

1. **伴 3-羟基戊酰肉碱增高的其他有机酸血症** 例如 3-甲基巴豆酰辅酶 A 羧化酶缺乏症、3-羟基-3-甲基戊二酰辅酶 A 裂解酶缺乏症,鉴别需要同时进行血酰基肉碱谱和尿有机酸分析。

2. **糖尿病酮症酸中毒** 伴有血糖升高时需鉴别。

六、治疗

1. **避免生酮因素** 频繁喂养、少量多餐并口服左卡尼汀;适当限制蛋白质的摄入;给予高热量、低脂肪饮食;由母亲获得保护性免疫球蛋白等可以降低生酮触发因素。

2. **急性期治疗** 去除发热、感染等诱因;纠正酸中毒;静脉输注葡萄糖以减少蛋白质持续分解;保证热量供应;同时补充左卡尼汀促使患者体内蓄积的酸性代谢产物排出。另有研究报道,胰岛素对 BKD 患者非糖尿病性酮症酸中毒的治疗有效。

七、预后

患者起病年龄、发作频率与预后无明显的相关性。发作随年龄增长有减少或停止趋势,随访发现大多数患者生长发育不受影响。但严重者可导致多器官功能衰竭甚至死亡。

八、最新进展

研究发现 β-酮硫解酶缺乏症患者的神经功能障碍可能与异亮氨酸分解代谢产物的聚积有关。然而只有部分 β-酮硫解酶缺乏症患者除了严重的代谢紊乱外出现神经功能障碍,考虑可能同时存在其他遗传或环境因素参与了异亮氨酸代谢物的神经毒性作用。这是未来研究的一个重要课题。另一个尚未解决的问题是治疗意义:肉碱的补充以及限制蛋白质,尤其是异亮氨酸的摄入对于预防慢性神经功能障碍的作用仍有待确定。

(王 炜)

第四章　脂肪代谢障碍

　　脂肪是机体所需能量的主要来源之一,人体内的脂肪即甘油三酯,是日常活动和中低等强度运动所需的主要代谢底物。甘油三酯分解成脂肪酸,后者转运至细胞内催化合成为脂酰辅酶 A,再进入线粒体内进行 β 氧化,生成乙酰辅酶 A 参与三羧酸循环提供能量(图 4-1)。

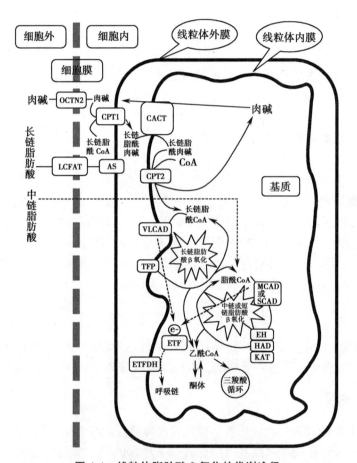

图 4-1　线粒体脂肪酸 β 氧化的代谢途径

LCFAT,长链脂肪酸转运体;OCTN2,质膜依赖性肉碱转运体;AS,酰基辅酶 A 合成酶;CPT,肉碱棕榈酰基转移酶;CACT,肉碱-酰基肉碱转运体;VLCAD,极长链酰基辅酶 A 脱氢酶;MCAD,中链酰基辅酶 A 脱氢酶;SCAD,短链酰基辅酶 A 脱氢酶;TFP,三功能蛋白;EH,烯酰辅酶 A 水合酶;HAD,3-羟酰基辅酶 A 脱氢酶;KAT,3-酮酰基辅酶 A 硫解酶;ETF,电子转运黄素蛋白;ETFDH,电子转运黄素蛋白脱氢酶。

脂肪代谢障碍指由于基因突变引起催化酶或转运体缺陷导致的脂肪代谢性疾病,包括:①甘油三酯代谢障碍,包括中性脂肪沉积症伴肌病和中性脂肪沉积症伴鱼鳞病等。②脂肪酸转运障碍,包括原发性肉碱缺乏和肉碱棕榈酰基转移酶缺乏症等。③脂肪酸氧化障碍,包括极长链、中链、短链酰基辅酶 A 脱氢酶缺乏症等。④电子传递障碍,如多种酰基辅酶 A 脱氢酶缺乏症。

第一节　原发性肉碱缺乏症

原发性肉碱缺乏症(primary carnitine deficiency,PCD),是 *SLC22A5* 基因突变引起肉碱转运蛋白缺乏导致的脂肪酸代谢障碍,属于常染色体隐性遗传。典型特征为婴儿期出现低酮症性低血糖、心肌病、血清肌酸激酶升高伴肉碱浓度降低和儿童期心肌病等。

一、病因和流行病学

PCD 的致病基因是 *SLC22A5* 基因突变,该基因位于染色体 5q31.1,含 10 个外显子,编码肉碱转运蛋白(organic cation transporter type 2,OCTN2)。目前报道的致病性突变已超过 180 种。OCTN2 可将肉碱转运至细胞膜,其缺乏可导致肉碱重吸收和转运减少,影响长链脂肪酸的 β 氧化代谢。本病的患病率国外报道为 1/361 398~1/20 000,中国新生儿筛查 PCD 患病率为 1/45 000~1/20 000。

二、临床特征

多数患儿在 1 月龄至 7 岁发病,部分成人起病。临床表现和病情严重程度在不同个体有明显差异。PCD 在婴幼儿期常见急性代谢紊乱、心肌病和肌病,若不治疗有致死的风险。成年患者多无症状或临床症状轻微,表现为肌病和心肌病,偶可发生心源性猝死。主要有以下临床表现。

1. **急性发作性代谢紊乱**　患儿出现低酮症性低血糖、高氨血症及代谢性酸中毒,可伴有智力和运动发育落后、嗜睡或抽搐等。

2. **心肌病**　扩张型或肥厚型心肌病、心律失常等。

3. **肌病**　表现肌无力或肌张力减低,肌酸激酶升高,肌肉活检可见肌纤维内脂滴沉积。

4. **肝脏损害**　表现为肝大,脂肪肝,转氨酶异常等。

三、实验室和辅助检查

1. **血清学检查**　可出现低酮症性低血糖、肌酸激酶升高、高氨血症、转氨酶升高和代谢性酸中毒。

2. **血和尿有机酸测定**　血游离肉碱及多种酰基肉碱水平下降,尿游离肉碱升高。

3. **皮肤成纤维细胞检测**　肉碱转运率下降,常小于健康人的 10%。

4. **基因检测**　发现 *SLC22A5* 基因突变是 PCD 确诊的重要依据。

5. **其他检查**　常规腹部超声、超声心动图、心电图等可发现肝脏肿大、肥厚性或扩张性心肌病和心律失常。肌肉活检病理可发现肌纤维内脂肪沉积。

四、诊断

患者出现智力和运动发育落后、肌无力、肝大、抽搐或嗜睡等症状,辅助检查发现低酮症性低血糖、高血氨、肌酸激酶升高、代谢性酸中毒、脂质沉积性肌病、心肌病和脂肪肝等,结合血游离肉碱、酰基肉碱降低以及基因检测可确诊。

五、鉴别诊断

由于继发性肉碱缺乏症常见,需排除各种原因可导致的肉碱缺乏。常见原因包括摄入不足、合成低下(如肝硬化)、丢失过多、吸收异常、某些药物和发育不成熟等,纠正原发病后游离肉碱水平可迅速恢复正常。另外还需要和其他脂肪酸氧化代谢障碍性疾病鉴别,需结合基因检测确诊。

六、治疗

PCD 治疗原则为:避免饥饿及高强度运动,终身应用肉碱替代治疗。

1. **急性代谢紊乱的处理**　出现急性能量代谢障碍危象时,立即静脉输注葡萄糖,维持血糖水平>5mmol/L;补充左旋肉碱 100~400mg/(kg·d);应用洋地黄、利尿剂和抗心律失常药物等对症治疗;限制钠盐摄入。

2. **肉碱替代治疗**　补充左旋肉碱为主要治疗手段,需终身治疗。维持游离肉碱水平在 20mmol/L 以上和酰基肉碱正常范围,推荐维持剂量为 50~300mg/(kg·d)。

七、预后

PCD 的预后取决于发病年龄、临床表现和疾病严重程度。新生儿发病如不给予治疗,死亡率较高。在未出现症状时早期给予左旋肉碱并终身维持,一般不会发病。持续给予左旋肉碱可改善部分脏器功能,但需要警惕本病有猝死的风险。

(宋学琴)

第二节　长链-3-羟酰基辅酶 A 脱氢酶缺乏症

长链-3-羟酰基辅酶 A 脱氢酶缺乏症(long chain 3-hydroxyacyl-CoA dehydrogenase deficiency,LCHADD)是由于 *HADHA* 基因突变引起长链-3-羟酰基辅酶 A 脱氢酶(long chain 3-hydroxyacyl-CoA dehydrogenase,LCHAD)缺乏,导致长链脂肪酸氧化代谢障碍,是常染色体隐性遗传病。临床表现具有高度异质性,常见症状包括低酮症性低血糖、心肌病、发作性横纹肌溶解、周围神经病和视网膜病变等。

一、病因和流行病学

LCHADD 的致病基因是 *HADHA*,位于常染色体 2p23,包括 20 个外显子,编码 LCHAD,至今已报道超过 30 个基因突变。该病的发病率各国报道不一,波兰发病率为 1/120 000,澳大利亚为 1/193 430,北美洲地区为 1/314 700。

二、临床特征

LCHADD 具有高度异质性,根据发病年龄和临床表现,本病可分为三型。

1. **早发严重型** 发病年龄早,临床症状重,病死率高。患儿在出生后一到数日发病,常表现为低酮症性低血糖、心肌病、肝病、急性呼吸窘迫综合征等。婴儿可因心肌病或器官衰竭导致猝死。

2. **婴幼儿发病型** 病情较轻,在幼儿后期或儿童期发病,常表现为感染诱发的低酮症性低血糖。可伴有肝脏肿大、运动不耐受、视网膜色素斑等。

3. **晚发肌病型** 多在青少年或成年期发病,常为运动或疾病诱发,表现为疲劳、横纹肌溶解、肌无力、肌痛,部分出现肌红蛋白尿、色素性视网膜病和进行性周围神经病等。

三、实验室与辅助检查

1. **生化检查** 急性期常见低酮症性低血糖。心肌病和横纹肌溶解可见肌酸激酶、肌酸激酶同工酶、乳酸脱氢酶升高,严重者可出现肌红蛋白尿。肝病时可有天冬氨酸氨基转移酶和丙氨酸氨基转移酶升高。

2. **血串联质谱检查** 血清可出现长链脂肪酸代谢中间产物升高,特别是相关的酰基肉碱,C16-OH、C16:1-OH、C18:OH 和 C18:1-OH 升高是诊断 LCHADD 的重要指标。可继发游离肉碱降低。

3. **尿有机酸分析** 可发现尿二羧酸(C6-C14)水平正常或增高。

4. **酶学检测** 患者白细胞、成纤维细胞的 LCHAD 活性降低可帮助诊断。

5. **基因检测** 发现 *HADHA* 基因致病突变是 LCHADD 确诊的重要依据。

6. **其他** 对于长期存活患者可发现肥厚性心肌病,肝脏正常或肿大,周围神经病变和视网膜病变。

四、诊断

目前本病尚无统一的诊断标准。临床中反复出现低酮症性低血糖和横纹肌溶解,伴有逐渐进展的视网膜病变和周围神经病变高度怀疑本病,结合血串联质谱分析可作出临床诊断,基因检测有助于确诊。

五、鉴别诊断

LCHADD 很难与其他脂肪酸氧化代谢病如线粒体三功能蛋白缺乏症(TFPD)区分。TFPD 由 *HADHB* 或 *HADHA* 基因突变引起线粒体三功能蛋白(TFP)异常,长链脂肪酸氧化中水合酶、脱氢酶和硫解酶三种酶活性均降低,而 LCHADD 仅累及其中脱氢酶的活性。因此二者均可出现疲劳、反复横纹肌溶解和低酮症性低血糖,但 LCHADD 更多表现为婴幼儿发病型(即 2 型),长期并发症为视网膜病变;而 TFPD 多为早发严重型(即 1 型),常出现周围神经病变,预后更差。酶活性检测和基因检查可帮助区别。

六、治疗

本病缺乏特异性治疗手段,总的治疗原则包括饮食调控和对症治疗。

1. **饮食调控** LCHADD 的关键环节是不能利用长链脂肪酸产能,因此早期干预非常重要,一旦诊断即开始饮食调控。

(1)避免饥饿,减少空腹时间(注意夜间),可根据年龄适当增加喂养次数。

(2)限制外源性长链脂肪酸摄入,调节食物中的脂肪比例。饮食以中链甘油三酯(MCT)为主,MCT 是由中链脂肪酸为主构成的甘油三酯,可以直接进入线粒体进行 β 氧化供能,且不需要依赖线粒体 TFP 催化。

(3)补缺治疗,庚酸(heptanoate,C7)可为三羧酸循环和电子传递链提供奇数碳原子底物,从而绕过受损的脂肪酸氧化代谢增加 ATP 产能。但 C7 补缺治疗仍需进一步研究证实。

2. **对症治疗** 发生低酮症性低血糖时可给予葡萄糖,积极抗感染,纠正代谢性酸中毒。

七、预后

预后与发病年龄、临床类型、能否早诊断早干预密切相关。若能早诊断早干预可以减少猝死,预后相对较好。

(宋学琴)

第三节 多种酰基辅酶 A 脱氢酶缺乏症

多种酰基辅酶 A 脱氢酶缺乏症(multiple acyl-CoA dehydrogenase deficiency,MADD),又称为戊二酸尿症Ⅱ型,是编码电子转运黄素蛋白(electron transfer flavoprotein,ETF)或电子转运黄素蛋白脱氢酶(ETF dehydrogenase,ETFDH)的基因突变所致,影响脂肪酸氧化代谢,为常染色体隐性遗传。因这些酶的结构无异常而功能被抑制,国内有学者提出应命名为"多种酰基辅酶 A 脱氢缺陷症"。

一、病因和流行病学

MADD 的致病基因是 *ETFA*、*ETFB* 或 *ETFDH* 基因,分别编码 ETF 的 α 亚基、β 亚基和 ETFDH。ETF 和 ETFDH 是脂肪酸 β 氧化电子传递过程中关键的转运蛋白和酶,它们的缺陷可使线粒体内多种脱氢酶功能受抑制,导致脂肪酸能量代谢障碍。

目前本病的发病率尚无明确报道。该病的临床表现具有高度异质性,根据临床特点和发病年龄可分为 3 型:Ⅰ型,新生儿起病伴先天畸形;Ⅱ型,新生儿起病不伴先天畸形;Ⅲ型,晚发型。在我国 90% 脂质沉积性肌病为晚发型 MADD。

二、Ⅰ型和Ⅱ型 MADD

(一)临床特征

1. **Ⅰ型 MADD(新生儿起病伴先天畸形)** 新生儿起病,病情危重,通常在婴幼儿期死亡。表现为肌张力低下、心肌病、肝大、低酮或非酮症性低血糖、代谢性酸中毒。Ⅰ型伴发先天畸形可有摇篮底足、皮质下肾小球囊肿、肾髓质发育不良、肺脏发育不良及面部畸形(眼距过宽、耳畸形、巨颅、前囟过宽、高前额、鼻梁低平)等。

2. **Ⅱ型 MADD(新生儿起病不伴先天畸形)** 患儿临床表现与Ⅰ型类似,但无先天畸形症状。

（二）实验室与辅助检查

1. **生化检查**　患儿稳定期基本正常。急性期可有代谢性酸中毒、高氨血症、严重低血糖（无酮症或轻度酮症）、血清肌酸激酶水平正常或轻度升高。

2. **多系统检查**　超声可见心脏扩大、肥厚性心肌病，I型腹部超声或 CT 可见肾囊肿。

3. **血酰基肉碱谱分析**　血清短链和中长链脂酰肉碱水平升高，以中、长链脂酰肉碱升高为主，游离肉碱水平下降或正常。

4. **尿有机酸分析**　通常有戊二酸、乙基丙二酸、3-羟基异戊酸、2-羟基戊二酸、5-羟基己酸、己二酸、辛二酸、癸二酸、十二烷酸、异戊酰甘氨酸、2-甲基丁酰甘氨酸和短链有机酸升高。

5. **酶学检测**　组织中 ETF 或 ETF-QO 酶活性缺乏具有诊断价值。

6. **基因检测**　*ETFA*、*ETFB* 或 *ETFDH* 基因突变有助于确诊。

（三）诊断和鉴别诊断

本病临床表现缺乏特异性，诊断困难。新生儿和婴幼儿出现低酮症或非酮症性低血糖、代谢性酸中毒和心肌病等表现，与其他脂肪代谢障碍性疾病相类似，需结合酶学检测、酰基肉碱谱、尿有机酸分析以及基因检查明确诊断。

（四）治疗和预后

治疗以苯扎贝特、左旋肉碱、辅酶 Q_{10} 和 3-羟基丁酸钠为主。新生儿发病型治疗效果差，病死率很高，存活者常遗留严重脑病后遗症。

三、Ⅲ型 MADD

即晚发型 MADD，该型以骨骼肌损害为主要临床特征，约占脂质沉积性肌病的 90%。

（一）临床特征

1. 2~64 岁均可发病，10~40 岁多发。男女比例相当。

2. 饥饿、寒冷、感染、剧烈运动和妊娠等可为该病发作的诱发因素。起病隐匿，慢性或亚急性起病。

3. 多以运动不耐受起病，波动性肌无力伴或不伴肌肉酸痛，多累及头颈部肌肉和四肢近端肢体，表现为抬头无力，严重时"垂头征"，咀嚼费力需多次停顿休息，双上肢抬举困难，蹲起费力，上楼困难。初起肌无力症状经休息后好转，逐渐进展可呈持续性肌无力。10%患者可有肌肉疼痛。严重者可见躯干肌和肢体近端肌肉萎缩。

4. 20%可发现脂肪肝。个别患者伴有周围神经病变。

（二）辅助检查

1. **生化检查**　急性期血肌酸激酶多升高，部分年轻患者可合并高尿酸血症。少数有高血氨和无症状低血糖。

2. **电生理检查**　肌电图多为肌源性损害，部分可合并神经源性损害。

3. **血清脂酰肉碱谱分析**　急性期血清中长链脂酰肉碱水平升高，症状缓解后可恢复正常。

4. **尿有机酸分析**　急性发作期通常提示戊二酸、乙基丙二酸、3-羟基异戊酸、2-羟基戊二酸、己二酸、辛二酸、异戊酸和异丁酸等水平升高。

5. **肌肉病理**　可见肌纤维内异常沉积的脂滴,以Ⅰ型肌纤维为主,琥珀酸脱氢酶活性减低(见文末彩图4-2)。

6. **基因检测**　中国人群约98%晚发型MADD为 *ETFDH* 突变。

(三)诊断和鉴别诊断

根据波动性肌无力、肌肉酸痛和运动不耐受,主要累及对称性四肢近端和躯干肌,肌肉活检示肌纤维内大量脂肪沉积提示该病,维生素 B_2 治疗有显著疗效高度提示晚发型MADD,基因检测可明确诊断。

本病需要与重症肌无力、肌无力综合征和其他代谢性肌病如线粒体肌病等鉴别。血清学、肌电图和肌肉活检可为上述疾病提供鉴别依据。

(四)治疗

单用维生素 B_2 治疗(30~120mg/d),4~6周肌力明显恢复。肉碱可作为辅助用药,但不增加疗效。

避免饥饿、发热和剧烈活动等诱因,多进食富含维生素 B_2 的食物,避免维生素 B_2 耗竭,可减少肌无力的发生。

(五)预后

晚发型MADD预后良好。部分患者感染和劳累后出现肌无力,再次给予维生素 B_2 后可缓解。

(六)最新进展

对于重症患者,国外已有将 D,L-3-羟基丁酸(D,L-3-hydroxybutyrate,D,L-3-HB)用于临床使用的个别案例,但其安全性和有效性尚缺乏大规模研究。

(宋学琴)

第四节　极长链酰基辅酶A脱氢酶缺乏症

极长链酰基辅酶A脱氢酶缺乏症(very-long chain acyl-CoA dehydrogenase deficiency,VLCADD)是 *ACADVL* 基因突变引起极长链酰基辅酶A脱氢酶(VLCAD)缺乏,导致极长链脂肪酸氧化代谢障碍,是常染色体隐性遗传。主要累及心脏、肝脏和骨骼肌等,临床表现具有异质性。

一、病因和流行病学

VLCADD的致病基因是 *ACADVL*,该基因位于17p13.1,含20个外显子,编码VLCAD。VLCAD是线粒体内长链脂肪酸β氧化第一步的关键酶,可催化含12~18个碳的长链酯酰辅酶A脱氢。VLCAD缺陷可导致长链脂肪酸β氧化缺陷,引起能量缺乏和代谢产物蓄积,对心肌、骨骼肌和肝脏等产生损害。

VLCADD患病率较低,白种人群为1/125 000~1/31 500,亚洲相对罕见。

二、临床特征

VLCADD的临床表现具有高度异质性,少数轻者可以无任何症状,仅在代谢筛查时发现异常,严重者出生后不久死亡。

根据发病年龄和临床表现,本病可分为3型。

1. 新生儿发病型(重症型)　又称心肌病型,多在新生儿或婴儿早期发病,表现为严重的肥厚性或扩张性心肌病、心包渗出、心律失常、呼吸衰竭、肌无力和低酮症性低血糖等。此型凶险,病死率高。

2. 轻型/中间型　又称为肝病型或低酮症低血糖型。多在婴儿晚期或幼儿期发病,表现为感染或饥饿诱发的低酮症性低血糖和肝脏肿大。长期禁食会诱发急性脑病。一般缺乏心肌病表现,死亡率低。

3. 晚发型　又称为肌病型,青少年或成年早期发病,临床表现较轻,主要为周期性的肌病表现,如运动不耐受、肌痛或横纹肌溶解,多由剧烈运动和其他疾病诱发。急性期肌酸激酶(CK)可明显升高,治疗后恢复到正常或稍高水平。智力发育正常,少伴有心脏受累或低血糖表现。

另外部分患者无或极轻临床症状,仅在代谢筛查时发现,称为无症状型或症状前型。

三、实验室与辅助检查

1. 常规实验室检查　急性期可出现低酮症性低血糖和代谢性酸中毒,天冬氨酸氨基转移酶、丙氨酸氨基转移酶升高,累及骨骼肌和心肌致肌酸激酶升高,横纹肌溶解出现肌红蛋白尿,尿常规和肾功能正常或异常。

2. 血串联质谱分析　患者可出现多种长链酰基肉碱水平升高,C14:1 和 C14:1/C2比值升高为常用指标,目前认为 C14:1>1μmol/L 提示 VLCADD。

3. 尿有机酸分析　可发现二羧酸、己二酸、辛二酸、癸二酸和十二烷二酸等升高。

4. 病理检查　可见肝脏脂肪变性,骨骼肌、心肌脂肪沉积。

5. 酶学检测　成纤维细胞、外周淋巴细胞、心肌和骨骼肌组织中可测定 VLCAD 酶活性。

6. 基因检测　*ACADVL* 基因检测是确诊 VLCADD 的重要依据。

7. 其他　对于长期存活患者可发现心肌病或肝脏肿大。

四、诊断和鉴别诊断

目前本病尚无统一的诊断标准。临床中出现心肌病、肝脏肿大、发作性低酮症性低血糖和肌病,常由长时间禁食或疾病诱发时可高度怀疑脂肪酸代谢障碍疾病,血串联质谱分析、酶学检测和 *ACADVL* 基因检测有助于确诊。

VLCADD 临床表现缺乏特异性,与其他脂肪酸氧化代谢病难以鉴别,需要通过血清脂酰肉碱谱分析及基因检测等有助于鉴别。

五、治疗

本病缺乏特异性治疗手段。总的治疗原则为饮食调控。

1. 避免诱因　包括发热、腹泻和呕吐、长期禁食、剧烈运动等。急性期可静脉注射葡萄糖作为能量供给。发热纳差时也可给予葡萄糖预防并发症。

2. 饮食管理　高碳水化合物低脂饮食,限制长链脂肪酸摄入,但要保证必需脂肪酸的摄入,食物中脂肪摄入占总热量的25%~30%,以中链甘油三酯(MCT)为主。患儿可增加喂养次数以保证足够能量。是否服用左旋肉碱尚有争议。有报道庚酸(heptanoate,C7)可改善左心室射血分数,但仍需进一步研究。

3. **限制运动** 大运动量活动和持久运动可诱发代谢失调,可使无症状者在成年期出现肌病表现,应避免剧烈运动。

六、预后

新生儿发病型预后差,死亡率高。目前对本病认识不足,但若能早诊断早干预,注意保护重要脏器功能,可有助于改善生活质量并延长生命。

七、最新进展

苯扎贝特可以提高 VLCAD 缺陷细胞棕榈酸酯的氧化作用,但其有效性需要进一步研究。针对酶活性的调控可能是新的治疗靶点,基因治疗仍需深入研究。

(宋学琴)

第五章 氨基酸代谢障碍

第一节 苯丙酮尿症

高苯丙氨酸血症(hyperphenylalaninemia, HPA)包括苯丙氨酸羟化酶(phenylalanine hydroxylase, PAH)缺乏导致的苯丙酮尿症(phenylketonuria, PKU)和其辅酶合成或代谢异常导致的四氢生物蝶呤缺乏症(tetrahydrobiopterin deficiency, BH4D)。苯丙氨酸羟化酶缺乏引起血苯丙氨酸(phenylalanine, Phe)水平增高,尿中排出大量的苯丙酮酸,并引起皮肤白、头发黄、神经系统损害以及鼠尿样体臭,是 HPA 的主要类型(占85%~90%),主要通过限制苯丙氨酸的摄入进行治疗。

一、病因和流行病学

苯丙氨酸是人体必需氨基酸,在体内一部分用于合成蛋白质;一部分通过苯丙氨酸羟化酶转化为酪氨酸,用于合成甲状腺素、黑色素、肾上腺素、多巴胺等多种神经递质;还有少部分苯丙氨酸在转氨酶的作用下生成苯丙酮酸。*PAH* 基因变异导致 PAH 活性降低或缺乏,苯丙氨酸不能转化为酪氨酸(tyrosine, Tyr),使得血液中苯丙氨酸水平增高,而酪氨酸及其他正常代谢产物减少,从而影响中枢神经系统发育。同时其次要代谢途径增强,生成大量苯丙酮酸、苯乙酸和苯乳酸,并从尿中排出,苯乳酸使患儿的尿液具有特殊的鼠尿臭味。

PAH 缺乏症发病率在我国约为1/11 800。

二、临床特征

PKU 患儿在新生儿期多无明显临床症状,少数患儿可出现喂养困难、呕吐、腹泻、易激惹及湿疹等非特异症状。未经治疗的患儿常在出生3~4个月后逐渐出现典型症状,如毛发和虹膜色泽变浅,皮肤白,全身或者尿液有鼠尿味。随着年龄增长,逐渐表现出智力发育迟缓,部分患儿还会有小头畸形和癫痫发作,也可出现多动、自残、攻击、自闭症、自卑、忧郁等精神行为的异常。

根据治疗前或者摄入天然蛋白足够的情况下血 Phe 浓度,将 PAH 缺乏症分为:轻度 HPA(120~360μmol/L)、轻度 PKU(360~1 200μmol/L)和经典型 PKU(≥1 200μmol/L)。还可以根据血 Phe 浓度对 BH4 的反应分为 BH4 反应型及 BH4 无反应型 PAH 缺乏症。

三、实验室与辅助检查

1. **血苯丙氨酸及酪氨酸测定** 同时检测血 Phe 及 Tyr 浓度,血 Phe 浓度>120μmol/L 及 Phe/Tyr>2.0 诊断为 HPA。

2. **尿蝶呤谱分析和红细胞 DHPR 活性测定** 是鉴别 PKU 和 BH4D 的重要方法之一。

3. **BH4 负荷试验** 是 BH4D 的辅助诊断方法及 BH4 反应型 PKU 的判断方法,需在留取尿蝶呤标本后进行。

4. **头颅 MRI 检查** 未经治疗或疗效不良的患儿可有脑萎缩及脑白质的异常,髓鞘发育不良和/或脱髓鞘病变,脑白质空泡变性及血管性水肿。

5. **脑电图检查** 未经治疗的患者常伴有脑电图异常,可表现为节律紊乱、棘波等。

6. **基因诊断** 是 HPA 确诊方法,建议常规进行 *PAH* 基因及 BH4D 相关基因检测。

四、诊断

1. **新生儿筛查** 采集出生后 72h(哺乳 6~8 次以上)的新生儿足跟血,测定血 Phe 及 Tyr 浓度。血 Phe 浓度>120μmoL/L,或同时伴有 Phe/Tyr>2.0 为阳性,需召回,复查仍阳性则需进行鉴别诊断。

2. **经典型 PAH 缺乏症** 主要表现为头发黄,皮肤白,汗液和尿液鼠尿味以及精神运动发育落后。血 Phe 浓度以及 Phe/Tyr 升高,并进行尿蝶呤谱分析、血 DHPR 活性检测和基因检测排除四氢生物蝶呤缺乏症后即可诊断。

五、鉴别诊断

1. **暂时性 HPA** 早产儿因肝功能不成熟、可出现血 Phe 浓度一过性增高,但会随着患儿日龄的增长和原发病的好转,血 Phe 可降到正常范围。

2. **继发性 Phe 增高** 如酪氨酸血症、希特林蛋白缺乏症等。酪氨酸血症可有 Phe 和 Tyr 升高,但 Phe/Tyr 不高。希特林蛋白缺乏症除 Phe 外还有瓜氨酸、酪氨酸、蛋氨酸、精氨酸等水平升高,Phe/Tyr 不高。

3. **四氢生物蝶呤缺乏症** 所有诊断 HPA 者,应及时检测尿蝶呤谱分析、DHPR 活性,或联合 BH4 负荷试验和基因检测来进行鉴别诊断,以便最终确诊是 PKU 还是 BH4D。

六、治疗

正常蛋白质摄入情况下,血 Phe 浓度≥360μmoL/L 患者均需给予低 Phe 饮食治疗。轻度 HPA 可暂不治疗,需定期检测血 Phe 浓度,如血 Phe 浓度持续 2 次≥360μmoL/L,应给予治疗。各年龄段血 Phe 浓度控制的理想范围:1 岁以下 120~240μmoL/L,1~12 岁 120~360μmoL/L,12 岁以上控制在 120~600μmoL/L 为宜。

1. **饮食治疗** 低苯丙氨酸饮食治疗是目前 PKU 的主要治疗方法。根据相应年龄段儿童每日蛋白质需要量、血 Phe 浓度、Phe 的耐受量、饮食嗜好等调整饮食方案。

2. **BH4 治疗** 对 BH4 反应型 PKU 患儿,口服 BH4 5~20mg/(kg·d),分 2 次,可提高患儿对 Phe 的耐受量,改善生活质量及营养状况。

3. **心理指导** 由于神经心理行为异常发生率高,尤其是焦虑、抑郁、注意力缺陷、多动症等,因此对于新诊断的 PKU 患儿家长需进行 PKU 基础知识的宣教,做好患儿的心理辅导工作。

七、预后

新生儿筛查发现的 PKU,经过及时正规的治疗,绝大多数可获得正常的发育,与同龄人一样就学就业。如果出现症状后开始治疗,多数患儿会遗留不可逆的脑损伤。

八、最新进展

目前酶替代疗法正在进行临床试验并取得进展,苯丙氨酸裂解酶可将苯丙氨酸转化为反式肉桂酸和氨。其他的治疗手段,如肝细胞移植和基因治疗还处于动物实验阶段。

(张亚男)

第二节　枫 糖 尿 症

枫糖尿症(maple syrup urine disease,MSUD)也称支链酮酸尿症,是一种影响支链氨基酸代谢的常染色体隐性遗传病,它是由支链 α-酮酸脱氢酶复合物(branched-chain alpha-ketoacid dehydrogenase complex,BCKDC)缺陷,导致亮氨酸、异亮氨酸、缬氨酸代谢受阻,从而引起一系列神经系统损伤。临床特征为发作性或慢性神经系统损伤及尿有枫糖浆气味。

一、病因与流行病学

MSUD 是由于 BCKDC 的功能缺陷导致支链氨基酸及其相应的酮酸衍生物在组织和血浆内蓄积,干扰脑的氨基酸转运、脑苷脂合成及髓鞘形成,继而出现一系列的神经系统损害。BCKDC 由 4 种亚基组成,其编码基因分别为 *BCKDHA*、*BCKDHB*、*DBT* 及 *DLD*,上述基因发生突变均可导致 MSUD。BCKDC 还与 BCKDC 磷酸酶和 BCKDC 激酶有关,通过可逆的磷酸化和去磷酸化控制 BCKDC 的活性。

新生儿筛查资料显示,MSUD 患病率国外为 1/500 000~1/177 978,我国为 1/139 000。在近亲结婚群体中发病率更高。

二、临床特征

根据发病年龄、临床症状的严重程度及残留的酶活性分为以下 5 型。

1. **经典型**　最常见,通常在新生儿期发病,残留的酶活性<3%。出生后 12~24h 即可出现血支链氨基酸升高,耵聍中有枫糖浆气味。2~3d 出现易激惹、喂养困难、呕吐和嗜睡。4~6d 出现严重的代谢紊乱和脑病症状,表现为哺乳困难、拒食、呼吸暂停、惊厥和反射性的"击剑"或"蹬车"样刻板动作等。7~10d 出现脑水肿、昏迷和中枢呼吸衰竭,若不及时治疗,大多数的患儿在出生后数日死于严重的代谢紊乱。

2. **中间型**　在任何年龄阶段均可发病。残留的酶活性为 3%~30%。症状较经典型轻,以急性神经系统症状和不同程度的发育迟缓为特征。应激情况下可以出现严重的代谢紊乱。

3. **间歇型**　任何年龄可发病,残留的酶活性为 5%~20%。一般生长和发育正常,在应激发作时,可表现出酮症酸中毒和神经系统症状。

4. **硫胺素反应型**　残留的酶活性为 30%~40%,其临床表现与中间型 MSUD 类似。用维生素 B$_1$(硫胺素)治疗后可以明显改善临床表现和生化指标。

5. **脂酰胺脱氢酶缺陷型**　很罕见,通常在新生儿期发病。临床特征类似于中间型,常伴有严重的乳酸血症。

三、实验室与辅助检查

1. **生化检测** 可出现代谢性酸中毒和阴离子间隙升高,部分患儿在急性期可有尿酮体阳性、低血糖、血清钠及渗透压减低。

2. **血浆氨基酸谱分析** 氨基酸分析仪可检测血浆亮氨酸、异亮氨酸、别异亮氨酸及缬氨酸浓度增高。异亮氨酸及别异亮氨酸(异亮氨酸的立体异构体)增高是诊断的金标准。

3. **尿支链 α-酮酸测定** 采用气相色谱-质谱技术,尿中 2-酮异己酸、2-酮-3-甲基戊酸、2-酮异戊酸增加。

4. **BCKDC 酶活性测定** 采用外周血白细胞、培养的皮肤成纤维细胞、羊水细胞等进行酶活性测定,因方法烦琐,临床上较少开展。

5. **基因分析** 对于临床诊断 MUSD 患者,行 *BCKDHA*、*BCKDHB*、*DBT* 及 *DLD* 基因检测。

6. **脑部检查** 智力检查水平降低,脑电图检查可见异常脑波形,脑 CT 或 MRI 检查可发现急性代谢紊乱所致脑水肿等。

7. **维生素 B_1 负荷试验** 所有患者均应进行维生素 B_1 负荷试验,大剂量维生素 B_1 200~300mg/d 或 10mg/(kg·d),同时低蛋白饮食治疗至少 3 周,血亮氨酸及缬氨酸水平下降30%以上,临床症状改善,判断为维生素 B_1 有效型,需终身大剂量维生素 B_1 口服治疗。

四、诊断

根据神经系统症状和尿枫糖气味等临床表现,血支链氨基酸增高,尿支链 α-酮酸增多,尤其是血异亮氨酸>5μmol/L 或者别异亮氨酸升高即可临床诊断为 MSUD。基因检测可确诊。

五、鉴别诊断

与导致新生儿脑病的相关疾病进行鉴别,如新生儿窒息、低血糖、脑膜炎、脑炎、尿素循环障碍、甘氨酸脑病和 β-酮硫解酶缺乏症等。尿中有枫糖浆气味及实验室检查有助于鉴别。

六、治疗

MSUD 的治疗原则包括积极纠正急性代谢紊乱和通过饮食治疗促进正常生长发育。

(一) 急性期治疗

1. **去除诱因,减少毒性代谢产物的堆积** 去除应激因素,行腹膜透析或血液透析,以便快速降低血浆亮氨酸浓度。通常 2~4d 内血浆亮氨酸水平应降至 400μmol/L 以下。

2. **保证热量,抑制蛋白质分解** 通过输注葡萄糖、脂肪乳以及联合肠内营养达到总的热量目标。需提供的总热量为根据体重或体表面积校正的能量需求估计值的至少 1.25 倍。通常建议停止摄入蛋白质 24~48h。

3. **补充异亮氨酸和缬氨酸** 24~48h 后应逐渐增加天然蛋白质摄入量,每日补充异亮氨酸和缬氨酸各 80~120mg/kg,谷氨酰胺和丙氨酸分别为 250mg/kg,使血浆中异亮氨酸和缬氨酸的浓度维持在 400~600μmol/L。

4. **防治脑水肿** 一般不用低渗液体以避免渗透压波动。如出现低钠性脑水肿可利用高渗盐水、甘露醇和呋塞米进行治疗。

（二）慢性期治疗

1. **饮食治疗** 限制支链氨基酸的摄入，提供足够的热量和液体以维持代谢平衡，补充缬氨酸和异亮氨酸以促进合成代谢。饮食限制需终身维持。为获得良好的智力结局，≤5岁的患儿血浆亮氨酸浓度应维持在75~200μmol/L，而>5岁的患者则应维持在75~300μmol/L。

2. **维生素 B$_1$ 治疗** 对于硫胺素反应型 MSUD 患者，长期给予维生素 B$_1$ 200~300mg/d 或 10mg/(kg·d)。

3. **肝移植** 约10%的 BCKDC 酶活性在肝脏中表达，肝移植已用于治疗经典型 MSUD。肝移植的指征包括代谢控制不良和生活质量较差，表现为明显的精神运动异常以及频繁的急性代谢性失代偿。移植后，BCKDC 的活性与轻型 MSUD 患者相似，患者不再需要饮食限制。

七、预后

MSUD 患者及时治疗结局较好。MSUD 患者有成功妊娠的病例报告。

（李　杰）

第三节　四氢生物蝶呤缺乏症

四氢生物蝶呤缺乏症（BH4D）为一组由于芳香族氨基酸羟化酶的辅酶——四氢生物喋呤的合成或代谢途径中酶缺陷导致的芳香族氨基酸代谢障碍、神经递质合成受阻，出现高苯丙氨酸血症和神经系统损害。大多数需要补充所缺的神经递质联合 BH4 或低苯丙氨酸饮食治疗。

一、病因和流行病学

BH4 是苯丙氨酸、酪氨酸、色氨酸羟化酶的辅酶。BH4 代谢途径中任何一种酶缺乏均可导致 BH4 生成不足或完全缺乏，不仅阻碍苯丙氨酸代谢，出现类似苯丙酮尿症的症状；还降低了其他芳香族氨基酸羟化酶的活性，导致神经递质前体左旋多巴和5-羟色氨酸生成受阻，使患者出现神经系统损害，其临床症状比苯丙酮尿症更严重，预后更差。主要包括以下五种酶缺陷：6-丙酮酰四氢蝶呤合成酶（6-pyruvoyl tetrahydropterin synthase，PTPS）缺乏、二氢蝶啶还原酶（dihydropteridine reductase，DHPR）缺乏，鸟苷三磷酸环水解酶（guanosine triphosphate cyclohydrolase，GTPCH）缺乏、蝶呤-4α-二甲醇胺脱水酶（pterin-4α-carbinolamine dehydratase，PCD）缺乏及墨蝶呤还原酶（sepiapterin reductase，SR）缺乏，其中以 PTPS 和 DHPR 缺乏最常见。

BH4D 在我国的南方地区发病率高于北方，南方 BH4D 约占高苯丙氨酸血症的29%，北方占6%~7%，中部地区约占14%。

二、临床特征

BH4D 患儿在出生后1~3个月出现类似 PKU 的临床症状外，还表现为多巴胺缺乏症状，如运动障碍、肌张力低、嗜睡、眼震、吞咽困难等；5-羟色胺缺乏相关症状，如反应迟钝、抑郁、失眠等;去甲肾上腺素缺乏相关症状,如躯干肌张力低、眼睑下垂、小脑发育障碍等;其他症状包括顽固性抽搐、反复发热,发育落后等。

PTPSD 分为 3 型,即经典型、外周型和暂时型。经典型患者脑脊液中神经递质代谢产物水平下降,表现严重的神经系统症状;外周型患者 PTPS 轻度缺乏,脑脊液中神经递质代谢产物水平大多正常,患者仅表现为高苯丙氨酸血症,无其他神经系统症状;暂时型为 PTPS 成熟延迟所致,随着酶的完全成熟,临床表现逐渐消失。

DHPR 缺乏者除了与 PTPS 缺乏相似的症状外,还存在免疫力低下,易感染。常染色体显性遗传的 GTPCH 缺乏则主要表现为多巴胺缺乏的肌张力障碍,并有晨轻暮重的现象。

三、实验室与辅助检查

1. **血苯丙氨酸及酪氨酸测定** 大部分 BH4 患者都存在 HPA,但常染色体显性遗传 GTPCHD、DHPRD 和 SRD 患者血 Phe 可正常。

2. **尿蝶呤谱分析** 测定新蝶呤(neopterin,N)、生物蝶呤(biopterin,B)浓度,并计算生物蝶呤比例(B%)[B/(B+N)×100%]。

3. **红细胞 DHPR 活性测定** 测定干滤纸血片中红细胞的 DHPR 活性,是 DHPR 缺乏症的确诊方法。

4. **BH4 负荷试验** 为 BH4D 分型的辅助诊断方法。

5. **基因诊断** 是 HPA 病因的确诊方法,建议常规进行,应包括 *PAH* 基因和 BH4D 相关基因。

6. **头颅影像学和脑电图检查** 有助于评价患儿脑损伤的程度。

四、诊断

BH4D 患儿早期除血 Phe 增高外,无明显临床表现,易被误诊为 PKU。给予低 Phe 奶粉治疗后,患儿血 Phe 浓度虽很快下降,但神经系统损害症状却逐渐出现,表现为肌张力异常和发育落后等。因此对所有诊断 HPA 者,应及时进行鉴别诊断。

1. **PTPS 缺乏症** 出生体重低,尿新蝶呤明显增加,生物蝶呤降低,B%<10%;BH4 负荷试验血 Phe 浓度在服用 BH4 4~6h 后下降至正常;*PTS* 基因检测到变异可诊断。

2. **DHPR 缺乏症** 尿生物蝶呤多明显增高,红细胞 DHPR 活性极低,*QDPR* 基因检查到变异可诊断。

3. **GTPCH 缺乏症** 尿新蝶呤、生物蝶呤均极低,B% 正常。常染色体显性遗传性 GTPCH 缺乏所致多巴胺反应性肌张力低下症主要表现为多巴胺递质缺乏,而无 5-羟色胺递质缺乏症状及高苯丙氨酸血症。*GCH1* 基因检测到变异可诊断。

五、鉴别诊断

同 PKU。

六、治疗

诊断明确后可按不同病因尽早给予 BH4 或低 Phe 特殊饮食及神经递质前体治疗,提倡终身治疗。

1. **BH4 或特殊饮食治疗** PTPS 缺乏症、GTPCH 缺乏症及 PCD 缺乏症患者在正常饮食下,需补充 BH4 1~5mg/(kg·d),分 2 次口服,使血 Phe 控制到正常水平。DHPR 缺乏症及 BH4 治疗困难的患儿采用低 Phe 饮食,使血 Phe 浓度控制在 120~240μmol/L。

2. **神经递质前体治疗** 轻型 PTPS 缺乏症可不服用神经递质前体。左旋多巴、5-羟色氨酸宜从 1mg/(kg·d)开始,每周递增 1mg/(kg·d)(表 5-1)。此外,DHPR 缺乏症患儿易合并继发性脑叶酸缺乏症,需补充四氢叶酸 5~20mg/d。

表 5-1 各年龄段患儿神经递质前体治疗剂量 [单位:mg/(kg·d)]

药物	新生儿期	<1~2 岁	>1~2 岁
左旋多巴	1~3	4~7	8~15
5-羟色胺	1~2	3~5	6~9

七、预后

通过新生儿筛查,患儿得到早期诊断,早期治疗,避免神经系统损害和智力障碍发生。但也有患者在新生儿早期治疗后仍有严重神经系统损害。

八、最新进展

左旋多巴、5-羟色氨酸、BH4 治疗效果不佳,单胺氧化酶抑制剂、褪黑素、多巴胺激动剂、抗胆碱能药物或者盐酸哌甲酯可能有助于改善症状。

(张亚男)

第四节 原发性酪氨酸血症

某些获得性和遗传性病因可引起酪氨酸分解代谢异常,导致血酪氨酸升高。原发性酪氨酸血症(hereditary tyrosinemia,HT)是由于遗传因素导致参与酪氨酸分解代谢的酶的缺陷,使酪氨酸不能分解,导致血酪氨酸明显升高,进而导致一系列临床症状的疾病。根据缺陷酶的不同,HT 分为 3 型。其中,由于延胡索酰乙酰乙酸水解酶(fumarylacetoacetate hydrolase,FAH)缺陷导致的Ⅰ型 HT(HT-Ⅰ),又称肝-肾型酪氨酸血症,临床相对其他两型常见,本章重点介绍 HT-Ⅰ。

一、病因与流行病学

HT 为常染色体隐性遗传病,Ⅰ型由 *FAH* 基因突变导致延胡索酰乙酰乙酸不能分解为延胡索酸及乙酰乙酸,延胡索酰乙酰乙酸及马来酰乙酰乙酸堆积(图 5-1),其衍生物可引起神经轴突变性、脱髓鞘改变,诱发癌变及导致细胞损伤。

世界不同地区 HT 发病率报道差异巨大。我国只有少数病例报道。童凡等回顾性分析 2013~2018 年间接受筛查的 2 188 784 名新生儿,最终基因检测确诊的 HT 共 3 例,表明此病在中国南方人群中罕见。

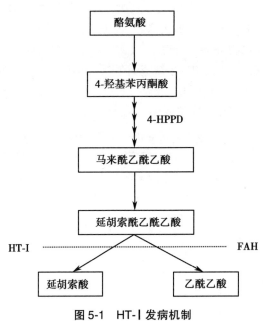

图 5-1 HT-Ⅰ发病机制

⋯ 表示 FAH 缺陷致延胡索酰乙酰乙酸转化受阻。

二、临床特征

HT-Ⅰ病情重,病死率高,按起病年龄可分为 3 型。急性型(2 个月以内起病)最多见,主要临床表现为急性肝功能衰竭,可见肝大、黄疸、贫血、出血倾向、厌食、嗜睡、呕吐、腹胀及生长迟缓,患儿可有"煮白菜"或"烂蘑菇"的特征性气味,未及时诊治的患儿多于起病数周或数月内死于肝功能衰竭。亚急性型发病年龄在 2~6 月龄,慢性型在 6 个月至 2 岁发病,除肝功能损伤外,可伴有肾小管及神经系统损害。肾小管损伤可有氨基酸尿、肾性糖尿、低磷性佝偻病,神经系统症状为易激惹、嗜睡、角弓反张伴剧烈疼痛等。慢性患儿在肝硬化基础上,发生肝细胞癌的概率高达 17%~37%。

三、实验室与辅助检查

1. **常规实验室检查** 血常规可见贫血、血小板减少。尿常规可见糖尿、蛋白尿等,24h 尿磷排泄增加。肝功能可见胆红素、转氨酶及碱性磷酸酶升高。电解质常见低磷血症。凝血功能检测常见显著凝血功能障碍,凝血因子Ⅱ、Ⅶ、Ⅸ、Ⅺ和Ⅻ降低等。

2. **血串联质谱及尿色谱质谱** 可见酪氨酸及琥珀酰丙酮升高。新生儿早期酪氨酸也可不高,但琥珀酰丙酮 100% 升高。尿琥珀酰丙酮及 4-羟基苯复合物升高。

3. **影像学检查** 肝脏超声可见肝大、回声不均等表现,CT 或 MRI 有助于发现早期肝癌。头颅 MRI 可见脱髓鞘改变。有低磷佝偻病者可行 X 线片检查。

4. **酶学检测** 淋巴细胞、皮肤成纤维细胞或肝肾组织 FAH 活性降低可协助诊断。但检测方法复杂,临床开展困难。

5. **基因检测** *FAH* 基因检测可确诊。

四、诊断

有肝功能损害,尤其与转氨酶及胆红素升高程度不一致的凝血功能障碍,伴或不伴肾小管功能及神经系统损伤临床表现,结合血酪氨酸及琥珀酰丙酮升高可临床诊断。*FAH* 基因检测可确诊。

五、鉴别诊断

1. **Citrin 缺乏致新生儿肝内胆汁淤积症** 此病为 *SLC25A13* 基因突变导致的常染色体隐性遗传病,以黄疸、肝功能损伤为主要表现,但结合胆红素、总胆汁酸及 γ 谷氨酰转肽酶等淤胆指标及血瓜氨酸高,患儿喜食高蛋白、高脂食物,而厌食碳水化合物等可鉴别。

2. **原发性低磷佝偻病** 需要与有低磷佝偻病表现的慢性 HT-Ⅰ 患者鉴别。本病无肝功能损伤及神经系统功能障碍,血尿代谢筛查无特定代谢产物升高,基因检测可鉴别。

3. **肝豆状核变性** *ATP7B* 基因突变导致的常染色体隐性遗传病。此病患者肝功能损伤多出现较晚,血铜蓝蛋白降低为相对特异性表现,不伴血酪氨酸及琥珀酰丙酮升高,基因检测等可鉴别。

六、治疗

1. **饮食治疗** 适当限制蛋白摄入,低苯丙氨酸和低酪氨酸饮食可降低酪氨酸水平,减少毒性代谢产物堆积。应定期复查血酪氨酸水平,调整蛋白摄入量,并适当补充多种维生素及矿物质。

2. **4-羟基苯丙酮酸双加氧酶(4-HPPD)抑制剂** 尼替西农可抑制 4-羟基苯丙酮酸向下游转化,减少毒性代谢产物堆积,为 HT-Ⅰ 特效药。早期应用可避免肝功能衰竭、肾脏损伤、神经危象,降低肝癌风险。

3. **肝移植** 饮食控制及尼替西农保守治疗失败,或已出现肝癌的患者,需进行肝移植。

七、预后

未经治疗的急性 HT-Ⅰ 患儿,多在 1 岁内死于肝功能衰竭,未经治疗的亚急性及慢性 HT-Ⅰ 患儿多在 10 岁内死亡。生后 1 个月内起始尼替西农及饮食治疗,可显著改善预后。

八、最新进展

有动物研究通过 CRISPR-Cas9 技术,纠正活体成年小鼠 *FAH* 基因缺陷,使小鼠得以存活,基因编辑可能为 HT-Ⅰ 的治疗带来突破。

(皮亚雷)

第五节 同型半胱氨酸血症

同型半胱氨酸血症是指各种原因导致同型半胱氨酸代谢受阻,体内同型半胱氨酸异常堆积的一类疾病。经典型同型半胱氨酸血症特指基因缺陷导致胱硫醚 β-合成酶

（cystathionine β-synthase，CBS）缺乏引发的主要累及眼睛、骨骼、中枢神经、血管的同型半胱氨酸血症，属于常染色体隐性遗传性疾病。本节主要讲述经典型同型半胱氨酸血症。

一、病因与流行病学

同型半胱氨酸血症病因复杂，分遗传性及获得性两种。遗传性可由 CBS 缺乏（经典型）、亚甲基四氢叶酸还原酶缺乏及钴胺素合成障碍引起。获得性可由生活方式、基础疾病（糖尿病、脑卒中等）及药物等因素导致。经典型同型半胱氨酸血症发病率在活产新生儿中仅 1/300 000~1/200 000，属罕见病。

二、临床特征

经典型同型半胱氨酸血症患者的临床表现不一，从无症状到多系统受累均可见到。主要累及眼睛、骨骼、中枢神经、血管。多数患者出生时无异常，婴儿期以发育迟缓、抽搐等非特异性症状为主，直到 3 岁以后因眼部症状而获得诊断。

1. **眼睛**　晶状体脱位是本病的眼部标志，可导致严重近视，在眼部或头部活动时可见特殊的虹膜颤动。随着病情进展，出现散光、青光眼、白内障、视网膜脱离或视神经萎缩等表现。

2. **骨骼**　马凡综合征样体型、骨质疏松、骨折，骨骼畸形如漏斗胸、弓形足、膝外翻和脊柱侧弯。

3. **中枢神经系统**　进展性智力障碍、惊厥、步态不稳，一些患者出现精神行为异常，甚至精神分裂症。

4. **血管**　血栓栓塞是发病和早期死亡的主要原因，以静脉血栓形成最常见，可发生于各个年龄段，可累及各类血管，尤其是脑血管。同型半胱氨酸血症可改变血管壁及增加血小板黏附性，可以出现视神经萎缩、瘫痪、肺心病及肾性高血压。

三、实验室与辅助检查

1. **氨基酸测定**　典型表现为血尿同型半胱氨酸、蛋氨酸升高，胱氨酸降低甚至测不出。因这些氨基酸在尿液中不稳定，需采集新鲜尿液进行检测。

2. **酶活性测定**　产前可经羊水穿刺采集羊膜腔细胞或绒毛，出生后可通过肝组织活检采集肝细胞检测 CBS 酶活性下降。

3. **基因检测**　可确定存在 *CBS* 基因的突变。

四、诊断

诊断需结合临床和实验室检查综合分析判断。生长发育迟缓、精神神经异常及血栓栓塞的患者，结合血尿同型半胱氨酸升高，血蛋氨酸升高、血胱氨酸降低，CBS 酶活性降低及编码 CBS 的基因缺陷可以确诊经典型同型半胱氨酸血症。不能确诊病例应长期随诊。

五、鉴别诊断

中枢神经异常、血栓栓塞及血同型半胱氨酸的升高是各种同型半胱氨酸血症共同特点。不同类型患者又有各自不同的特点可以帮助鉴别。

1. **发病年龄**　经典型多出生正常,3岁后诊断;钴胺素、叶酸遗传代谢障碍者多婴儿期发病。

2. **临床表现**　经典型有晶状体脱位和骨骼改变;遗传性钴胺素代谢障碍常存在巨幼细胞性贫血。

3. **家族史**　各种遗传性患者都有同型半胱氨酸血症家族史,而遗传性钴胺素代谢障碍者常有甲基丙二酸血症家族史。

4. **实验室检查**　经典型可有胱氨酸降低甚至测不出、蛋氨酸水平增高;钴胺素、叶酸遗传代谢障碍者蛋氨酸水平降低。

5. **基因检测**　对各种遗传性同型半胱氨酸血症有确诊价值。

六、治疗

治疗目标是控制血清总同型半胱氨酸水平($<50\mu mol/L$),促进正常生长发育、预防延缓并发症的发生与进展。根据患者对维生素B_6治疗的反应不同,可分为有反应型和无反应型。

1. **维生素B_6**　约50%患者对维生素B_6治疗有反应,推荐长期治疗的剂量为达到生化目标的最低剂量,对于许多患者,小于200mg/d的维生素B_6即可实现生化达标。最高剂量10mg/(kg·d),不超过500mg/d。

2. **叶酸、维生素B_{12}**　本病患者常有叶酸、维生素B_{12}缺乏。建议常规加用叶酸口服(1~5mg/d),并根据血维生素B_{12}浓度补充维生素B_{12},剂量为1mg/d至1mg/周。

3. **饮食疗法**　除非维生素B_6治疗已经达到生化目标,本病患者必须给予饮食治疗。严格限制蛋氨酸摄入并补充胱氨酸,同时咨询营养师保证患儿营养摄入。

4. **甜菜碱**　甜菜碱(三甲基甘氨酸)通过提供甲基给同型半胱氨酸生成蛋氨酸,降低血清同型半胱氨酸水平。成人6~9g/d,儿童150~250mg/(kg·d)。

七、预后

经典型同型半胱氨酸血症如能在症状出现之前得以确诊并开始治疗,绝大多数可以实现正常生长发育。如果在发病后开始治疗,可能遗留不可逆性脑损害,出现智力、运动发育落后、癫痫等。

（张松筠）

第六章　尿素循环障碍

第一节　瓜氨酸血症

瓜氨酸血症是一种常染色体隐性遗传的尿素循环障碍性疾病。主要是由于精氨酸琥珀酸合成酶缺陷使血氨不能合成尿素,形成以高氨血症为特征的一种遗传代谢性疾病。瓜氨酸血症根据精氨酸琥珀酸合成酶(arginine succinate synthase,ASS)异常情况分为Ⅰ型和Ⅱ型,其中Ⅰ型最普遍。瓜氨酸血症Ⅱ型又分为两型:成人型(adult onset citrullinemia type Ⅱ,CTLN2)和新生儿型(neonatal intrahepatic cholestasis caused by citrin deficiency,NICCD),后者又被称为新生儿肝内胆汁淤积症。二者为 Citrin 蛋白缺乏症在不同年龄的不同表型。患者临床症状与分型有关,可表现为神经系统症状和肝脏方面的症状。

一、病因和流行病学

瓜氨酸血症Ⅰ型是由于精氨酸琥珀酸合成酶基因突变所致,其突变使精氨酸琥珀酸合成酶功能缺陷,导致氨在体内蓄积,出现高氨血症,瓜氨酸及其他尿素循环的副产物在血液、尿液及脑脊液中蓄积,引起一系列的毒性损害,造成惊厥甚至昏迷,严重时导致脑水肿危及生命。

瓜氨酸血症Ⅱ型是由于编码希特林蛋白(Citrin)的 SLC25A13 基因突变引起,其突变引起尿素循环及还原型烟酰胺腺嘌呤二核苷酸(NADH)的转运障碍和相关代谢紊乱,导致由线粒体转运到胞质的天冬氨酸减少甚至缺乏,尿素循环障碍,瓜氨酸在体内聚积;同时由于胞质内 NADH 水平增高,可引发多种代谢紊乱如抑制糖异生、糖酵解,干扰核酸及蛋白质合成,抑制脂肪酸氧化、促进脂肪合成。

瓜氨酸血症极为罕见,多发于东亚地区,日本报道较多,其他国家偶见报道,近年来我国也有报道。瓜氨酸血症Ⅰ型发病率约为 1/7 000。在日本瓜氨酸血症Ⅱ型的发病率为 1/230 000~1/100 000。

二、临床特征

1. **瓜氨酸血症Ⅰ型**　多在新生儿期发病,临床表现无特异性。多数新生儿出生时表现正常,但在进食蛋白质饮食后逐渐出现拒乳、呕吐、呼吸急促、过度换气、体温不升、喂养困难、精神萎靡、嗜睡、昏睡等,容易与败血症等疾病相混淆,而且由于高氨血症脑病进展迅速,可在短期内出现惊厥、意识障碍,死亡率极高。

2. **Citrin 蛋白功能障碍**　导致两种不同的临床表型,与年龄有关。新生儿型(NICCD)多于生后 2~5 个月内出现胆汁淤积性黄疸,肝功能异常;同时可伴有生长发育落后、低蛋白血症、凝血功能低下、溶血性贫血、低血糖等。大多数 NICCD 患儿在生后 6 个月至 1 岁左右症状可自然缓解或经过饮食结构调整和药物治疗缓解,其中少部分的 NICCD 患者在青春期以后发展为 CTLN2。成人型(CTLN2)多是在成人发病,也可见于年长儿。常于一定诱因后发病,如摄入大量甜食或蛋白质、饮酒、感染或服用某些药物等,表现为反复发作的高氨血症及相关神经精神症状,急性发作时可出现昏迷、猝死。患者多有偏爱富含蛋白质和脂类的食物如豆类、花生等,而厌食碳水化合物的饮食倾向。

三、实验室与辅助检查

1. **常规检测** 肝功能异常;血氨水平增高;血生化:低血糖、高脂血症、半乳糖血症;凝血功能异常等。

2. **头颅 MRI** 对评价高氨血症的脑损伤程度及预后有一定价值。

3. **血串联质谱分析** 瓜氨酸、酪氨酸、苏氨酸、蛋氨酸和精氨酸水平增高,部分患者仅有瓜氨酸水平增高,可伴有多种酰基肉碱增高。

4. **尿气相质谱分析** 半乳糖、半乳糖醇、半乳糖酸和 4-羟基苯乳酸、4-羟基苯丙酮酸增高。

5. **酶学分析** 精氨酰琥珀酸合成酶活性缺乏或低下可确诊。

6. **基因检测** 检测到 *ASS1* 等位基因或 *SLC25A13* 等位基因突变可确诊。

7. **Citrin 蛋白表达水平** 患者肝组织中 Citrin 蛋白水平降低。

四、诊断

1. **瓜氨酸血症Ⅰ型诊断** 患者可有家族史,出现哺乳困难、呕吐、惊厥、四肢强直、意识障碍等异常表现时应高度怀疑本病,血串联质谱分析和尿气相质谱分析可出现异常,酶学分析和基因检测可确诊。

2. **瓜氨酸血症Ⅱ型的诊断** 缺乏特异性的生化或临床诊断标准,确诊需要进行 *SLC25A13* 基因分析。

五、鉴别诊断

1. **进行性家族性肝内胆汁淤积症** 为常染色体隐性遗传病,患儿出现间歇性反复发作的黄疸与瘙痒,并有严重吸收不良与腹泻、佝偻病、生长发育迟缓、肝脾大、出血等。该病一般不会有氨基酸异常,确诊需进行基因分析。

2. **尿素循环其他酶缺乏** 亦可导致高氨血症,但血、尿氨基酸分析均有相应的特征性改变,基因检测可确诊。

六、治疗

1. **瓜氨酸血症Ⅰ型治疗** 同高氨血症治疗。

2. **NICCD 的治疗** 以调整饮食治疗为主,需注意脂溶性维生素的补充,同时应给予无乳糖或富含中链脂肪酸的特殊奶粉。可应用利胆药物如熊去氧胆酸。

3. **CTLN2 的治疗**

(1)饮食治疗:由于患者肝脏 NADH 穿梭机制受损,不能有效地代谢碳水化合物,因此推荐低碳水化合物饮食。

(2)丙酮酸:丙酮酸可将细胞质内的 NADH 氧化为 NAD^+,为三羧酸循环的底物提供能量,同时还可以改善 Citrin 缺乏所导致的氧化应激。有研究报道口服丙酮酸钠可减少患者高氨血症发作,并可延缓肝损伤的进展。

(3)脑病发作时治疗:由于 CTLN2 的代谢特点,治疗肝性脑病的常规方法,如高糖、低蛋白饮食以及输注富含高糖的液体等不适合 CTLN2 患者。精氨酸可通过改善线粒体尿素循环酶的活性而降低血氨水平,可给予补充。

(4)肝脏移植:是目前公认的最有效的治疗方法。

七、预后

预后取决于分型、发现早晚及长期坚持治疗的情况,但总的来说该病预后差,病死率较高。早期治疗有助于改善预后;大部分 NICCD 患者预后良好,个别患者预后不良,极少数患者无需治疗症状也能逐渐缓解。

八、最新进展

CTLN2 的治疗进展:代谢紊乱小鼠模型试验发现,利用脂质纳米颗粒封装的信使 RNA 疗法有潜力治疗瓜氨酸血症,封装在脂质纳米颗粒中的 mRNA 可以通过静脉给药成功递送到肝脏,从而产生所需的酶使代谢异常降低或正常化。

（王　炜）

第二节　高鸟氨酸血症-高氨血症-同型瓜氨酸尿症

高鸟氨酸血症-高氨血症-同型瓜氨酸尿症(Hyperornithinaemia-hyperammonaemia-homocitrullinuria syndrome,HHHS)是一种罕见的尿素循环障碍性疾病,为常染色体隐性遗传。是由于鸟氨酸转移蛋白1(ornithine transporter 1,ORNT1)缺乏引起尿素循环功能障碍而导致血浆中鸟氨酸、氨和瓜氨酸浓度升高,出现一系列临床症状。

一、病因和流行病学

HHHS 是由位于 13q14 染色体上编码线粒体鸟氨酸转运蛋白 1(ORNT1)的 *SLC25A15*(603861)基因突变引起的。ORTN1 蛋白功能缺陷时细胞质中的鸟氨酸不能被转运到线粒体参与下一次尿素循环,导致血中鸟氨酸含量升高,而线粒体内鸟氨酸减少,引起氨甲酰磷酸增多,后者可以与赖氨酸结合生成同型瓜氨酸;同时尿素循环受阻导致血氨增高。因此 HHHS 患者血中会出现鸟氨酸、血氨及同型瓜氨酸同时持续增高。

HHHS 是尿素循环障碍性疾病中罕见的一种,仅占尿素循环障碍性疾病的 1%~3%。HHHS 发病率欧美约为 1/350 000,加拿大北部地区法裔人中发病率较高,其次是意大利人和日本人。国内目前尚无相应的流行病学资料。

二、临床特征

HHHS 是一种具有高度临床变异性的异质性疾病,以神经系统症状为主,其临床表现严重程度与 ORNT1 缺陷程度有关。

1. **早发型**　大约 12% 的患者在新生儿期发病。新生儿期发病的患者具有严重的临床表现,除此之外,没有证据表明发病年龄与疾病严重程度之间存在直接关系。患儿在出生后的最初 24~48h 内一般无明显症状,随后出现高氨血症的症状。

2. **晚发型**　大约88%的患者属于此型,其中 3 岁前发病者约占40%,儿童期发病者约占29%,成人期发病者约占19%。报道称成人存在此类疾病的病情较轻,在摄入富含蛋白质的食物后出现症状。HHHS 主要的临床表现有以下几个方面:①慢性神经认知缺陷:患者神经系统损害呈进行性加重,可见痉挛步态、共济失调、肌阵挛发作、精神运动迟缓、学习障碍、认知缺陷和癫痫发作等;②急性脑病:为高氨血症危象所致;③慢性肝功能障碍:可表现为肝脏增大,肝功能异常,轻度凝血功能障碍等。

三、实验室与辅助检查

1. **血氨测定**　患者血氨浓度可呈轻至中度升高。
2. **血浆氨基酸分析**　鸟氨酸浓度升高,可达 200~1 100μmol/L。谷氨酰胺、尿素循环中间产物和乳清酸浓度亦增加。
3. **尿氨基酸分析**　尿中同型瓜氨酸浓度明显升高,此为 HHHS 特征性改变;部分新生儿期发病者及蛋白质摄入受限者,同型瓜氨酸仅表现为轻度升高。
4. **尿有机酸分析**　尿中乳清酸、三羧酸循环组分(琥珀酸、柠檬酸、富马酸和 α-酮戊二酸)以及乳酸排泄增加。
5. **ORNT1 活性测定**　肝脏或皮肤成纤维细胞 ORNT1 活性减低,为正常对照的20%~25%。
6. **基因检测**　可发现 *SLC25A15* 基因纯合突变或复杂性杂合突变。

四、诊断

各个年龄的患者均缺乏特异性的症状和体征,需结合实验室检查结果诊断。ORNT1 酶活性以及 *SLC25A15* 基因检测是诊断的金标准。

五、鉴别诊断

1. **与引起尿素循环障碍的其他遗传代谢性疾病鉴别**　尿素循环障碍性疾病均可引起血氨增高,需通过血、尿氨基酸分析、尿有机酸分析等进行鉴别。
2. **鸟氨酸氨基转移酶(ornithine amino transferase,OAT)缺乏症**　除 HHHS 外,OAT缺乏症亦可引起血浆鸟氨酸浓度增高。但该病无神经系统病变、血氨和血谷氨酰胺处于正常水平,尿同型瓜氨酸和乳清酸阴性。

六、治疗

1. **急性高氨血症的治疗**　血浆氨浓度≥100μmol/L 应立即进行处理:①停止蛋白质摄入;②补液;③应用药物清除体内氨,同时要注意精氨酸的补充(精氨酸酶缺陷所致的高氨血症除外);④口服广谱抗生素,以抑制肠道细菌产生氨;⑤血液透析。
2. **长期管理**
(1)饮食控制:能量供给以糖类和脂肪为主,应限制蛋白质摄入,但也需注意适当补充其他必需氨基酸。

（2）促进氨旁路代谢：可采用氮清除剂（苯甲酸钠和苯乙酸钠）。

（3）补充肉碱。

七、预后

患者预后差异很大，若早期干预可以改善预后，达到正常寿命。

八、最新进展

HHHS患者出现锥体功能障碍可能与肌酸缺乏有关，线粒体功能障碍有可能与鸟氨酸和瓜氨酸引起氧化应激和干扰线粒体稳态方面的作用有关，而多胺代谢异常也有可能参与了HHHS的发病。基因突变类型与疾病严重程度之间的相关性仍需进一步研究来阐明。

（王　炜）

第三节　精氨酸酶缺乏症

精氨酸酶缺乏症（arginase deficiency）是尿素循环代谢障碍性疾病中较少见的一种，是由于肝脏精氨酸酶1缺陷引起的遗传代谢性疾病，为常染色体隐性遗传，表现为血中精氨酸水平增高。

一、病因和流行病学

精氨酸酶有两种亚型：精氨酸酶1和精氨酸酶2。精氨酸酶1主要存在于肝脏，为精氨酸酶的主要类型；精氨酸酶2主要存在于肾脏和前列腺，含量较少。精氨酸酶缺乏症是由于肝脏精氨酸酶1缺乏所导致的。精氨酸酶1是尿素循环过程中发挥作用的最后一个水解酶，它可以将精氨酸水解为鸟氨酸和尿素。精氨酸酶1由 ARG1 基因编码，该基因突变导致精氨酸酶1缺陷则不能将精氨酸水解为尿素和鸟氨酸，导致血和尿中精氨酸浓度增高可引起肝脏、神经系统和肾脏等损害。精氨酸是合成瓜氨酸的底物，在合成瓜氨酸的同时会产生一氧化氮，而一氧化氮具有细胞毒性，导致氧化损伤，使皮质脊髓束微结构改变。同时，精氨酸还可通过脱羧基、乙酰化、转氨基等作用生成一系列胍基化合物。研究发现精氨酸酶缺乏症患者血和脑脊液中胍基化合物水平升高可通过抑制 γ-氨基丁胺或引起脱髓鞘改变而导致惊厥的发生。与其他酶缺陷所致的尿素循环障碍相比，精氨酸酶缺乏症患者高氨血症较罕见或通常不严重，原因可能与精氨酸酶1的同分异构体精氨酸酶2的代偿作用有关。

目前我国尚无精氨酸酶缺乏症相关的流行病学调查报告，在日本该病的发病率约为1/350 000。美国约为1/1 000 000～1/300 000。

二、临床特征

精氨酸酶缺乏症患者通常在婴儿期后期至学龄前发病。患者临床表现复杂，个体差异较大。精氨酸酶缺乏症患者高氨血症较为少见或比较轻微，很少出现高氨血症性脑病及急性脑病危象。但部分患者也会因感染、禁食等应激状态或者高蛋白饮食导致严重的高氨血症，从而出现烦躁不安、嗜睡、拒食、呼吸困难、运动障碍、呕吐甚至昏迷等症状。新生儿发生高氨血症时一种常见的早期体征为中枢性过度通气,会导致呼吸性碱中毒。过度通气被认为是氨、谷氨酰胺和其他代谢产物蓄积引起的脑水肿所致。脑水肿不断加重还可能导致姿态异常和进展性脑病伴通气不足和呼吸骤停。大约50%的重度高氨血症患儿会发生癫痫发作。

进行性痉挛性瘫痪、认知和运动能力退化以及身材矮小是精氨酸酶缺乏症典型的临床表现。其中进行性神经系统损害是最主要的临床特点,病情严重者可于新生儿早期发病,生后数日出现惊厥,病死率高。婴儿期至学龄期发病的患者以智力运动障碍、惊厥、痉挛性瘫痪、共济失调为主要表现。

该病神经系统外的表现罕见,主要影响肝脏。轻度的肝脏损伤可表现为谷丙转氨酶、谷草转氨酶不同程度增高;肝内胆汁淤积可导致新生儿期黄疸、肝大、肝纤维化;肝功能受损严重者可致凝血功能异常、急性肝衰竭。

部分患儿可有脊柱的畸形,比如前弯或侧弯,这可能与肌肉的痉挛状态有关。

三、实验室与辅助检查

1. **常规检查** 血氨多数为轻度至中度升高,急性高氨血症少见,少数患者血氨正常。伴有肝功能受损时可出现转氨酶增高、凝血酶原时间延长。

2. **血氨基酸筛查** 精氨酸水平一般较正常升高3倍以上高度提示本病。精氨酸与鸟氨酸比值大于0.8亦提示本病。

3. **精氨酸酶活性检测** 是诊断该病的主要依据。精氨酸酶主要分布在肝脏,约占80%,其次为红细胞、白细胞等多种组织。精氨酸酶缺乏症时患者红细胞内精氨酸酶活性显著降低,多数小于正常人的1%。

4. **基因检测** 为确诊的主要依据,基因检测与精氨酸酶活性测定联合应用对确诊具有重要意义。

5. **尿液有机酸筛查** 患者尿液乳清酸水平可在发作期升高,但是病情稳定或低蛋白饮食状态下尿液乳清酸正常。

6. **脑脊液氨基酸检测** 脑脊液精氨酸水平可升高。

四、诊断

对于具有临床症状,如高氨血症表现、四肢进行性痉挛性瘫痪、认知运动功能落后、身材矮小患儿,或具有提示性家族史或新生儿筛查试验结果异常的患者,应测定血氨水平。血精氨酸水平增高大于正常3倍以上提示本病。红细胞精氨酸酶活性检测和*ARG1*基因检测是诊断本病的金标准。

五、鉴别诊断

1. **遗传性高氨血症的病因** 主要包括有机酸血症、脂肪酸氧化缺陷以及丙酮酸代谢障碍。有机酸血症患者通常存在代谢性酸中毒和/或酮症性低血糖。脂肪氧化缺陷可引起高氨血症,但受累儿童通常存在非酮症性低血糖,在婴儿期后期发病。在丙酮酸代谢障碍中,乳酸血症通常伴有血氨升高。

2. **非遗传性高氨血症的病因** 主要为重度脱水和肝衰竭。重度脱水患者血浆氨水平通常低于100~200μmol/L,补充血容量可恢复正常。肝衰竭患者通常在病程晚期出现高氨血症。

六、治疗

精氨酸酶缺乏症是尿素循环中治疗效果较差的一种类型,尚无有效的治疗方法,避免精氨酸摄入是治疗的关键。

1. **饮食疗法** 通过饮食治疗,尽量使患者精氨酸水平维持正常,可以减缓疾病发展,改善患者预后。低蛋白饮食,精氨酸摄入量应控制在400mg/d,但同时应注意适当补充不含精氨酸富含支链氨基酸的特殊氨基酸粉和天然蛋白,并保证足够的热量、糖类和脂肪摄入。

2. **容量补充** 有症状的患者通常因喂养困难和/或反复呕吐而存在血容量不足。组织灌注不足可进一步增加蛋白分解代谢和氮负荷,导致氨浓度升高。因此需优先补充血容量。但同时应避免因补液过度加重高氨血症导致的细胞内脑水肿。

3. **氨清除** 过量的氨可通过药物或血液透析清除。血液透析是最快速和最有效的方法,但对于轻度的高氨血症患者,静脉补液常常就足够了。

4. **药物治疗** 初始可静脉给予苯乙酸钠-苯甲酸钠复方制剂。苯乙酸结合谷氨酰胺形成苯乙酰谷氨酰胺,而苯甲酸结合甘氨酸形成马尿酸盐。这些结合产物为水溶性,可通过尿液排泄。之后口服苯丁酸钠或苯丁酸甘油维持治疗。

5. **对症治疗** 给予抗癫痫药物控制惊厥,物理治疗帮助肢体功能恢复。

七、预后

预后与开始治疗的时间、患者的依从性、神经系统症状轻重等有关,也与患者的基因突变类型有关。早期开始饮食与药物干预将显著改善患者预后。

八、最新进展

肝移植、干细胞移植、基因疗法等尚处在研究阶段。

(王　炜)

第四节　鸟氨酸氨甲酰基转移酶缺乏症

鸟氨酸氨甲酰转移酶缺乏症(ornithine transcarbamylase deficiency,OTCD)是由于鸟氨酸氨甲酰转移酶基因突变导致的一种以高氨血症为主要表现的遗传代谢性疾病,属于X连锁不完全显性遗传。按照发病年龄可分为早发型和迟发型,主要通过限制蛋白饮食降低血氨;利用旁路代谢途径促进氨排除;控制不佳者可考虑肝移植。

一、病因和流行病学

OTCD属于X连锁不完全显性遗传,女性纯合子和男性半合子发病,女性杂合子也有发病,临床表现较轻。鸟氨酸氨甲酰转移酶是在肝脏和小肠黏膜细胞表达的一种线粒体酶,催化氨甲酰磷酸和鸟氨酸合成瓜氨酸,再运输至胞质参与尿素循环。*OTC*基因突变,导致鸟氨酸氨甲酰转移酶活性降低或者丧失,瓜氨酸合成障碍,尿素循环中断,出现高血氨。另一方面,由于瓜氨酸合成障碍,大量的氨甲酰基磷酸进入胞质,增加了嘧啶的合成,抑制了乳清酸磷酸核糖转移酶活性,导致乳清酸和尿嘧啶在体内蓄积,从尿液排出增加。

本病是尿素循环障碍中最常见类型,平均发病率为 7.1/100 000,具有种族差异。我国缺乏该病的流行病学资料。

二、临床特征

鸟氨酸氨甲酰转移酶缺乏症患者可以在任何年龄阶段发病,临床分为早发型和迟发型。早发型多见于男性半合子或女性纯合子,鸟氨酸氨甲酰转移酶活性严重缺陷,生后数日出现易激惹、嗜睡、拒食、呼吸急促和昏睡等,如果不紧急处理,很快发展成代谢性脑病,并常在出生的 1 周内死亡,幸存者多遗留严重的智力损害。晚发型多发生在较大年龄的患者中,可以是半合子男性或杂合子女性,临床症状相对轻,多表现为慢性神经系统损伤,如发作性呕吐、头痛、精神行为异常、谵妄、精神错乱、癫痫、生长发育迟缓等。尽管晚发型症状较轻,但是在疾病、应激、高蛋白饮食等应激下会诱发高氨血症的急性发作而危及生命。

三、实验室与辅助检查

1. **常规检查** 血氨持续或者间歇性升高,常伴有不同程度的肝功能损伤。
2. **尿有机酸检测** 尿乳清酸和尿嘧啶排出明显增加。
3. **血氨基酸检测** 血瓜氨酸水平降低或正常,谷氨酸水平增高。
4. **鸟氨酸氨甲酰基转移酶活性分析** OTC 在肝组织和小肠黏膜中表达,通常男性患者或者女性发病者酶活性为正常人的 5%~25%。
5. **基因分析** 已报道多种 OTC 基因突变,并发现其类型与临床表现有一定关系。

四、诊断

临床上,对于有神经系统症状及肝损害、血氨增高、血瓜氨酸及精氨酸降低、尿乳清酸增高的患者,可临床诊断 OTCD,但如果血瓜氨酸、尿乳清酸正常,则需进行肝细胞 OTC 的活性测定或进行 OTC 基因分析以明确诊断。

五、鉴别诊断

1. **尿素循环障碍中其他疾病** 临床表现相似,需行血氨基酸、尿乳清酸和尿嘧啶检测以及基因检测以鉴别。
2. **有机酸血症** 有机酸血症在急性发作期多表现为高阴离子间隙型代谢性酸中毒同时伴有高氨血症,血脂酰肉碱谱、尿有机酸谱和基因分析可以鉴别。
3. **脂肪酸氧化代谢病** 多以低酮性低血糖、代谢性酸中毒和高血氨为表现,患者会有肝脏肿大、转氨酶升高、心脏和骨骼肌受累,血脂酰肉碱、尿有机酸以及基因分析可鉴别。

六、治疗

目前该病尚无特效治疗方法。主要治疗原则是控制饮食,限制蛋白质摄入,降低血氨产生,利用药物促进血氨代谢,避免出现高氨血症。

（一）急症治疗

患者出现脑病和高氨血症时需给予紧急治疗。

1. 清除体内毒性产物 静脉注射苯甲酸钠或苯丁酸钠 250mg/（kg·d）、精氨酸 200mg/（kg·d）、左卡尼汀 100mg/（kg·d）及口服乳果糖等降低血氨；严重高氨血症患者，可进行血液透析。

2. 抑制氨生成 停止蛋白质摄入；保证能量供给；保证大便通畅，适当给予抗生素，减少肠道产氨。

3. 其他 纠正电解质紊乱，维持酸碱代谢平衡。丙戊酸钠、阿司匹林等药物可诱发或加重高氨血症，治疗时应避免使用。

（二）缓解期治疗

以低蛋白、高热量饮食治疗为主，保证能量供应，减少机体蛋白质分解，从而减少氨的产生；同时给予降血氨药物治疗。

1. 饮食治疗 给予高热量饮食，控制蛋白质摄入，维持最低生理需要量。

2. 药物 苯甲酸钠 250mg/（kg·d）或苯丁酸钠 250mg/（kg·d）、精氨酸 200mg/（kg·d）、瓜氨酸 100~250mg/（kg·d）。苯甲酸钠及苯丁酸钠可引起体内肉碱缺乏，故患者应补充左卡尼汀。

（三）肝移植治疗

活体肝移植可纠正 OTCD 患者的尿素循环障碍，但不能逆转已经发生的神经系统损害。

七、预后

如高氨血症不能有效控制，预后不良，可导致脑水肿危及生命，存活者常常遗留智力障碍等后遗症。

八、最新进展

干细胞移植、多能干细胞移植以及基因治疗目前正在研究中，并有一定的疗效。

（张亚男）

第五节 N-乙酰谷氨酸合成酶缺乏症

N-乙酰谷氨酸合成酶缺乏症（N-acetylglutamate synthase deficiency，NAGSD）是一种常染色体隐性遗传的尿素循环障碍性疾病，其致病基因为 *NAGS* 基因。N-乙酰谷氨酸为尿素循环限速酶——氨甲酰磷酸合成酶的激活剂，在临床上 N-乙酰谷氨酸合成酶缺乏症与氨甲酰磷酸合成酶 1 缺乏症表现相似，都为高氨血症及相关临床表现。主要通过限制蛋白质摄入降低血氨，急性期可通过药物或者血液透析促进氨排出，部分难以控制的患者可考虑肝移植。

一、病因与流行病学

N-乙酰谷氨酸合成酶催化乙酰辅酶 A 和谷氨酸合成辅酶 A 和 N-乙酰谷氨酸，后者能激活氨甲酰磷酸合成酶。因此,*NAGS* 基因突变导致 N-乙酰谷氨酸合成不足或者缺乏,尿素循环受阻,血氨升高,从而引起相应的临床症状。

NAGSD 是一种非常罕见的疾病。在世界范围内仅有少数病例报道,总体发病率尚不清楚。

二、临床特征

NAGSD 可在任何年龄发病,新生儿期起病的患儿多于出生后数日内发病,表现为拒奶、呕吐、嗜睡、惊厥、昏迷。晚发型患儿在高蛋白饮食后出现发作性呕吐、意识障碍及精神发育异常等。难以控制的高氨血症患者可能造成颅内压增高、呼吸急促,病情进展会出现呼吸衰竭,甚至死亡。部分患儿存在学习能力受损、智力障碍以及生长发育落后等。

三、实验室与辅助检查

1. **一般实验室检查** 患者血氨明显增高,可伴有肝酶增高,肌酐和尿素氮降低;血气分析可见呼吸性碱中毒。
2. **血氨基酸和尿有机酸分析** 血瓜氨酸和精氨酸减低,丙氨酸升高,尿嘧啶和乳清酸阴性。
3. **酶活性测定** 肝活检测定 N-乙酰谷氨酸合成酶活性降低。
4. **遗传学检测** *NAGS* 基因分析有助诊断。

四、诊断

有高氨血症的临床表现,血丙氨酸升高、瓜氨酸和精氨酸水平减低和尿乳清酸减低时,提示 NAGSD 的可能,确诊有赖于 *NAGS* 基因分析。

五、鉴别诊断

1. **其他尿素循环障碍性疾病** 任何年龄的患者出现反复呕吐、烦躁、嗜睡、发育落后和抽搐等神经行为异常,且伴血氨明显升高时,均需要考虑该类疾病可能性,需要进一步完善血氨基酸、尿乳清酸、尿嘧啶分析,并行基因检测以鉴别。
2. **有机酸血症** 对于高氨血症伴有代谢性酸中毒的患儿,需要考虑有机酸血症。鉴别主要是通过尿有机酸分析、血氨基酸、酯酰肉碱谱分析和基因检测。

六、治疗

限制蛋白质的摄入,减少血氨产生,促进氨的排出,以降低血氨,同时还要保证处于生长发育阶段的患儿的营养需求。

(一)急性期治疗

1. **降血氨治疗** 应用苯甲酸钠、苯丁酸钠以及精氨酸,以促进尿素循环,降低血氨水平。当血氨水平持续升高,神经系统损害持续存在时,考虑血液透析。
2. **饮食** 禁食蛋白质 48h,以葡萄糖及脂肪为主补充足够热量。
3. **对症处理** 惊厥者镇静、止惊;脑水肿者甘露醇降颅压;维持水、电解质平衡;积极抗感染;必要时呼吸支持治疗。

（二）维持治疗

长期低蛋白饮食，根据生长发育情况及血氨水平调整蛋白质摄入量。

（三）其他治疗

血氨控制不佳者可考虑肝脏移植。

七、预后

如若血氨控制不佳，本病预后不良，导致残疾或者死亡。

八、最新进展

卡哥鲁酸作为 N-乙酰谷氨酸合成酶类似物能激活氨甲酰磷酸合成酶，已经被美国 FDA 批准治疗 N-乙酰谷氨酸合成酶缺乏症。此病的基因治疗尚在研究中。

（张亚男）

第七章　碳水化合物代谢障碍

第一节　糖原贮积病

糖原是机体内葡萄糖的储存形式,以肝脏和肌肉中含量最高,少量储存在脑组织中,当机体需要葡萄糖或葡萄糖摄入较少时,糖原可以迅速被分解。糖原贮积病(glycogen storage disease,GSD)是由于参与糖原合成、分解或调节的酶功能异常而引起的一组遗传性代谢疾病,肝脏和骨骼肌最易受累,也可累及心脏、神经系统及肾脏。该病根据受影响的酶目前主要分为15种类型,其中5种发病率较高,包括主要累及肝脏的GSD I型、III型、VI型、IX型和主要累及骨骼肌的GSD II型。本节主要对GSD I型和GSD II型进行介绍。

一、病因与流行病学

葡萄糖-6-磷酸酶(glucose-6-phosphatase,G6Pase)和葡萄糖-6-磷酸转移酶(glucose-6-phosphotransferase,G6PT)在肝、肾和肠的糖异生和糖原分解的最终步骤中催化细胞内葡萄糖-6-磷酸水解为葡萄糖。GSD I型是由于G6Pase活性不足或G6PT缺乏,导致肝、肾和肠黏膜中糖原和脂肪过度积累的一种常染色体隐性遗传疾病,其中 *G6PC* 基因突变引起的G6Pase缺乏会导致GSD Ia型,而 *SLC37A4* 基因突变引起的G6PT缺乏则导致GSD Ib型。在国外,不同人种间发病率存在差异,GSD I型总发病率约为1/100 000,其中大约80%为Ia型,20%为Ib型。

GSD II型是由于编码酸性α-葡糖苷酶(acid alpha-glucosidase,GAA)的基因变异所致的一种常染色体隐性遗传病,该病患者溶酶体内GAA活性缺乏或显著降低,导致糖原沉积在骨骼肌、心肌和平滑肌等细胞的溶酶体和细胞质内,引起一系列临床表现。该病由荷兰病理学家Pompe于1932年首次报道,故又常称为庞贝病(Pompe病)。GSD II型目前已知突变超过500种,该病的发病率在活婴儿中为1/50 000~1/40 000,但存在种族及地区差异,国内尚无准确的流行病学数据。

二、临床特征

(一)GSD I型

1. GSD Ia型　GSD Ia型通常在3~6个月时出现临床表现,主要包括因空腹耐受性差而出现的低血糖和乳酸酸中毒、高脂血症、高尿酸血症等代谢紊乱,低血糖抽搐,因肝、肾肿大导致的腹部膨隆,面颊部脂肪沉积而出现玩偶样面容,生长发育迟缓,身材矮小等,还可有反复鼻出血,腹泻和呕吐等其他系统受累表现。部分成年患者可出现多发肝腺瘤、慢性肾功能不全、严重痛风、骨质疏松、肺动脉高压等。

2. GSD Ib型　GSD Ib型患者除以上GSD Ia型表现外,还可有中性粒细胞减少和中性粒细胞功能受损,容易发生复发性黏膜溃疡、牙龈炎等口腔并发症,还常有炎症性肠病等。

(二) GSDⅡ型

又称为庞贝病,患者糖原贮积在不同组织和器官中,可出现多系统受累表现,尤其是在骨骼肌,中枢神经系统和心脏。

1. **婴儿型** 患者 GAA 活性严重缺乏,于 1 岁内起病,主要累及骨骼肌和心肌。经典婴儿型大部分在生后数月内即出现全身性肌肉无力,四肢松软,运动发育迟缓,喂养困难,查体肌张力低下、心脏扩大、肝脏肿大、舌体增大,常伴有体重不增、反复呼吸道感染或吸入性肺炎、胃食管反流等,常于 1 岁左右死于心脏及呼吸衰竭。非经典婴儿型患者起病稍晚,病情进展较慢,心脏受累较轻,多于幼儿期死于呼吸衰竭。

2. **晚发型** 患者在 1 岁后起病,发病年龄可晚至 60 岁。主要累及躯干、四肢近端肌群及呼吸肌,临床多表现为慢性进行性四肢近端无力,仰卧起坐、上下楼梯、蹲起困难,躯干肌受累可出现腰背痛、脊柱畸形等。少数以突发呼吸衰竭起病。呼吸功能衰竭是主要的致死原因。

三、实验室与辅助检查

(一) GSDⅠ型

1. **体液检查** 可表现为空腹低血糖,肝酶升高,血乳酸明显升高或乳酸酸中毒,高脂血症、高尿酸血症,还可有贫血。尿检发现糖尿、血尿、蛋白尿、酮尿等。GSDⅠb 型患者还有反复或持续性外周血白细胞和中性粒细胞减少。

2. **影像学检查** 肝脏体积增大、弥漫性病变或有脂肪肝样改变。可见单发或多发性肝腺瘤,肾脏体积增大。

3. **基因分析** 通过对 *G6PC*(GSDⅠa 型)和 *SLC37A4*(GSDⅠb 型)基因进行测序可用于确诊。

(二) GSDⅡ型

1. **血清肌酶测定** 血清肌酸激酶(CK)轻、中度升高,婴儿型 CK 几乎均有升高,95% 的迟发型患者 CK 升高。

2. **心脏检查** 胸部 X 线、心电图可作为婴儿型患者初步筛查,心脏超声可见心肌肥厚、左心室肥大,早期伴或不伴左心室流出道梗阻,晚期表现为扩张型心肌病。晚发型患者心脏受累不明显。

3. **肺功能测定** 用力肺活量(FVC)低于预测值的 80% 提示呼吸功能下降。血氧饱和度监测、动脉血气分析可反映肺通气功能。

4. **肌电图检查** 针极肌电图多呈肌源性损害。神经传导检测正常。

5. **肌肉活检** 病理特点是肌纤维内大量空泡形成,PAS 染色糖原聚集、溶酶体酸性磷酸酶染色阳性。

6. **GAA 活性测定** 外周血白细胞、皮肤成纤维细胞或肌肉组织 GAA 活性显著降低有确诊意义。

7. **基因分析** *GAA* 基因检测有助于明确诊断。

四、诊断

1. **GSDⅠ型** 对于临床上有肝脏增大、低血糖症状及生长迟缓等表现的患者应考虑

GSD Ⅰ 型的可能,实验室改变包括空腹低血糖、肝酶升高、高乳酸血症、高脂血症和高尿酸血症等,伴或不伴白细胞和中性粒细胞减少,基因检测发现 *G6PC* 或 *SLC37A4* 基因致病突变可明确诊断。

2. GSD Ⅱ 型 对于 1 岁前起病,临床表现为肌无力、肌张力低下,伴心脏扩大、心肌肥厚、血清 CK 升高等,应怀疑婴儿型 GSD Ⅱ 可能。晚发型患者临床表现与其他肌肉病相似,对慢性进展的四肢近端肌无力,躯干肌和呼吸肌受累,肌肉活检发现典型病理改变,应考虑该病可能,宜选择 GAA 酶活性测定或 *GAA* 基因检测进一步确诊。

五、鉴别诊断

1. GSD Ⅰ 型 主要与肝脏增大伴低血糖的其他类型 GSD 相鉴别(表 7-1)。

2. GSD Ⅱ 型 婴儿型 GSD Ⅱ 需与婴儿型脊髓性肌萎缩、GSD Ⅲ 型及 Ⅳ 型、心内膜弹力纤维增生症、Danon 病、原发性肉碱缺乏、先天性甲状腺功能减低等鉴别。晚发型患者应与肢带型肌营养不良、多发性肌炎、Danon 病、GSD(Ⅲ 型、Ⅳ 型、Ⅴ 型)、脊髓性肌萎缩和肌原纤维肌病等多种肌肉疾病鉴别。

表 7-1 GSD Ⅰ 型与其他类型 GSD 鉴别要点

疾病	基因	相同点	不同点
GSD0 型	*GYS2*	空腹低血糖	无肝大;餐后高血糖;高丙氨酸血症和高乳酸血症;空腹酮症
GSD Ⅲ 型	*AGL*	肝大,空腹低血糖,AST 和 ALT↑,高脂血症	低血糖程度较轻而酮症明显,无高乳酸血症和高尿酸血症
GSD Ⅳ 型	*GBE1*	肝大,AST 和 ALT↑,疾病晚期有 PT 延长和低白蛋白	临床表现较轻,早期无低血糖;PT 通常延长;GGT 升高
GSD Ⅵ 型	*PYGL*	肝大,空腹低血糖,AST 和 ALT↑,高脂血症	一般仅在空腹出现低血糖并常伴酮症;血乳酸正常但在餐后可升高
GSD Ⅸ 型	*PHKA2*、*PHKB*、*PHKG2*	肝大,空腹低血糖,AST 和 ALT↑,高脂血症,部分患者可有近端肾小管功能障碍(X 连锁型)	空腹低血糖程度较轻并常伴酮症;血乳酸正常;一些患者可发展为肝纤维化
GSD Ⅺ 型(Fanconi-Bickel 综合征)	*SLC2A2*	肝大,空腹低血糖和酮症,AST 和 ALT↑,范可尼样肾小管功能障碍	餐后高血糖;胃肠症状(碳水化合物吸收障碍引起的慢性腹泻),佝偻病;矮小身材
果糖-1,6 二磷酸酶缺乏症	*FBP1*	肝大,空腹低血糖和高乳酸血症,尿酸,AST 和 ALT↑	空腹 3~4h 血糖常正常,在长时间(例如过夜)空腹时出现低血糖

ALT,谷丙转氨酶;AST,谷草转氨酶;CK,肌酸激酶;GGT,γ-谷氨酰转肽酶;GSD,糖原贮积病;PT,凝血酶原时间。

六、治疗

(一) GSD Ⅰ 型

治疗原则包括维持血糖正常、纠正代谢紊乱、减少或延迟严重并发症的发生。

1. **血糖管理** 限制含蔗糖、乳糖和果糖的食物。避免空腹时间过长,增加进餐次数,维持血糖水平正常可以明显改善高乳酸血症、高脂血症和高尿酸血症,降低并发症风险。生玉米淀粉消化缓慢,利于在更长的时间内保持稳定的葡萄糖水平,是目前使用的维持血糖正常的常用饮食疗法。

2. **高脂血症**　控制血脂在正常范围,婴幼儿建议选择以麦芽糊精为主要糖类、不含乳糖、含中链甘油三酯的奶粉。成年患者可用他汀类或贝特类降脂药物治疗。

3. **高尿酸血症**　低嘌呤饮食,血尿酸持续高于 $600\mu mol/L$ 时,口服别嘌醇、碱化尿液治疗。

4. **高乳酸血症**　婴幼儿可选择无乳糖奶粉,年长儿可口服碳酸氢钠纠正慢性代谢性酸中毒。

5. **其他**　针对肝腺瘤、肾脏病变、中性粒细胞减少及其他并发症的治疗,可在相关专科医生指导下进行。

(二) GSD Ⅱ 型

该病为可治疗的罕见遗传病,包括酶替代治疗和对症治疗。

1. **酶替代治疗(ERT)**　婴儿型及晚发型 GSD Ⅱ 患者均可使用人重组酸性 α-葡糖苷酶(rhGAA),剂量 20mg/kg,缓慢静脉滴注,每 2 周 1 次。婴儿型患者尽早开始接受 ERT 可显著延长生存期,延迟有创通气,改善心肌肥厚和生长发育。晚发型患者一旦出现肌无力、呼吸功能减退或 CK 升高,也应尽早开始酶替代治疗。

2. **对症治疗**

(1)心血管系统:婴儿型疾病早期为避免加重左室流出道梗阻,应避免使用洋地黄类及其他增加心肌收缩力的药物、利尿剂及降低后负荷的药物。

(2)呼吸系统:保持气道通畅,控制呼吸道感染,出现严重呼吸衰竭时给予机械通气。

(3)营养支持:可采取高蛋白、低碳水化合物饮食,保证充足的营养摄入。评估吞咽功能和胃食管反流,必要时鼻胃管喂养。

(4)运动及康复:应定期评估心肺和运动功能,加强康复训练,避免过度劳累。

(5)其他:麻醉风险高,应尽量减少全身麻醉。

(三) 产前诊断

分子检测是产前诊断的首选方法。假性缺陷基因突变可导致 GAA 酶活性降低但不引发疾病,在新生儿疾病筛查及产前诊断时应注意。

七、预后

GSD Ⅰ 型所致并发症在成人患者中持续存在。GSD Ⅱ 型患者常由于呼吸衰竭和心力衰竭而死亡,早期诊断和治疗,可显著延长生存期、改善生活质量。

八、最新进展

针对 GSD Ⅰa 型的新疗法,如肝细胞移植、肝-靶向基因治疗等可能有助于预防反复出现的低血糖及相关的生化异常引起的长期并发症。GSD Ⅱ 型酶替代治疗有效,但需终身治疗,经济负担沉重,基因治疗是替代 ERT 的潜在方法,如腺病毒载体导入,反义寡核苷酸疗法等正处于试验阶段。

(季　光)

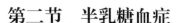

第二节　半乳糖血症

半乳糖血症(galactosemia,GAL)是由于半乳糖代谢通路中酶缺陷导致半乳糖代谢障碍,体内半乳糖及其代谢产物在血和组织中堆积而引起的一种常染色体隐性遗传性疾病,如不能得到早期诊治将会导致患儿智力低下、白内障及肝、肾损害等。

一、病因和流行病学

半乳糖血症根据酶缺陷的类型分为 3 型:半乳糖-1-磷酸尿苷转移酶(galactose-1-phosphate uridyltransferase,GALT)缺乏型、半乳糖激酶(galactokinase,GALK)缺乏型和尿苷二磷酸-半乳糖-4-表异构酶(uridine diphosphate galactose-4-epimerase,GALE)缺乏型。其中GALT 缺乏引起的半乳糖血症最常见,也被称为经典型半乳糖血症。正常情况下肠道中乳糖在乳糖酶的作用下被水解为半乳糖和葡萄糖,两者均经小肠吸收进入血液循环,肝脏是半乳糖的主要代谢场所,在肝脏中,半乳糖先后在 GALK、GALT 和 GALE 的作用下最终代谢为 1-磷酸葡萄糖,进入葡萄糖代谢途径。若半乳糖代谢过程中酶缺陷,则导致半乳糖及其异常代谢产物(半乳糖醇和半乳糖酸)沉积发生半乳糖血症。

半乳糖血症在欧美人群中的发病率为 1/60 000~1/40 000,亚洲发病率较低。

二、临床特征

1. **经典型半乳糖血症**　是各型半乳糖血症中最常见和最严重的一种,酶活性缺如或显著降低。患儿多在出生后数日,于进食母乳或含乳糖配方奶粉后出现拒乳、呕吐、恶心、腹泻等,如不治疗 1 周左右出现体重不增、肝大、黄疸、低血糖、蛋白尿等,严重者会出现危及生命并发症。由于进行性肝病,新生儿期即可出现肝硬化、腹腔积液、脾大、出血等。生后数日致数周可发现白内障。半乳糖血症患儿临床表现与半乳糖代谢产物半乳糖-1-磷酸在体内积聚部位有关。

2. **轻型病例**　多无急性症状,但随年龄增长逐渐出现生长发育延迟、发音障碍、白内障、智力障碍、共济失调、肝硬化以及女性患者的卵巢功能障碍等。

3. **其他**　如假性大脑肿瘤,为一少见表现,因半乳糖代谢的中间代谢物半乳糖-1-磷酸及半乳糖醇具有细胞毒性而导致脑水肿及颅压增高所致。

三、实验室与辅助检查

1. **常规检查**　可有肝功能异常、胆红素升高、低血糖、酸中毒、凝血功能障碍等。
2. **代谢产物检测**　血和尿中半乳糖及其代谢产物半乳糖-1-磷酸出现不同程度升高。
3. **酶学检测**　主要是针对 GALT 缺陷的检测,患者的酶活性显著降低。
4. **基因检测**　可用于筛查阳性诊断或用于高危人群半乳糖血症的诊断和半乳糖血症先证家庭的遗传咨询。

四、诊断

半乳糖血症的临床表现无特异性,其诊断多依赖于实验室检查。目前半乳糖血症的诊断方法仍然是先进行代谢物的检测,以检测 GALT 酶活性的方法作为金标准,而基因诊断由于耗时相对较长,可以作为辅助诊断方法。

五、鉴别诊断

1. **希特林蛋白缺乏所致新生儿肝内胆汁淤积症(NICCD)** 临床亦可出现黄疸、肝大、肝功能异常等,但患儿多伴有高氨血症,*SLC25A13* 基因检测可确诊。

2. **以黄疸、肝功能受损为主的其他遗传代谢性疾病** 如瓜氨酸血症Ⅰ型、丙酸血症等,可通过代谢产物及基因检测鉴别。

六、治疗

1. **饮食治疗** 一旦怀疑本病,应立即停止乳类喂养,改用不含乳糖的特殊奶粉治疗。避免一切可能含有奶类的食品和某些含有乳糖的水果、蔬菜等。通常在限制乳类 3~4d 后即可见临床症状改善,肝功能在 1 周后好转。

2. **对症治疗** 对于出现并发症的患者应予以积极的对症治疗,同时要注意钙和维生素 D 补充。

七、预后

患儿需终身进行饮食控制,开始控制饮食的时间越早,患儿的预后越好。

八、最新进展

研究发现很大一部分(20%~40%)半乳糖血症患者可能在注意力、记忆和/或词汇方面出现功能受损。以往对于患者有关加工速度、语言、视觉空间功能、工作记忆、认知灵活性和认知抑制等认知功能损害方面的研究较少。人们需要意识到不同严重程度的半乳糖血症患者可能出现的认知功能障碍。根据目前的科学证据只能得出有关认知障碍的初步结论。所有的结果都需要在更大的、精心设计的研究中进行评估,具体说明半乳糖血症患者的认知功能和个体差异,以便做出可靠的判断。这可以作为制定干预战略的基础。

(王 炜)

第八章　固醇代谢障碍

第一节　纯合子家族性高胆固醇血症

纯合子家族性高胆固醇血症(homozygous familial hypercholesterolemia,HoFH)是家族性高胆固醇血症(familial hypercholesterolemia,FH)的一种。FH 是由于低密度脂蛋白胆固醇(low-density lipoprotein cholesterol,LDL-C)分解代谢过程中的关键基因发生突变而引起。当突变属于纯合或者复合杂合突变时称为 HoFH。临床特点是 LDL-C 水平极度升高、黄色瘤、角膜弓及早发动脉粥样硬化性心血管疾病(atherosclerotic cardiovascular disease,ASCVD)。

一、病因与流行病学

与 HoFH 相关的关键基因有四种：低密度脂蛋白受体(low density lipoprotein receptor,LDLR)基因,前蛋白转换酶枯草溶菌素 9(proprotein convertase subtilisin kexin 9,PCSK9)基因,载脂蛋白 B(apolipoprotein,APOB)基因,以及信号转导衔接因子家族成员 1(signal transducing adaptor family member 1,STAP1)基因。它们均可损害 LDLR 介导的 LDL 代谢,其中 LDLR 基因突变占 90%。HoFH 极为少见,患病率为(1~3)/1 000 000,女性略高于男性。

二、临床特征

HoFH 患者出生后即暴露于高水平 LDL-C 中,胆固醇沉积在皮肤、眼睛以及肌腱形成黄色瘤和角膜弓,沉积在血管导致早发 ASCVD。

1. **黄色瘤和角膜弓**　皮肤黄色瘤一般发生在臀、肘、手指间及髌前区域,扁平黄色瘤见于手掌和足底,常有痛感。睑黄色瘤常见于眼睑内侧。肌腱黄色瘤最常见于跟腱及手背部,呈圆形或卵圆形皮下结节,质硬,不易活动。

角膜弓是出现于角膜边缘的白色或灰色环形区,不是 FH 特有表现,也见于其他类型高脂血症。

2. **早发性 ASCVD**　HoFH 最大危害是早发、进行性动脉粥样硬化(atherosclerotic,AS),儿童期和青春期即可发病,严重者 2 岁血管造影即可出现冠状动脉狭窄,冠心病发生率是正常人群的 100 倍。AS 常累及主动脉瓣和主动脉根部,引起钙化与狭窄。未及时诊断和治疗的 HoFH 患者可出现重度早发 ASCVD,导致心肌梗死、脑梗死,许多患者 20 岁前死亡。

三、实验室与辅助检查

1. **实验室检查**　血清 LDL-C 明显升高。
2. **颈动脉超声**　可见颈动脉内膜增厚、斑块和狭窄。
3. **超声心动图**　可见主动脉瓣增厚、狭窄和关闭不全,主动脉管壁增厚和管腔狭窄。
4. **CT 冠状动脉成像**　可以发现冠状动脉钙化和非钙化斑块、管腔狭窄。
5. **冠状动脉造影**　是诊断冠状动脉受累的金标准。

6. 心肌负荷显像 可以用于不能进行 CT 冠状动脉成像的患者,评价是否存在冠状动脉狭窄导致的心肌缺血。对于临床提示严重冠状动脉病变或者重度主动脉瓣狭窄的患者,不推荐进行负荷试验,以免发生猝死。

四、诊断

1. 基因诊断标准 基因检测确定存在 *LDLR*、*APOB*、*PCSK9* 或者 *STAP1* 基因的纯合或者复合杂合突变是诊断 HoFH 的金标准。

2. 临床诊断标准 治疗前 LDL-C>500mg/dl(13mmol/L),或治疗后 LDL-C>300mg/dl(8mmol/L),同时具备 10 岁前发生皮肤/肌腱黄色瘤或者父母均出现与杂合子 FH 相符的 LDL-C 水平升高。

需要注意的是:①基因诊断并不是确诊 HoFH 的唯一依据。由于不能排除其他 HoFH 基因的存在,未发现上述基因突变不能排除 HoFH 的诊断,根据临床诊断标准确诊 FH 同样可行。②不能将 LDL-C 作为诊断 HoFH 的唯一指标。在较小的儿童中,未治疗时 LDL-C<500mg/dl(13mmol/L)并不能除外 HoFH。

五、鉴别诊断

同样可以出现肌腱黄色瘤和早发 ASCVD 的疾病还有脑腱黄瘤病和谷固醇血症。

1. 脑腱黄瘤病 由于肝脏线粒体 27-羟化酶(CYP27)缺乏,引起胆汁酸合成受阻所致。与 HoFH 主要鉴别点为,存在癫痫、运动功能障碍、认知障碍等神经系统症状及白内障,且血清胆固醇水平一般正常,基因诊断可以确诊。

2. 谷固醇血症 因 *ABCG5* 或 *ABCG8* 基因突变导致肠道对胆固醇和植物固醇过度吸收和排泄减少所致。与 HoFH 主要鉴别要点为,血浆植物固醇浓度多显著升高达 30 倍以上,饮食控制及胆汁酸螯合剂或依折麦布可以很好地控制患者的胆固醇水平,基因诊断可以确诊。

六、治疗

HoFH 患者的全面管理包括:全面控制高胆固醇血症、早期预防 AS、定期监测。血 LDL-C 目标值至少应低于 150mg/dl(3.9mmol/L)。具体治疗方法如下。

1. 改善生活方式 健康生活方式是 HoFH 的基础治疗,包括低胆固醇饮食、体育锻炼、戒烟等。因严重 AS 和主动脉瓣狭窄等会导致心绞痛、晕厥与猝死,建议体育锻炼前仔细评估风险,特别是冠状动脉、主动脉和颅内动脉受累情况。

2. 药物治疗 首选他汀类药物,最大耐受剂量的强效他汀可使多数患者 LDL-C 降低 10%～25%,在此基础上加用胆固醇吸收抑制剂依折麦布可使 LDL-C 再降 10%～15%,加用 PCSK9 的单克隆抗体则 LDL-C 可继续降低 50%～70%。

3. 脂蛋白血浆置换 也称 LDL-C 血浆清除。药物联合治疗效果欠佳时,可考虑血浆置换,它可降低 LDL-C 55%～70%,每周 1 次,可获得接近正常的血 LDL-C 水平。长期应用有助于斑块消退、越早启动,预后越好。

4. 肝脏移植 肝脏移植可以纠正肝细胞上 *LDLR*、*PCSK9*、*APOB* 等基因的分子缺陷,降低 LDL-C 水平。但移植后的并发症和高病死率以及供体匮乏等问题限制了肝移植的应用。

5. **遗传咨询与产前诊断** 在先证者临床诊断及基因诊断明确的前提下,其母亲再次妊娠时可对胎儿进行产前诊断,以避免 HoFH 患儿出生。

七、预后

HoFH 患者预后不良,青少年时期即可出现早发重度 ASCVD 如心肌梗死、脑卒中,部分患者 20 岁前死亡。早期干预可显著改善预后。

(张松筠)

第二节 谷固醇血症

谷固醇血症(sitosterolemia)是一种常染色体隐性遗传病,以植物固醇(谷固醇、菜油固醇、豆固醇等)在血液和组织中堆积为特征,又称为植物固醇血症。它是由 ATP 结合盒转录体家族中 *ABCG5* 或 *ABCG8* 基因突变导致植物固醇吸收和排泄障碍。临床表现为黄色瘤、早发性动脉粥样硬化、溶血性贫血以及关节炎等。

一、病因和流行病学

谷固醇血症是由位于 2p21 上的 *ABCG5* 或 *ABCG8* 基因突变导致。这两个基因编码固醇的外转运蛋白 Sterolin-1 和 Sterolin-2,两者主要位于肠道细胞的顶膜和胆管的小管膜。当上述两个基因发生突变,即出现植物固醇的过度吸收和排泄减少,最终导致血液中植物固醇升高,进一步蓄积在皮肤、血管、血细胞等组织细胞中发病。到目前为止,全球仅报道了大约 100 例谷固醇血症的病例报告,确切患病率还不清楚。最近的数据表明,在普通人群中患病率约 1/200 000。

二、临床特征

谷固醇血症患者临床表现差异很大,有的几乎无症状,有的未成年阶段就死于心血管意外。常见的临床特征包括:

1. **黄色瘤** 一般位于四肢伸侧如跟腱、指(趾)伸肌腱、肘部和膝盖等处,而婴儿多发生在皮肤褶皱处。

2. **早发性动脉粥样硬化** 是本病的特点之一,可导致心源性猝死。

3. **血液系统改变** 过量的植物固醇可以使细胞膜变脆,导致溶血性贫血、巨血小板减少症。也可出现脾脏肿大、异常出血、乏力、面色苍白等。

4. **其他** 部分患者会出现关节痛、关节炎、心脏瓣膜增厚、转氨酶升高等。

三、实验室与辅助检查

1. **血植物固醇及胆固醇** 血植物固醇升高,以谷固醇为主,正常人血谷固醇含量为 1~15mg/L,谷固醇血症患者血谷固醇含量可达数倍甚至数十倍。血胆固醇水平可正常或升高。

2. **血液检查** 溶血性贫血、血小板减少。血细胞形态检查可发现口型红细胞增多、巨大血小板和血小板减少三联征,这是本病的特征性表现。骨髓涂片同样可见到口型红细胞及巨大血小板,而巨核细胞的形态和数目基本正常。

3. **病理**　皮肤黄色瘤镜下可见真皮中泡沫细胞聚集,真皮乳头中有黏蛋白沉积。

四、诊断

当患者出现黄色瘤、早发性动脉粥样硬化、长期无法解释的血小板减少与溶血性贫血,实验室检查巨大血小板、口型红细胞,应高度怀疑谷固醇血症。血植物固醇水平升高可诊断,无法测定植物固醇水平时,可通过检测 *ABCG5* 和 *ABCG8* 基因确定诊断。

五、鉴别诊断

1. **家族性高胆固醇血症**　是一种常见的血浆脂蛋白代谢异常的遗传性疾病,其特征是低密度脂蛋白胆固醇(LDL-C)升高,且无血液系统改变。由 LDL-C 分解代谢中关键基因发生突变所致,常见以下三种基因突变,如 LDL 受体基因、载脂蛋白 B-100 基因和前蛋白转换酶枯草溶菌素 9 基因。

2. **与血小板减少和/或溶血性贫血的疾病相鉴别**　如 Evans 综合征、骨髓增生异常综合征、免疫性血小板减少性紫癜、血栓性血小板减少性紫癜等,可通过血涂片和骨髓涂片鉴别。

六、治疗

谷固醇血症的治疗目标是降低血浆植物固醇浓度,预防并发症。

1. **饮食治疗**　严格限制植物固醇的摄入,可使血浆植物固醇水平降低 30%~40%。植物固醇主要存在于植物油、人造奶油、坚果、谷物和大豆中。谷固醇血症患者常常伴有胆固醇的升高,因此也需要适当限制动物固醇的摄入。

2. **药物治疗**　固醇吸收抑制剂(依折麦布)和胆汁酸螯合剂(考来烯胺)是目前应用最广泛的两种药物。

依折麦布靶向固醇吸收转运蛋白,减少固醇的吸收,目前被认为是治疗谷固醇血症最有效的药物。对年龄≥10 岁的儿童及青少年,10mg/d,可有效降低植物固醇的浓度(50%左右),可使黄色瘤消退,一定程度上逆转血液系统的改变和改善心脏杂音。<10 岁的儿童患者缺少治疗经验。

考来烯胺可以通过与胆汁酸螯合,阻断胆汁酸在肠道的重吸收,从而阻断了胆汁酸的肝肠循环,可以有效地降低植物固醇的水平(45%左右),但有明显胃肠道副作用。

3. **回肠旁路手术**　与胆汁酸螯合剂一样,是通过影响胆汁酸的重吸收达到疗效,但应权衡术中和术后并发症情况。

七、预后

谷固醇血症是一种可控的疾病,及早治疗预后较好。血脂控制良好的患者平均寿命与正常人无差异。

(李　杰)

第九章 溶酶体贮积症

第一节 概 述

溶酶体是细胞质中的一种细胞器,为单层膜包围而成的微小囊状体。它是细胞的处理与回收系统。内部液体呈酸性,含有 60 多种酸性水解酶,可降解各种生物大分子,如核酸、蛋白质、脂质、黏多糖及糖原等。

一、病因

溶酶体中的每一种酶皆有各自的编码基因。每一种酶的缺陷直接导致某一特定的生物大分子不能正常降解而在溶酶体中贮积。其共同结果都是溶酶体随之发生肿胀,细胞也变得臃肿失常,细胞功能受到严重影响,最终导致疾病,称为溶酶体贮积症(lysosomal storage disease,LSD)。酶缺陷的直接原因是编码基因的突变,绝大多数为常染色体隐性遗传,也有少数为 X 连锁隐性遗传。其中的每一种病发病率虽低,但作为一组病来说是较常见的遗传性代谢疾病。

二、分类

根据受累的化合物或途径,可将溶酶体贮积症再细分为如下几类。

1. 黏多糖贮积症(mucopolysaccharidosis,MPS) 包括 MPS Ⅰ 型、Ⅱ 型、Ⅲ 型、Ⅳ 型、Ⅵ型、Ⅶ 型、Ⅸ 型。

2. 神经鞘脂贮积症 如神经节苷脂贮积症、法布里(Fabry)病、戈谢(Gaucher)病、尼曼-皮克(Niemann-Pick)病、克拉伯(Krabbe)病、异染性脑白质营养不良、多种硫酸酯酶缺乏症。

3. 糖蛋白贮积症 如甘露糖苷贮积症、唾液酸贮积症。

4. 溶酶体酶转运障碍 如黏脂贮积症。

5. 溶酶体膜转运障碍 如唾液酸贮积症、胱氨酸病。

6. 其他障碍 如溶酶体酸性脂肪酶缺乏症。

三、临床特征

溶酶体贮积症往往表现为多种组织或器官受累,临床病情呈进行性加重,而且各类疾病的临床表现会因贮积的位置和程度而异,可能的临床表现包括进行性肝肿大、脾肿大、神经系统退化、身材矮小、面部粗犷、大小关节活动受限、周围神经病和/或共济失调。

四、诊断方法

根据患者的临床表型,可做血和尿的初步筛查;而进一步确诊则需要对白细胞、血清或皮肤成纤维细胞样本进行专门的酶学检测;其次是基因分析,可用于确定基因突变的情况。

五、治疗

溶酶体贮积症总体来说尚无十分有效的治疗方法，主要包括对症治疗等非特异性方法以及酶替代疗法、底物减少法、骨髓移植以及基因治疗等特异性方法。

六、遗传咨询与产前诊断

对于常染色体隐性遗传病，受累患者的母亲再次受孕时，其同胞有25%的可能性成为患者、50%的可能性成为携带者以及25%的可能性为完全正常；对于X连锁隐性遗传病，先证者同胞的患病风险取决于其母亲的携带状态，若母亲携带基因变异，则儿子有50%的可能性患病，女儿有50%的可能性成为携带者。产前诊断甚至胚胎置入前诊断可以有利于规避出生缺陷的发生。

（王　婷）

第二节　戈　谢　病

戈谢病（gaucher disease，GD），即葡萄糖脑苷脂病，是发生率最高的溶酶体贮积病。1882年因法国医生Philippe Gaucher报道而得名。人体编码葡萄糖脑苷脂酶（glucocerebmsidase，GBA）的基因发生突变，导致GBA生成减少或活性缺乏，作为其底物的葡萄糖脑苷脂（glucocerebroside，GC）难以被正常降解为半乳糖脑苷脂或者葡萄糖和酰基鞘氨醇，而在肝、脾、肺、骨骼、中枢神经系统的巨噬细胞溶酶体中堆积，激发炎症反应，并形成经典的贮积细胞，也就是"戈谢细胞"。该病可累及多个脏器，病情多逐渐加重，又称为家族性脾性贫血、脑苷脂网状内皮细胞病、脑苷病等。

一、病因和流行病学

GD为常染色体隐性遗传病，编码GBA的基因位于1号染色体的1q21，据报道该病的基因突变大于400种，突变比例及类型有种族差异，不同种族间的发病率有很大差异，*GBA*基因可见到转移突变、基因缺失、错义突变、剪接突变、基因和假基因融合等，导致GBA的催化功能及稳定性有所降低。GBA是一种糖脂类物质，具有可溶性，细胞释放GC，被单核巨噬细胞吞噬，在溶酶体内经过GBA作用而水解。*GBA*基因突变使体内GBA缺失或失活，造成GC水解困难，在肝、脾、肺、骨骼、骨髓及中枢神经系统的单核巨噬细胞大量积聚，从而出现经典的戈谢细胞。

GD具有家族聚集现象，在全球的患病率为1/50 000～1/40 000。在欧美人群中发病率为1/60 000～1/40 000。我国自1948年首次报道以来，各地均有报道，一项国内的人口统计研究发现，中国东部人口中GD的发病率在溶酶体贮积疾病中占第四位，国内发病率为1/80 844。

二、临床特征

GD的基因突变有着高度可变性，1q21染色体上有至少200个突变位点。不同的基因型临床表现迥然不同,即使基因型一样,病情轻重差异也很大,但几乎所有的 GD 患者的病变都累及内脏器官、骨髓和骨骼。轻者可无症状,重者围产期可死亡。GD 主要分为两型:非神经病变型(Ⅰ型)及神经病变型(Ⅱ型及Ⅲ型),其他亚型少见。

(一) Ⅰ型(非神经病变型)

临床最多见,在欧美患者中所占比例高达 90%,在东南亚患者稍低,发病时无中枢神经系统受累,各个年龄阶段均可发病,症状轻重差异较大,一般情况下,发病年龄越小,病情越重,约 2/3 患者在儿童期即可发病。

1. **内脏疾病** 主要表现为肝脾肿大,甚至可以出现脾功能亢进,血常规提示三系减少,可以出现脾破裂、脾梗死等情况,部分患者可伴有凝血功能异常,表现为皮下出血、牙龈出血、月经量增多的临床表现。

2. **骨髓疾病** 贫血、血小板减少或罕见的白细胞减少,可能同时或单独出现,血小板减少一般早于贫血和白细胞减少,贫血及血小板减少的程度与是否行脾切除术有关。

3. **骨骼疾病** 轻重不一,患者常出现急性或慢性的弥漫性骨痛,甚至可出现骨危象(如剧烈骨痛、发热及白细胞计数升高、血沉增快)。还可出现溶骨性病变、椎体压缩骨折、病理性骨折及其他因骨密度降低导致的脆性骨折。骨骼病变常影响患者的正常生活,甚至可致残。儿童患者常见的临床表现是骨质疏松、长骨干骺端烧瓶样畸形和生长发育迟缓等。

4. **其他** 此外,肺部受累,表现为肺实变、间质性肺病、肺动脉高压等。还可导致糖及脂质代谢紊乱、胆石症、恶性肿瘤(如多发性骨髓瘤等)、免疫系统异常等。一部分Ⅰ型患者随病情发展可出现继发的神经系统症状,如脊髓受压等。

(二) Ⅱ型(急性神经病变型,婴儿型)

通常在出生后第一年发病,主要表现为急性神经系统受累,如进展迅速的癫痫、角弓反张、动眼障碍、延髓麻痹和认知障碍等神经系统症状,病变进展较快,生长发育落后,同时内脏受累广泛且严重,表现为肝脾肿大、血液三系减低等。该病死亡率高,常死于2~4岁前。

(三) Ⅲ型(慢性/亚急性神经病变型,青少年)

早期表现与Ⅰ型相似,逐渐累及神经系统,常发病于儿童期,病情发展较慢,寿命相对于Ⅱ型较长。Ⅲ型可以分为 3 种,Ⅲa 型以发展较快的神经系统表现和肝脾大为主要临床表现,包括肌阵挛性发作,斜视、共济失调、骨受累等;Ⅲb 型表现为广泛的内脏和骨受累,主要为肝脾肿大和进行性骨骼异常,而中枢神经系统表现较少;Ⅲc 型以角膜混浊及心脏瓣膜钙化为特点,而内脏和骨骼病变较轻。

三、实验室与辅助检查

1. **实验室检查** 血常规示血小板减少和贫血;肝功能检查示肝酶可能轻度升高;铁蛋白升高;血清酸性磷酸酶升高。

2. **GBA 活性检测** 该检测方法是诊断的金标准。外周血白细胞或皮肤成纤维细胞中 GBA 活性<30%正常值,即可确诊。GD 患者该酶的活性常<28%正常值。少数患者虽然具有 GD 的临床表现,但其 GBA 活性大于正常低限30%但又小于正常值低限时,需参考壳三糖酶活性等其他检查,并完善基因检测,进而确诊。

3. **骨髓形态学检查** 大多数患者可发现戈谢细胞(体积大,核小,部分胞质内可见空泡),但存在假阴性及假阳性的情况。当骨髓中发现戈谢细胞时,应高度怀疑 GD,但并不能确诊,在鉴别其他疾病时,需完善 GBA 活性检测。

4. 基因检测 目前已知的基因突变类型有 400 余种,基因型与临床表现之间无特定关系。GBA 基因的突变类型有种族差异,并且与临床表型有一定关系。若已明确 GD,也可采用基因检测,来评估患慢性神经性 GD 的风险,以便制订更加合适的治疗和随访方案。

5. 影像学检查 腹部超声、CT 及 MRI 可以帮助了解肝脾肿大的严重程度,以及评估有无肝硬化;股骨头及腰椎 MRI 可检测患者有无骨髓浸润、骨危象、骨梗死和骨质坏死。

6. 脑电图检查 可尽早提示神经系统浸润,神经系统表现发生之前即可出现广泛异常的波型。通过该方法可预测患者以后是否会有神经系统表现。

四、诊断

临床上根据肝脾大或出现中枢神经系统表现,骨髓象检查见到典型戈谢细胞,血清酸性磷酸酶上升,可做出初步诊断。进一步确诊需检测白细胞或皮肤成纤维细胞 GBA 活性,GBA 活性降低可确诊。

基因诊断是定性检查,且所检测的标本稳定性好;酶学分析是定量检查,酶活性的检测受检测标本采集过程影响,所以基因诊断比酶学分析有优势。基因分析可评估疾病的预后。一旦先证患儿基因型明确,母亲再妊娠时可进行产前基因诊断,也可进行患儿同胞的基因携带筛查。

五、鉴别诊断

与其他贮积病(如尼曼-皮克病)鉴别,可通过外周血酶活性检测及基因检测,骨髓穿刺可找到尼曼-皮克病细胞;与血液系统恶性疾病(如白血病、淋巴瘤)鉴别,主要靠骨髓穿刺活检术;骨病表现与维生素 C 缺乏、佝偻病等鉴别。

六、治疗

GD 的治疗分为特异性治疗和以对症治疗为主的非特异性治疗。目前推荐酶替代治疗用于 GD Ⅰ 型患者,GD Ⅱ 型患者目前仅行非特异性治疗。

(一) 特异性治疗

1. 酶替代疗法 注射用伊米苷酶(GBA)是目前治疗 Ⅰ 型 GD 的标准方案,也是目前国内唯一的特异性治疗药物,可明显改善 Ⅰ 型患者病情,维持生长发育,提高患者生活质量,越早治疗,效果越佳。治疗前需对患者进行疾病风险评估,以明确伊米苷酶治疗剂量。建议风险高的患者初始剂量为 60U/kg,低风险患者初始剂量为 30~45U/kg,1 次/2 周静脉注射,应对患者持续进行临床监测。对病情平稳的患者可根据情况减少剂量,从而进行维持治疗。高风险的成人患者及所有儿童患者,伊米苷酶维持剂量不应小于 30U/kg,1 次/2 周。低风险成人患者维持剂量不应小于 20U/kg,1 次/2 周。

当患者出现贫血加重,血小板进一步减少,肝脾增大,不明原因的骨折、骨溶解、骨梗死或无菌性骨坏死,儿童患者生长发育缓慢或倒退,肺部表现出现或加重等情况时,建议恢复初始治疗剂量。

2. 底物减少治疗(substrate reduction therapy,SRT) SRT 可以适度降低葡糖神经酰胺合成酶的活性,限制葡糖神经酰胺合成,使生成与代谢达到稳态。该方法适合于有残余酶活性的患者,且为口服制剂,应用方便,缩短治疗时间,不影响工作生活。

3. **造血干细胞移植** 能够彻底纠正酶缺陷,弥补酶替代治疗的不足,葡萄糖脑苷脂的清除率上升,彻底弥补内脏和骨骼缺陷。造血干细胞移植对非神经型 GD 疗效确切,使Ⅱ型和Ⅲ型神经病变趋于稳定,是潜在可能治愈 GD 的疗法,但其并发症和病死率较高,通常不作为首选治疗。

（二）非特异性治疗

可根据患者的临床表现与体征选择。

1. **贫血患者可补充造血元素** 预防感染,必要时补充悬浮红细胞、血小板。

2. **脾切除** 脾切除可以减轻因脾肿大、脾亢带来的危害。但脾切除会加剧葡萄糖脑苷脂在体内蓄积,加速病情进展,并使多种致命并发症的发生风险增加,所以仅在患者不能接受酶替代治疗时,因病情进展可慎重考虑脾切除,术后需对肺、肝、骨骼的不良反应情况进行随访与监测。

3. **骨病的支持治疗** 骨危象支持治疗、补液支持、镇痛和激素治疗。处理骨折、人工关节置换等,对于骨质疏松症患者可用钙剂、阿仑膦酸钠和其他双膦酸盐治疗。

七、预后

GD 因其病变累及多器官,致残率高,对家庭及社会负担重,所以预防十分重要,避免近亲结婚、婚前遗传咨询、产前诊断,均可避免此类有缺陷患儿出生。

（刘　丽）

第三节　黏多糖贮积症

黏多糖贮积症(mucopolysaccharidosis,MPS)是由于人体细胞的溶酶体内降解糖胺聚糖(glycosaminoglycan,GAG,旧称黏多糖)的水解酶发生突变导致其活性丧失,GAG 不能被降解代谢,最终贮积在体内而发生的溶酶体贮积症。

一、病因和流行病学

GAG 是一种大分子复杂多聚物,主要包含有硫酸皮肤素、硫酸类肝素、硫酸角质素、硫酸软骨素和透明质酸等成分,是角膜、软骨骨骼、皮肤、筋膜、心瓣膜和血管结缔组织的结构成分。这些多糖的降解必须在溶酶体中进行,目前已知有 11 种溶酶体酶参与其降解过程,任何一种酶的缺陷都会造成氨基葡聚糖链的分解障碍而积聚体内,并自尿中排出。根据临床表现和酶缺陷,MPS 可分为 7 型,包括 MPS Ⅰ型、Ⅱ型、Ⅲ型、Ⅳ型、Ⅵ型、Ⅶ型、Ⅸ型,其中只有 MPS Ⅱ型是 X 连锁隐性遗传,其余 MPS 均为常染色体隐性遗传。黏多糖贮积症属于罕见病,总体估计发病率为每 20 000~25 000 名新生儿中有 1 例。

二、临床特征

1. **MPS Ⅰ型** 共分 3 种亚型,为同一种酶不同程度缺乏所致。重型患者在出生时表现正常,在第 1 年出现特征性的粗犷面容以及肝脾肿大、脐疝或腹股沟疝、进行性关节僵硬、角膜混浊。常于 2~5 岁出现心脏瓣膜病，可导致充血性心衰，患者的寿命明显缩短，几乎所有患者在 10 岁前死亡。轻型患者通常 5 岁以后出现症状，轻度面容粗陋、角膜混浊和手足关节僵硬，但智力正常，寿命相对较长。

2. MPS Ⅱ 型　为 X 连锁隐性遗传病，绝大多数为男性患者。临床表现类似于 MPS Ⅰ型，而且面容往往更粗陋，轻型患者通常智力正常，能存活到五六十岁，重型患者与 MPS Ⅰ 型患者不同之处在于起病晚(1~2 岁)、临床进展慢、无角膜混浊，患者常常活到一二十岁。

3. MPS Ⅲ 型　分为 A、B、C、D 共 4 个亚型，由不同酶缺乏引起，临床主要特征是进行性中枢神经系统变性，患者通常在 2~7 岁时表现出发育迟缓和行为异常，包括多动和攻击行为。

4. MPS Ⅳ 型　分为 A 和 B 亚型，由不同酶缺乏引起，以骨骼受累为特征，患者通常较早出现多发性骨发育不良。

5. MPS Ⅵ 型　临床表现与 MPS Ⅰ 型相似，不同之处是患者的智力正常。

6. MPS Ⅶ 型　临床表现多样，典型表现为肝脾大，骨骼异常，面容特殊，不同程度智力落后。

7. MPS Ⅸ 型　也称为透明质酸酶缺乏症，目前仅有少数病例报道，被报道的患者的临床特征包括关节周围软组织团块、髋臼侵蚀和身材矮小。

三、实验室与辅助检查

1. **尿液糖胺聚糖电泳分析**　在 MPS Ⅰ 型和 Ⅱ 型患者中硫酸类肝素及硫酸皮肤素阳性，MPS Ⅲ 型患者出现硫酸类肝素条带，MPS Ⅳ 型患者出现异常硫酸角质素条带。

2. **骨骼 X 线检查**　长骨短而厚，骨干和干骺端不规则且骨质增生；髂骨外展，髋臼扁平且有髋外翻畸形；掌骨近端狭窄，远侧变宽，末端不规则；胸椎下段和腰椎上段椎体的前上区域发育不全；肋骨呈典型的"桨状"；颅盖增厚且蝶鞍异常呈"J"形。

3. **酶活性测定**　当测定的 MPS 特定的酶缺乏时有确诊意义。

4. **基因检测**　当检出致病基因突变时有确诊意义。

四、诊断

MPS 的诊断主要靠临床表现、实验室及影像学检查、酶活性测定和相应的基因检测。如果儿童有粗犷面容、肝脾肿大和骨病，伴或不伴中枢神经系统异常，应疑诊 MPS。特征性骨骼表现可能有助于诊断。测定尿液 GAG 浓度、电泳分离 GAG 可以确定 MPS 类型，确诊通常需要测定酶的活性。

五、鉴别诊断

1. MPS Ⅰ 型、MPS Ⅱ 型和 MPS Ⅵ 型临床表现相似，需要进行鉴别的疾病包括多发性硫酸酯酶缺乏症、黏脂贮积症 Ⅱ 型和黏脂贮积症 Ⅲ 型等，实验室检查无黏多糖尿及细胞酶缺乏，基因突变分析有利于确诊。

2. MPS Ⅳ 型和 MPS Ⅶ 型均可表现为骨骼异常，需要与先天性脊柱骨骺-干骺端发育不良相鉴别。尿黏多糖分析、酶活性测定和基因突变检测有助于鉴别诊断。

3. MPS Ⅲ 型主要与可引起儿童期起病的进行性神经系统受累的非感染性疾病相鉴别。

六、治疗

1. **一般治疗** 大多数针对 MPS 的治疗是针对各系统并发症的治疗,可以在一定程度上改善患者的生活质量,但不能防止其功能不可避免的下降。

2. **酶替代治疗**(enzyme replacement therapy,ERT) ERT 由于能够立即开始治疗,具有可行性和安全性,并能改善预后,已成为某些类型 MPS 的标准治疗方案,目前在美国、欧盟和其他几个国家已被批准用于治疗 MPS Ⅰ 型、MPS Ⅱ 型、MPS Ⅳ A 型、MPS Ⅵ 型和 MPS Ⅶ 型。

3. **骨髓移植/造血干细胞移植** 目前已被证明可以作为 MPS Ⅰ 型、Ⅱ 型、Ⅳ A 型、Ⅵ 型和Ⅶ型患者的可行治疗方案。早期、成功的骨髓移植/造血干细胞移植可改善 MPS 的某些症状,包括生长、耐力、肝脾肿大、关节活动度、上气道阻塞和呼吸功能,然而对包括骨骼发育不良、心脏瓣膜异常和认知障碍在内的临床症状改善有限。

4. **较新的治疗方法** 如鞘内 ERT、融合蛋白跨过血脑屏障的 ERT、基因治疗、底物减量治疗、伴侣治疗,以及这些策略的结合,可能在不久的将来可为 MPS 患者提供更好的预后。

七、预后

根据不同的 MPS 分型及临床表现轻重预后不一,详见黏多糖贮积症的临床特征。

(王　婷)

第四节　溶酶体酸性脂肪酶缺乏症

溶酶体酸性脂肪酶缺乏症(lysosomal acid lipase deficiency,LALD)是一种罕见的常染色体隐性遗传性溶酶体贮积病。其特点是胆固醇酯和甘油三酯在体内蓄积,引起内脏器官黄瘤样改变,常累及肝、肾上腺、脾、淋巴结、骨髓、小肠、肺和胸腺等多个器官。根据发病年龄和临床表现,可分为两种类型,一种是婴儿期起病的 Wolman 病,另一种是儿童及成人期起病的胆固醇酯贮积病。

一、病因和流行病学

溶酶体酸性脂肪酶是存在于溶酶体中能水解胆固醇和甘油三酯的酶,对调节胆固醇合成以及体内恒定有重要作用。LALD 是由 *LIPA* 基因突变导致的,*LIPA* 基因突变使得溶酶体酸性脂肪酶功能缺失或降低,使得在溶酶体中降解低密度脂蛋白、胆固醇酯和甘油三酯的功能丧失或降低,进而胆固醇酯和甘油三酯在机体组织细胞内贮积,血浆胆固醇水平升高。目前由于 LALD 的罕见性,疾病的实际发病率尚不明确,但据估计,根据人口的不同,疾病的发病率在 1/300 000~1/40 000 之间。

二、临床表现

1. **Wolman 病** 新生儿期起病,出生后几周内即表现出严重的临床症状,表现为慢性腹泻(脂肪溢)、呕吐、营养吸收不良、生长发育障碍、肝脾肿大,肝受累进一步发展为肝纤维化、胆汁淤积和肝衰竭。大多数患者存在双侧肾上腺钙化（50%），导致原发性肾上腺皮质功能不全。

2. **胆固醇酯贮积病** 儿童及成人期起病，临床表现不具有特异性，可能出现肝肿大（99%）伴肝微囊性或混合性脂肪变性、脾肿大（74%）、胃肠道改变和血脂异常。

三、实验室与辅助检查

1. **血生化检查** 血清转氨酶升高，高密度脂蛋白胆固醇降低，总胆固醇、甘油三酯、脂蛋白 B 和低密度脂蛋白胆固醇均升高。

2. **溶酶体酸性脂肪酶活性检测** 若检测到溶酶体酸性脂肪酶活性降低或丧失可帮助确诊。

3. **影像学检查** 腹部 B 超、CT 可发现肝大、肾上腺钙化等改变；肝脏 MRI 可用于量化肝脏脂肪的含量。

4. **肝组织病理学检查** 肝组织病理学检查并无特异性，可见肝实质细胞的细胞器因大量脂质的积聚而紊乱。

5. **基因检测** 在 *LIPA* 基因编码区域的完整测序若检出 2 个等位基因致病变异有确诊意义。

四、诊断

此病的诊断应根据临床表现、辅助检查和 *LIPA* 基因检测综合分析。婴儿具有脂肪泻、腹胀、呕吐、肝脾大、营养不良等表现，影像学检查发现肾上腺钙化，高度提示 Wolman 病。其他年龄的高胆固醇血症伴肝脏增大的患者，尤其影像学检查发现双侧肾上腺增大伴钙化时，亦需考虑此病的可能。确诊需要外周血白细胞等溶酶体酸性脂肪酶活性检测或 *LIPA* 基因突变分析。

五、鉴别诊断

主要与肝脏增大伴/不伴高胆固醇血症的疾病相鉴别，包括家族性高胆固醇血症、戈谢病、尼曼-皮克病等，基因分析或联合酶活性测定有助于明确诊断。

六、治疗

（一）非特异性治疗
因血脂异常是本病的突出特点，故以降脂治疗为主。

（二）特异性治疗

1. **酶替代治疗** α-Sebelipase 是一种重组人溶酶体酸性脂肪酶（LAL），通过静脉途径给药，于 2015 年底在美国批准用于临床治疗。

2. **造血干细胞移植** 异体造血干细胞移植已用于早期诊断为 LALD 的病例，以预防心血管并发症，或用于进展迅速的 LALD 婴儿，但还需要更多的研究来严格评估这一策略。

3. **肝移植** 肝移植对于 LALD 相关性肝功能衰竭可能是必要的，但不足以防止疾病进展或肝病复发，因为其病理生理主要是由骨髓来源的单核-巨噬细胞酶活性缺陷介导的。通过酶替代疗法治疗全身性疾病和肝脏病理，能潜在地改善肝移植的结果。

七、预后

Wolman 病患者若不能得到及时诊治,可进展为多器官功能障碍,典型患者存活期一般不超过 1 年。胆固醇酯贮积病患者可能因慢性肝病进展导致肝衰竭,因出现全身性脂谱改变和脂蛋白功能障碍增加了过早动脉粥样硬化和心血管疾病的风险。

(王 婷)

第五节 法 布 里 病

法布里病(Fabry disease)是仅次于戈谢病的第二常见溶酶体贮积病,它是一种 X 连锁遗传性疾病,由于先天性糖鞘脂代谢途径的 α-半乳糖苷酶 A(alpha-galactosidase A,α-Gal A)缺陷而引起酰基鞘鞍醇三己糖(globotriaosylceramide,GL-3)在多种细胞的溶酶体中蓄积,从而导致不同器官受累。

一、病因和流行病学

法布里病的代谢缺陷是缺乏由 GLA 基因编码的 α-Gal A,该酶能催化 GL-3 的终端半乳糖水解分裂。Gb3 是红细胞糖苷脂降解途径的中间产物。红细胞糖苷脂是红细胞膜和肾脏中的主要糖鞘脂,在 α-Gal A 活性不显著的情况下,GL-3 会在眼、皮肤、胃肠道、肾脏、心脏、脑和肺等多种器官的神经及血管的组织细胞溶酶体中贮积,造成相应的缺血、梗死及功能障碍。法布里病的确切发病率尚不清楚,该病可见于各民族和种族。最近的新生儿筛查工作表明法布里病的发病率在 1/8 454~1/1 250。

二、临床特征

法布里病常表现为多器官、多系统受累,男性重于女性。由于 α-Gal A 底物 GL-3 的沉积是一个渐进的过程,因此法布里病的临床表现会随着年龄的增长而累及不同器官。

1. **眼面部症状** 主要表现包括晶状体后囊混浊和视网膜血管迂曲。男性患者多在 12~14 岁出现特征性面容,多表现为眶上嵴外凸,额部隆起和嘴唇增厚。

2. **发作性肢体疼痛** 最常见症状,表现为发作性四肢末端(手、足)剧烈的烧灼样疼痛,持续数日,可能由应激、极热或极冷以及强体力活动诱发。

3. **血管角皮瘤** 为一种皮肤血管性疾病,为该病的典型表现,多于"坐浴区"即生殖器、阴囊、臀部和大腿内侧皮肤可见小而凸起的红色斑点,压之不褪色,也可见于背部、口周或身体其他部位。

4. **胃肠道症状** 厌油腻食物,尤其在进食后出现恶心、呕吐、腹胀、腹泻、痉挛性腹痛等症状,也可表现为便秘或胃肠道吸收不良。

5. **肾脏症状** 早期可出现夜尿增多、多尿和遗尿,随病程进展可逐渐出现蛋白尿。患者多在 30 岁左右进入终末期肾脏病,需要肾脏替代治疗。

6. **心血管病变** 多为该病的晚期表现和主要死亡原因,可出现高血压、肥厚型心肌病、心脏瓣膜病、心律失常、冠心病、心力衰竭等。

7. **中枢神经损害**　可出现早发的缺血性卒中,但多以后循环为主,还有部分患者出现焦虑、抑郁等精神症状。

8. **呼吸系统**　表现为喘息、呼吸困难等阻塞性肺功能障碍,吸烟者可加重。

三、实验室与辅助检查

1. **α-Gal A 酶活性检测**　可检查到外周血白细胞或血浆的皮肤成纤维细胞中 α-Gal A 酶活性降低。

2. **血和尿 GL-3 测定**　男性患者中血、尿 GL-3 均明显高于健康人;对于部分女性患者血、尿 GL-3 可高于正常人,敏感性高于 α-Gal A 酶活性检测。

3. **组织病理学检查**　肾脏、皮肤、心肌和神经组织内广泛的糖鞘磷脂结晶沉积,偏振光下呈双折光的十字形,光镜下可见相应的组织细胞空泡改变,电镜下表现为组织细胞的胞质内充满嗜锇"髓样小体"。

4. **基因检测**　是诊断该疾病的金标准。

四、诊断

典型的临床、病理表现有重要的提示作用,α-Gal A 酶的活性检测不但可以提示该病的诊断还可以反映疾病的严重程度,*GLA* 基因检测是诊断该病的金标准。

五、鉴别诊断

不同脏器受累需要与相应的疾病进行鉴别。例如:疼痛需与类风湿关节炎、雷诺综合征和其他病因所致的感觉神经病等鉴别;血管角皮瘤需与过敏性紫癜及其他皮疹相鉴别;出现蛋白尿和肾功能不全,需与原发性或继发性肾小球肾炎相鉴别;心脏受累的患者需与其他原因导致的心脏淀粉样变、肥厚性心肌病、心功能不全等相鉴别。病理学检查有重要提示作用,最终可通过酶学检测甚至基因检测以鉴别。

六、治疗

1. **非特异性治疗**　主要针对各脏器受累情况给予相应的对症处理。

2. **特异性治疗**　酶替代治疗,即利用基因重组技术体外合成 α-Gal A 替代体内缺陷的酶,是首先被批准治疗法布里病的方法。目前已被证明具有临床疗效的产品有两种,一种是 α-半乳糖苷酶 A,另一种是 β-半乳糖苷酶 A,均为静脉途径给药。而对于酶替代疗法开始的时机仍有一定争论,目前推荐只要有临床症状即应开始酶替代治疗。

七、预后

少数患者会死于严重的终末期肾病或心脑血管疾病。

八、最新进展

法布里病的基因治疗、底物抑制治疗正在进行临床试验,mRNA 治疗也正在临床前研发中。

(王　婷)

第六节　尼曼-皮克病

尼曼-皮克病(Niemann-Pick disease,NPD)属于溶酶体贮积症的一种,也被称为鞘磷脂沉积病,是一组常染色体隐性遗传性疾病,主要表现为肝脾肿大、各种神经功能障碍以及鞘磷脂贮积。NPD 主要包括 A/B 型(NPD-A/B)和 C 型(NPD-C),是由不同的致病基因导致的。NPD-A/B 即酸性鞘磷脂酶缺乏症,是由于 *SMPD1* 基因突变所致。NPD-C 是因 *NPC1* 或 *NPC2* 基因突变导致胆固醇转运障碍所致。

一、病因和流行病学

NPD-A/B 的致病基因 *SMPD1* 位于染色体 11p15.1-p15.4,该基因编码酸性鞘磷脂酶(acid sphingomyelinase,ASM),ASM 缺乏导致其降解的底物鞘磷脂在单核-吞噬细胞系统及脑组织贮积。据估计,A 型 NPD 与 B 型 NPD 的总体患病率为 1/250 000。

NPD-C 具有两个不同的致病基因位点:*NPC1* 基因及 *NPC2* 基因,其中 90% 由于 *NPC1* 基因突变所致。*NPC1* 或 *NPC2* 基因突变后都会导致胆固醇转运障碍,游离的胆固醇在溶酶体内贮积。在欧洲,估计其患病率为 1/150 000。

二、临床表现

1. **NPD-A 型**　患者最早出现的症状是腹部膨隆,肝脾增大,部分患者可在新生儿期发病。智力和运动发育落后随即出现,肌张力低下,运动发育迟缓,而脑神经功能常不受累,1岁后运动智力发育明显倒退。50% 患者可以发现眼底樱桃红斑。间质性肺部病变可导致反复呼吸道感染、低氧血症或呼吸功能衰竭。

2. **NPD-B 型**　患者可以在各个年龄阶段因肝脾大而被发现。与 NPD-A 型不同之处在于多数患者没有明显的中枢神经系统受累表现。病情进行性发展,会出现肝功能异常、脾功能亢进;缓慢出现间质性肺部病变、骨质疏松和高脂血症表现。1/3 患者出现眼底樱桃红斑。

3. **NPD-C 型**　从围产期到成年后期都可能发生,且临床表现多样。胎儿期发病的患者最常引起肝脾肿大、腹腔积液或胎儿水肿。新生儿期起病的患者表现为严重肝病及可能伴发的因肺间质病变所致的呼吸衰竭。单独的婴儿型患者表现为肌张力过低和发育迟缓。童年中后期发病的患者通常存在小脑受累,其特征为动作笨拙和步态异常。成人期起病的患者可能表现为共济失调、认知功能障碍等。垂直型核上性眼肌麻痹是患者的特征性表现,几乎出现于所有的青少年及大部分成年患者,多数患者首先出现眼球垂直运动障碍,之后发展为水平运动障碍,最终出现完全性核上性麻痹,表现为阅读、表达及交流能力受限。

三、实验室及辅助检查

（一）NPD-A/B 型

1. **常规检查**　当疾病出现脾功能亢进或骨髓明显侵犯时可见血小板减少甚至全血细胞减少。大部分患者肝脏转氨酶轻度至中度升高。甘油三酯轻中度升高、低密度脂蛋白胆固醇升高、高密度脂蛋白胆固醇降低。

2. **ASM 检测**　可检测外周血淋巴细胞或皮肤成纤维细胞,当 ASM 活性检测值低于正常下限的 30% 可以确诊 NPD-A/B 型。

3. **影像学检查**　肝脏和脾脏可见不同程度的肝脾增大或肝硬化表现。

4. **组织病理检查**　常用组织为骨髓、脾、肝脏、肺及淋巴结。光镜下可以看到尼曼-皮克细胞或称泡沫样细胞,即富含脂质的巨噬细胞。

5. **基因分析**　*SMPD1* 基因检测有确诊意义。

（二）NPD-C 型

1. **常规检查**　可见到轻度血小板减少和转氨酶升高;血浆高密度脂蛋白胆固醇与低密度脂蛋白胆固醇均降低,血浆甘油三酯增加。

2. **血浆壳三糖苷酶**　壳三糖苷酶由活化的巨噬细胞合成,可作为 NPD-C 的一种筛选标志物,在部分患有孤立性肝脾肿大和神经症状的儿童中,血浆壳三糖苷酶活性的增高提示 NPD-C 的可能性。此方法的敏感性和特异性相对较低。

3. **活组织检查**　常用组织为骨髓、脾、肝脏、肺及淋巴结。光镜下可以看到特征性的尼曼-皮克细胞,但并不是此疾病所特有的。

4. **Filipin 染色**　在患者皮肤活检培养的成纤维细胞中,通过 Filipin 染色显示细胞内胆固醇转运受损仍然是 NPD-C 的关键诊断实验。在 80%~85% 的病例中,NPD-C 阳性细胞的荧光显微镜检查通常显示出强烈的荧光、充满胆固醇的核周溶酶体。

5. **基因分析**　*NPC1* 或 *NPC2* 基因检测可以确诊 NPD-C 型。

四、诊断

当临床上出现典型的临床表现和实验室检查时分别提示 NPD-A、NPD-B、NPD-C 的诊断,如果检测到 ASM 活性降低或 *SMPD1* 基因分析检出 2 个等位基因已知致病变异则可确定 NPD-A/B 型的诊断;如果成纤维细胞 Filipin 染色阳性或 *NPC1*、*NPC2* 基因检出 2 个等位基因致病突变则可确诊 NPD-C。

五、鉴别诊断

其他神经鞘脂贮积症如神经节苷脂贮积症、法布里病、戈谢病等,本组疾病的共同特征是属基因突变引起的遗传病,多以中枢和/或周围神经变性为特征改变,表现为正常脂类的异常积聚,主要为溶酶体酸性水解酶类的缺乏。进行相应的酶检测或对应的基因检测有助于鉴别诊断。

六、治疗

（一）非特异性治疗

主要针对各脏器及功能受累情况给予相应的对症处理。

（二）特异性治疗

1. **酶替代治疗**　重组人酸性鞘磷脂酶目前已在 NPD-A/B 成人患者种进行 Ⅱ 期临床试验(NCT02004 691)。

2. **底物减少疗法**　麦格司他可通过抑制鞘糖脂合成进而阻止或延缓 NPD-C 型患者神经系统症状的进展,可用于 4 岁以上 *NPC1* 突变有神经系统受累表现的 NPD-C 患者。

3. **其他试验性疗法** 异基因或骨髓治疗通常不能改变患者的神经病变进程,偶有 NPD-B 儿童成功接受造血干细胞移植的病例报告。

七、预后

各型尼曼-皮克病预后不同;NPD-A 患者往往于 2~3 岁前因出现神经功能快速进展性丧失导致死亡;NPD-B 患者通常较晚发病且没有 NPD-A 严重,预后较好,能够存活至成人期;NPD-C 患者又根据发病年龄不同而异,成人发病者可长期生存。

(王　婷)

第十章 其他代谢疾病

第一节 卟 啉 病

卟啉病（porphyria）是由于血红素生物合成途径中酶活性异常,引起中间产物(卟啉或卟啉前体)蓄积,进而引发组织损伤的一组代谢性疾病。血红素合成途径中共有八个酶,每一种酶活性异常对应一种卟啉病,共八种(图10-1)。卟啉病按卟啉生成部位可分为肝性和红细胞生成性卟啉病;按临床表现可分为急性神经内脏型、皮肤光敏型及混合型卟啉病;按遗传方式可分为遗传性和获得性卟啉病。三种最常见的卟啉病依次为迟发性皮肤卟啉病(porphyria cutanea tarda,PCT)、急性间歇性卟啉病(acute intermittent porphyria,AIP)和红细胞生成性原卟啉病(erythropoietic protoporphyria,EPP),分别代表疱性皮肤型、急性神经内脏型、非疱性皮肤型卟啉病。三者在临床表现、诊断和治疗上没有共同点。本节重点讲述这三种卟啉病。

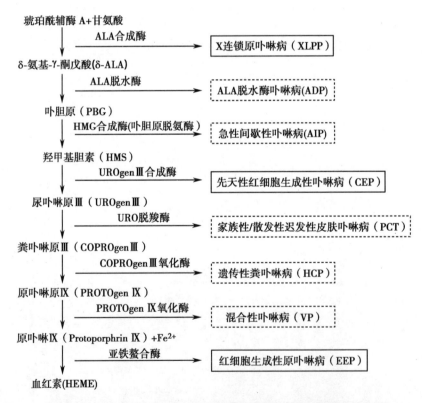

图 10-1 血红素(HEME)生物合成通路、酶及八种卟啉病诊疗流程
实线框为红细胞生成性卟啉病,虚线框为肝性卟啉病。

迟发性皮肤卟啉病

迟发性皮肤卟啉病(porphyria cutanea tarda,PCT)以皮肤表现为主且发病相对较晚,属于肝性卟啉病,是最常见的卟啉病。

一、病因与流行病学

PCT是血红素生物合成中第五个酶——肝脏尿卟啉原脱羧酶(uroporphyrinogen decarboxylase,UROD)活性缺乏导致卟啉堆积引起的慢性疱性皮肤型卟啉病。PCT的估计患病率在1/25 000~1/5 000,无性别差异,以中老年人为多。

二、临床特征

PCT临床表现为慢性起疱性皮损,常伴血清转氨酶升高。PCT的特征性皮肤表现为慢性光敏性水疱、皮肤脆性增加、瘢痕形成和日照部位色素增加或减退,手背、前臂、脸、耳、颈和足最常受累。部分患者伴瘙痒,也可见多毛,特别是脸颊和前臂,还可发生脱发。因日照反应会延迟发生,患者可能意识不到日照是原因。大部分PCT患者有肝脏异常,肝硬化和肝细胞癌的长期风险升高。

三、实验室与辅助检查

1. **实验室检查** 疑似PCT时,血或尿总卟啉为一线检测,优选血液。总卟啉增高,行二线检测即采用高效液相色谱法行卟啉组分分析。

2. **基因检测** 用来明确是否存在 *UROD* 突变。

3. **血浆荧光发射峰检测** 卟啉及其衍生物吸光后被激活放出红色荧光,在中性 pH 环境下稀释时,PCT在大约位于620nm出现特征性血浆荧光波峰。

四、诊断

对于有慢性疱性皮损的患者,伴相应卟啉增加,包括血浆和尿液中卟啉升高并且以高度羧基化卟啉(如七羧基卟啉、六羧基卟啉)为主;血浆荧光波峰大约位于620nm;红细胞卟啉几乎无增高,可诊断PCT。大约20%的患者中,基因分析显示 *UROD* 突变,但这不是诊断PCT的必要手段。

五、鉴别诊断

1. **引起疱性皮损的非卟啉性疾病** 与PCT一样,多种非卟啉性疾病可以导致日照部位皮肤出现疱性皮损,包括多形日光疹、大疱性表皮松解症、假卟啉病、光毒性药物反应。不同的是,这些疾病无血浆或尿液总卟啉增高。

2. **其他起疱性皮肤卟啉病** 其他起疱性皮肤卟啉病包括先天性红细胞生成性卟啉病(congenital erythropoietic porphyria,CEP)、变异性卟啉病(variegate porphyria,VP)和遗传性粪卟啉病(hereditary coproporphyria,HCP)。与PCT一样,它们均可导致日照部位皮肤出现起疱性皮损,以及尿液、血浆和粪便中卟啉增高。不同之处有:CEP的瘢痕形成通常比PCT更严重,VP和HCP可引起急性神经内脏症状。CEP尿卟啉Ⅰ及粪卟啉Ⅰ积聚。PCT的胆色素原(PBG)正常、δ-氨戊酮酸(ALA)可能轻度增高,而 HCP 和 VP 患者的 ALA 和 PBG 既可能正常,也可能显著升高。

六、治疗

PCT 的治疗是 PCT 特有的,因此应在排除其他卟啉病后再开始。

有活动性皮肤病变的 PCT 患者,除了减少易感因素,还应采用静脉放血或低剂量羟氯喹治疗。静脉放血更适合有大量铁过载或有 *HFE* 纯合子突变或复合杂合子突变的患者,1 次/2 周。无大量铁过载的患者,静脉放血或羟氯喹治疗均可采用。

七、预后

大多数 PCT 患者在治疗后不会复发,特别是处理了易感因素后。但对于部分患者,特别是恢复过量饮酒的患者复发机会较大。

急性间歇性卟啉病

急性间歇性卟啉病(acute intermittent porphyria,AIP),也称为瑞典卟啉症、吡咯卟啉症、间发性急性卟啉症,是血红素生物合成中第三个酶——卟胆原脱氨酶(porphobilinogen deaminase,PBGD)部分缺乏引起的急性神经内脏卟啉症。该病是一种常染色体显性遗传病,外显率低,症状的发生受多种恶化因素的影响。

一、病因与流行病学

AIP 患者的 PBGD 活性缺乏引起卟胆原(porphobilinogen,PBG)和 δ-氨戊酮酸(delta-aminolevulinic acid,ALA)堆积,导致脑脊髓交感神经功能障碍,属于肝性卟啉病,是最常见的急性神经内脏型卟啉病。AIP 估计患病率约为 5/100 000,北欧最常见,通常 20~40 岁发病,女性多发。

二、临床特征

AIP 患者无皮肤异常,主要表现为急性间歇发作的神经内脏症状。AIP 常于诱因下发作,具体包括药物、烟酒、性激素、饥饿、热量和/或碳水化合物摄入不足、代谢应激等。急性发作时卟啉前体 ALA、PBG 蓄积,产生神经毒性,累及周围、自主和中枢神经系统。最常表现为累及胃肠神经的急性重度腹痛,伴便秘、腹胀、恶心、呕吐。累及周围神经可见肢痛、麻木、由近端向远端进展的运动无力,重者四肢瘫痪、呼吸麻痹,危及生命;累及自主神经可见心动过速、血压升高、排尿困难、尿痛、尿潴留和尿失禁;累及中枢神经可见抗利尿激素分泌异常综合征(低钠血症)、癫痫发作、失眠焦虑、从嗜睡到昏迷程度不一的意识改变。大多数患者在发作间期可完全缓解,但部分患者会在多次反复发作之后出现慢性症状,如慢性疼痛、抑郁焦虑、持续肝损伤及肝癌风险增加、高血压、慢性肾病等。

三、实验室与辅助检查

1. **生化检查**　疑似 AIP 患者,行尿卟胆原日晒检测,新鲜尿液置于阳光下变成棕红色是 AIP 特征性表现。血 ALA 和 PBG 明显增加,特别是在发作期间,但不如尿中的明显;血浆和粪便卟啉可能正常或稍升高。

2. **血浆荧光发射峰检测** 卟啉及其衍生物吸光后被激活放出红色荧光,在中性 pH 环境下稀释时,AIP 患者血浆荧光发射峰在 620nm 处。

3. **红细胞 PBGD 活性检测和 *HMBS* 基因检测** 用来确诊 AIP。

四、诊断

对于出现急性神经内脏症状的 AIP 患者,尿 PBG 明显升高(大于 10mg/L 或 10mg/g 肌酐),血浆和粪便卟啉几乎不升高,红细胞 PBGD 活性缺乏和/或 *PBGD/HMBS* 突变可以确诊,以基因诊断更为准确。

五、鉴别诊断

(一)其他引起神经内脏症状疾病

具有与 AIP 类似的腹痛、神经精神症状以及肝功能异常的卟啉病之外的其他疾病。这些疾病与 AIP 最基本的区别是尿 PBG 正常。例如,肝胆功能损伤可以导致卟啉从胆汁排泄减少,经尿液排泄增加,所以任何原因的肝病都可伴有尿总卟啉特别是粪卟啉的增加,但尿 PBG 不会增加。

(二)其他类型卟啉病

所有急性神经内脏型卟啉病,在急性发作期都可出现腹痛等急性神经内脏症状以及尿液 PBG 和/或 ALA、卟啉增加。但尿液、血液、粪便中的卟啉前体和卟啉的分布模式不同。

1. **ALA 脱水酶卟啉病(ALA dehydratase porphyria,ADP)** 由血红素合成途径的第二个酶——ALA 脱水酶活性下降所致,属于急性神经内脏型卟啉病,极其罕见。临床表现与 AIP 相同,不同的是,急性发作时尿 ALA 升高,但 PBG 不升高,尿液粪卟啉Ⅲ和红细胞锌原卟啉明显升高。

2. **HCP 和 VP** 属于混合型卟啉病,由血红素合成途径的第六、七个酶即粪卟啉原氧化酶和原卟啉原氧化酶活性下降所致,既可出现急性神经内脏症状也可出现水疱性皮肤光敏表现。与 AIP 相同,急性发作时尿液 ALA 和 PBG 均升高,但升高程度更小,维持时间更短;与 AIP 不同,粪便卟啉明显升高,HCP 以粪卟啉Ⅲ为主,VP 以粪卟啉Ⅲ和原卟啉为主。此外 VP 血浆荧光峰值特征性的出现于 626nm 处,借此可以与其他所有类型的卟啉病鉴别。

六、治疗

(一)AIP 急性发作的治疗

治疗目标:尽快缓解发作,同时给予对症支持治疗,患者通常需要住院。

治疗指征:一旦诊断 AIP 急性发作,应立即给予高铁血红素,若无法获得高铁血红素,则给予碳水化物负荷治疗。二者均可抑制 ALA 合成酶活性,减少 ALA 和 PBG 的堆积,进而缓解症状。

1. **去除诱发因素** 仔细了解患者用药情况(特别是新近应用的药物),避免使用会加重该病的药物。同时寻找和治疗感染等诱因。

2. **静脉注射人高铁血红素** 高铁血红素的常规给药方案是静脉给予 3~4mg/kg,一日 1 次,连用 4d。及时给药通常能在 4~5d 内迅速缓解发作。

3. **碳水化合物负荷治疗** 如果能耐受,可给予口服葡萄糖溶液,至少 300g/d。但大多数患者急性发作时,有恶心呕吐,必须静脉输注。常规方案是葡萄糖 300~400g/d,通常以 10% 的溶液形式给药,可以缓解轻度发作。但必须警惕低钠血症发生的风险。

4. **对症处理** 在高铁血红素和/或碳水化合物特异性治疗完全缓解急性发作之前,需对症治疗。疼痛时应用吗啡、二氢吗啡和芬太尼是安全的,但应避免哌替啶(其代谢物可能与癫痫发作有关);轻度疼痛可选对乙酰氨基酚;慢性疼痛最好由疼痛科医生治疗。β-肾上腺素能阻滞剂可治疗心动过速和高血压。对于恶心呕吐,氯丙嗪以及其他吩噻嗪类、5-羟色胺(5-HT3)受体拮抗剂(昂丹司琼)可安全使用。短效苯二氮䓬类药物对焦虑失眠有效。癫痫发作通常给予苯二氮䓬类或左乙拉西坦。

(二) AIP 急性发作的预防

1. **避免加重因素** 减少或消除加重因素对预防发作非常重要。AIP 患者必须避免吸烟饮酒、饥饿及不适当减肥。治疗和预防感染与其他疾病。反复经前发作的女性,可以采用 GnRH 类似物抑制排卵。临床医生在治疗 AIP 患者时,应访问美国卟啉病基金会网站和欧洲卟啉病网站,明确在 AIP 能否安全应用。

2. **Givosiran** Givosiran 是针对肝脏 ALA 合成酶的小干扰 RNA 治疗药物,可以显著降低发作频率。适用于大多数经常发作(至少 3~4 次/年,或需要预防性高铁血红素治疗)的 AIP 患者。具体用法:每次 2.5mg/kg,1 次/月,皮下注射。注意避免同时使用经 CYP1A2 和 CYP2D6 代谢的药物。治疗中应监测肝功能,如果转氨酶大幅升高达正常上限 5 倍以上或胆红素升高,停药;肾功能恶化,停药。

3. **预防性使用高铁血红素** 对于频繁、非周期性的 AIP 发作,预防性使用高铁血红素有时可以有效预防发作,一般 1~2 次/周。

4. **肝移植** 对于频繁住院,高铁血红素或 Givosiran 治疗无效,以及生存质量差的患者可选择肝移植,但不适于四肢瘫痪患者。

(三) 慢性症状的处理

某些 AIP 患者在严重发作恢复后,会残留轻瘫或慢性疼痛。这可能与反复发作未及时治疗所致的永久性长期神经系统受损有关。慢性疼痛需对症治疗及疼痛专科医生会诊。最好是在出现慢性并发症(如广泛轻瘫)之前评估肝移植的可能性。

七、预后

由于 AIP 极为少见,有关患者预后的数据极少。美国卟啉病联盟(Porphyrias Consortium)和欧洲卟啉病网(European porphyria network,EPNET)正在进行自然病程纵向研究,以便更好地确定预后。

红细胞生成性原卟啉病

红细胞生成性原卟啉病(erythropoietic protoporphyria,EPP)是一种遗传性皮肤卟啉病,主要特征是痛性、非发疱性光敏反应,通常在儿童早期首次发现。

一、病因与流行病学

EPP 是血红素生物合成中最后一个酶——亚铁螯合酶(ferrochelatase,FECH)活性缺乏导致原卟啉蓄积引发的痛性、非疱性皮肤型卟啉病,属于红细胞生成性卟啉病,是一种常染色体隐性遗传病,是儿童中最常见、成人中排在第三位的卟啉病。男女发病率相似。一般人群的估计患病率为 1/200 000~1/75 000,东亚人群较白种人更常见,非洲罕见。

二、临床特征

EPP 主要表现为日照后数分钟内出现的痛性、非疱性皮肤光敏反应,避光良好时一般不出现阳性体征。一些患者可以出现含原卟啉的胆结石,不到 5% 的患者出现严重肝功能衰竭,还可能出现长期避光造成的维生素 D 缺乏。

三、实验室与辅助检查

1. **生化检查** 疑似 EPP 的患者,首先检测总红细胞原卟啉,如升高,进一步检测不含金属和含有锌的原卟啉。确诊 EPP 患者需监测肝功能、全血细胞计数及铁蛋白水平。

2. **血浆荧光发射峰检测** EPP 患者血浆荧光峰值特征性出现在接近 634nm 处。

3. **基因检测** 可以明确具体突变,确定具体卟啉病类型。

四、诊断

诊断 EPP 需同时符合以下几点:①总红细胞原卟啉水平升高;②不含金属原卟啉通常占总卟啉类化合物的 85% 以上;③基因检测 *FECH* 基因突变。

五、鉴别诊断

1. **引起非疱性皮损的非卟啉性疾病** 多形日光疹、日光性荨麻疹等多种非卟啉性疾病可导致日照部位非疱性、痛性皮损。与 EPP 不同,它们的红细胞原卟啉不升高。

2. **X 连锁原卟啉病**(X-linked protoporphyria,XLP) XLP 是由血红素合成途径的初始酶功能获得性增强所导致的 X 连锁遗传性疾病。与 EPP 同属原卟啉病,临床表现类似,不同的是,不含金属原卟啉占总卟啉类化合物的比例,EPP 患者为 85%,XLP 患者为 50%~85%。

六、治疗

1. **光防护是 EPP 的基础治疗** 尽量避免日光或荧光灯,包括穿戴防护衣帽、安装防护性有色车窗玻璃、谨慎使用其他强烈光源(包括手术室灯光)。阿法诺肽、β-胡萝卜素可改善患者日光耐受性和生活质量。因避光会带来维生素 D 缺乏,需补充维生素 D(800IU/d)和钙(1 000mg/d)。

2. **原卟啉性肝病的治疗** 治疗的目标是减少进入血浆及运送至肝脏的原卟啉,降低毒性,使得肝脏有机会恢复或者过渡到肝移植。

严重且快速进展者,可采用静脉注射高铁血红素、血浆置换、输注红细胞纠正贫血;可用的药物包括熊去氧胆酸、考来烯胺、维生素 E。合并重度肝脏病变的患者,可采用肝移植和造血干细胞移植序贯疗法。

七、预后

除非出现卟啉性肝病,EPP 一般不影响患者预期寿命。但光照后皮肤急性剧痛会严重影响 EPP 患者生活质量,迫使其改变生活和工作方式。

(张松筠)

第二节　肝豆状核变性

肝豆状核变性(hepatolenticular degeneration,HLD)是一种由于 *ATP7B* 基因突变导致细胞铜转运障碍的常染色体隐性遗传病。该疾病由 Wilson 在 1912 年首先描述,故又称为 Wilson 病(Wilson's disease,WD)。以铜代谢障碍引起的肝硬化和以基底节损害为主的脑变性疾病为其临床特点,HLD 是迄今为止少数可治的遗传性疾病之一,关键是早发现、早诊断、早治疗。

一、病因与流行病学

铜属于人体内的微量元素,其每日需求量为 0.75mg,首先在胃及十二指肠内吸收,后与循环的白蛋白结合,被多种组织摄取,过量的铜排入胆汁,最终以粪铜形式排出。铜在肝细胞内的转运受 ATP7B 调节,在 ATP7B 作用下将 6 个铜离子结合至原铜蓝蛋白上形成铜蓝蛋白,随后被分泌至血浆中排出体外。HLD 患者由于 *ATP7B* 基因突变导致 *ATP7B* 蛋白功能障碍,使机体内铜从胆道排出以及与铜蓝蛋白结合过程发生障碍,铜在肝脏内过度沉积,其氧化毒性损伤肝细胞,使肝细胞脂肪变性,肝脏纤维化,严重的发生肝硬化。在世界各地 HLD 患者均有分布,国外报道 HLD 人群发病率为 1/30 000 ~ 1/100 000,杂合子频率为 1/200 ~ 1/100,中国尚缺少多中心大样本的调查,但有文献分析,中国的发病率比西方国家要高。

二、临床特征

临床表现主要为肝脏疾病、神经系统症状和精神症状。以肝脏疾病为首发症状的患者年龄一般<10 岁,到青春期或成年出现或不出现神经及精神症状;以神经精神症状为首发表现的通常以青春期或成年发病患者居多,有或无肝脏疾病。研究证实女性患者更易表现为急性肝衰竭,男性比女性患者更可能存在神经精神性疾病,但肝脏疾病发病率较低。角膜色素环(Kayser-Fleisher ring,K-F 环)是本病的特异性体征,是铜细小色素颗粒沉积于巩膜与角膜交界处、后弹力膜而成的褐色环,发生率 95% 以上,但很少是 HLD 的首发症状。

国内指南将 HLD 分为下列类型:

1. **肝型**　①持续且无症状的血清转氨酶上升和脂肪变性;②急性或慢性肝炎;③肝硬化(代偿期或失代偿期);④暴发性肝衰竭(伴或不伴有溶血性贫血)。有些患者只表现为生化指标异常,或肝穿刺活检时仅有脂肪性肝炎表现。大多数 HLD 患者肝损害发病隐匿、进展较缓慢,就诊时已经到肝硬化和脾大阶段,甚至腹腔积液。重症肝损害可出现急性肝衰竭。部分患者可出现脾肿大而肝硬化并不明显;脾大可引起血小板、白细胞减少,甚至出现急性溶血性贫血。

2. **脑型**　多在 30~40 岁发病,也有在儿童时期就表现出精神症状。HLD 患者神经系统症状多以锥体外系表现为主:①构音障碍是最多见的神经系统表现;②肌张力障碍,临床表现多样,可能仅为轻度,也可能影响患者日常生活;③震颤,可能在休息或活动时发生,具有多个姿势或任务依赖性特征;④帕金森综合征,很少单独出现,通常伴有其他神经功能障碍;⑤舞蹈手足徐动症;⑥小脑共济失调;⑦认知损害。神经系统表现多种多样,症状可能非常轻微,也可能快速进展,在数月内导致严重失能。精神症状可表现为抑郁、人格改变、冲动、记忆力减退、易激惹、行为不当等。在已知有肝硬化的患者,神经系统的表现可能被误认为肝性脑病。HLD 患者的神经精神症状常继发于肝病以后,但是很多患者无肝病症状。

3. **其他类型** 泌尿系统 Fanconi 综合征,其中近端肾小管受累发生糖尿、氨基酸尿、肾小管酸中毒,继发于远端肾小管酸中毒的肾结石;血液系统受侵,可发生溶血性贫血,肝硬化、脾功能亢进导致血液三系减低、凝血功能异常等;相对少见的受累组织器官还包括骨骼系统疾病,如关节炎、骨密度减低、骨质疏松等;此外也可导致心肌疾病、习惯性流产、不育症、胰腺炎及多种皮肤病等。

4. **混合型** 以上各型的组合。

三、实验室与辅助检查

(一)实验室检查

1. **常规检查** 血常规检查可出现贫血、白细胞下降、血小板下降;尿常规检查可出现血尿、蛋白尿等;生化检查可见胆红素升高、转氨酶升高、低蛋白血症、胆汁酸升高和凝血时间延长等。

2. **铜代谢相关检查** 绝大多数患者血铜蓝蛋白<0.2g/L,如果<0.1g/L 强烈提示 HLD。血清铜蓝蛋白只是诊断指标,不能用于监测疗效。通常 24h 尿铜在成人患者>100μg、在儿童患者>40μg 作为诊断 HLD 的指标。青霉胺(D-penicillamine)试验对 HLD 的诊断有一定意义,500mg 青霉胺口服,12h 后开始收集 24h 尿液,24h 尿铜>1 600μg 则支持 HLD 诊断。

(二)影像学检查

1. **腹部 B 超** 轻者仅表现为肝脏密度增强、减低或不均,肝实质光点增粗、肝脏增大,甚至呈结节状改变、脾大。

2. **头颅 MRI** 约85%神经型患者头颅 MRI 显示异常,MRI 的特征是基底节异常信号,且呈对称性,严重时可累及中脑、脑桥、丘脑、脑干和小脑及额叶皮质等部位,常有广泛的脑萎缩、脑沟增宽、脑室扩大等。部分患者头颅 MRI 的异常改变可早于神经系统症状的出现。

(三)眼科裂隙灯检查

角膜色素环是诊断 HLD 的金标准之一。研究发现年龄是角膜色素环是否出现的独立相关因素,<7 岁的 HLD 患者很少有角膜色素环。角膜色素环与病情改善程度不一定呈平行关系,部分患者驱铜疗效显著,角膜色素环可明显改善甚至消失;但也有部分患者病情改善后,角膜色素环依然存在。

(四)病理学检查

肝脏活检:最早的组织学改变呈肝细胞内糖原化、轻度脂肪变性和肝细胞局灶性坏死,也可表现为自身免疫性肝炎的典型改变。随着病程发展,可出现肝纤维化、肝硬化。肝内铜的含量是诊断 HLD(包括症状前患者)的金标准,HLD 患者肝铜含量>250μg/g(干重)[正常值为 20~50μg/g(干重)],对未经干预者,如其肝铜含量<40~50μg/g(干重),一般可排除 HLD。对有肝炎活动或有 HLD 其他临床表现的患者,如肝铜含量为 70~250μg/g(干重),则需完善其他实验室检查以进一步明确诊断。但铜在肝脏中分布不均,铜含量测定可能会受

所取标本的影响。

（五）基因分析

HLD 是一种可以通过基因检测就能确诊的遗传代谢性疾病。*ATP7B* 致病突变时有 2 个致病突变等位基因就能确诊。

四、诊断

HLD 的诊断主要依靠临床症状体征、辅助检查和基因分析。患者具有锥体外系表现或肝病表现,角膜色素环阳性,血清铜蓝蛋白低于 0.2g/L,尿铜>100μg/24h(儿童尿铜>40μg/24h),可确诊为 HLD。对不符合上述诊断标准的患者,应进一步行 *ATP7B* 基因突变检测。德国莱比锡召开的国际会议制定了一套评分系统,用于帮助 HLD 的诊断。

出现下列任何情况,则给予相应的分值(如果缺少某项信息,则该项得分为 0),各项分数相加得总分。

1. Kayser-Fleischer 环(2 分)
2. 提示 HLD 的神经精神症状(2 分)
3. Coombs 阴性的溶血性贫血伴血铜升高(1 分)
4. 无急性肝炎的情况下出现尿铜

(1)为正常上限的 1~2 倍(1 分)

(2)大于正常上限的 2 倍(2 分)

(3)正常,但使用 2 次 500mg 的青霉胺激发后大于正常上限的 5 倍(2 分)

5. 肝铜定量测定

(1)正常(-1 分)

(2)不超过正常上限的 5 倍(1 分)

(3)大于正常上限的 5 倍(2 分)

6. 肝细胞罗丹宁染色呈阳性(如果不能获取肝铜定量测定结果)(1 分)

7. 血清铜蓝蛋白(使用比浊分析法,正常值大于 0.2g/L)

(1)正常(0 分)

(2)0.1~0.2g/L(1 分)

(3)<0.1g/L(2 分)

8. 染色体突变分析

(1)两条染色体均发生致病突变(4 分)

(2)一条染色体发生致病突变(1 分)

(3)无致病突变(0 分)

如果总分≥4 分,则高度可能为 HLD;如果为 3 分,则很可能为 HLD,但需要进行更多检查(如肝活检);如果≤2 分,则不太可能是 HLD。

五、鉴别诊断

对于肝脏受累为主的患者,应与慢性病毒性感染、自身免疫性肝病、非酒精性肝硬化、药物性肝损伤、原发性硬化性胆管炎、α_1-抗胰蛋白酶缺乏症和酒精性肝病等鉴别。

对于神经系统受累为主的患者,应与帕金森病、肌张力障碍、亨廷顿病、原发性震颤、泛酸激酶依赖型神经退行性病变、中枢神经系统肿瘤及其他遗传代谢病鉴别。

HLD 患者铜蓝蛋白降低、24h 尿铜增高和 *ATP7B* 基因检出致病突变有利于和其他疾病鉴别。

六、治疗

所有被确诊为 HLD 患者,均需系统且规范的终身治疗。治疗目的包括减少铜摄入,阻止铜吸收,排出体内过量的铜,维持机体铜代谢平衡。该病患者应避免进食富含铜的食物(如豆制品、海鲜、动物内脏、坚果、巧克力等)。药物治疗包括两个阶段:清除组织中已经沉积的铜或对其解毒,并防止铜的再积聚。

治疗药物分两大类。一类为金属螯合剂,主要通过促进体内铜离子排泄,从而减少铜在多器官(肝脏、脑组织、眼等)的沉积,如青霉胺、曲恩汀、二巯丙磺酸钠(DMPS)等。另一类药物则阻止机体对外源性铜的吸收,如四硫代钼酸铵、锌剂等。

(一)铜螯合剂

可使血液和组织中多余游离铜从尿液排出。

1. **青霉胺** 为肝型患者一线首选治疗药物。37%~50%脑型患者,早期给药可出现神经症状加重表现,其中约 1/2 不可逆,所以不建议使用。应用青霉胺治疗应自小剂量开始给药,根据 24h 尿铜逐渐加量。首次使用应作青霉素皮试,成人剂量为 750~1 000mg/d,最大剂量为 2 000mg/d,儿童剂量为 15~30mg/(kg·d),分 2~3 次服用,应在两餐之间服药,勿与锌剂或其他药物混服。青霉胺最严重的副作用是引起免疫异常进而导致系统性红斑狼疮及免疫复合物性肾炎,还可以引起明显的骨髓抑制,包括严重的血小板减少等,这些均是停药的指征。

2. **曲恩汀** 当青霉胺不能耐受时,常采用曲恩汀作为二线用药,也已成功用作初始治疗。国外推荐剂量为 900~2 700mg/d,分 3 次服用,维持量为 900~1 500mg/d。儿童剂量为 20mg/(kg·d),分 2 次或 3 次服用。副作用相对青霉胺较少,脑型患者初始治疗后,约有 24%出现神经症状的加剧,有半数甚至死亡,因此曲恩汀仍然不适用于脑型 HLD 的治疗。

3. **二巯丁二酸胶囊** 青霉胺不耐受时,在国内常作为二线口服药,成人 0.5g,每日 3 次;儿童每次 10mg/kg 或 350mg/m^2,每日 3 次。副作用:常见恶心、呕吐、腹泻、食欲减退等胃肠道不良反应;偶见皮疹、血清转氨酶一过性上升及中性粒细胞减少。

4. **二巯丁二酸钠注射液** 用于抢救暴发性 HLD 患者的疗效确切,但治疗过程中需要补充锌和钙。副作用主要是纳差及轻度恶心、呕吐,少部分可出现短暂精神症状的加重。

(二)金属硫蛋白诱导剂

主要为锌剂。金属硫蛋白在小肠黏膜细胞中和铜结合,从而阻止铜离子入血,使铜通过粪便排出。锌剂用于脑型、妊娠期、无症状以及儿童患者的初始治疗、肝移植术前治疗、各型 HLD 患者的维持治疗及不能耐受青霉胺治疗者。青霉胺与锌制剂交替给药的治疗常用于一些慢性病例。金属硫蛋白诱导剂的缺点是起效慢,病情危重者不适宜首选。

(三)肝移植

当肝硬化失代偿期患者突发急性肝衰竭、暴发性肝衰竭、药物治疗无效及神经系统症状难以控制时,可选择肝移植。但肝移植不能完全取代驱铜治疗,肝移植后仍需低铜饮食及驱铜治疗。

（四）对症治疗

对于出现了神经、血液等系统症状的患者,可分别给予对症治疗。

七、预后

如果诊断和治疗及时,预后均非常好,肝功能可恢复正常,但尚不清楚该病是否增加肝细胞癌的风险。

（刘　丽）

第三节　低磷性佝偻病

低磷性佝偻病(hypophosphatemic rickets,HR)是肾磷酸盐消耗过多引起的儿童代谢性骨病。按病因分为遗传性和获得性,主要表现为骨痛、身材矮小、骨骼畸形、牙齿异常等。遗传性 HR 按照遗传方式不同分为 X 连锁遗传性 HR(XLH)、常染色体显性遗传性 HR(ADHR)、常染色体隐性遗传性 HR(ARHR)、伴高钙尿症的遗传性 HR(HHRH)。获得性 HR 包括儿童 Fanconi 综合征和肿瘤相关性低磷性骨软化症(TIO)。

一、病因与流行病学

成纤维生长因子 23(FGF23)是一种重要的骨源性调磷激素,主要参与磷和维生素 D 代谢的调控。HR 的致病原因是循环中过多的 FGF23 导致近端肾小管上皮内的钠磷转运体对尿磷重吸收减少,肾磷阈降低,肾脏磷酸盐消耗过多。同时 FGF23 抑制 1α-羟化酶活性,减少肠道对钙磷吸收。钙磷是骨骼正常矿化的必备条件,FGF23 活性增强造成的低血磷导致骨骼矿化障碍,引起佝偻病或骨软化症。遗传性 HR 由于致病基因突变导致 FGF23 生成增加或降解减少;获得性 HR 为肾脏或间叶组织来源的 FGF23 分泌过多所致。

XLH 是最常见的遗传性 HR,约占遗传性 HR 病例的 80%,发病率为(3.9~5)/100 000 活产婴儿,*PHEX* 基因突变致病,该致病基因位于 Xp22.1。

二、临床特征

HR 儿童起病,主要的临床表现是低磷血症、生长缓慢及佝偻病和骨软化症。佝偻病主要是指干骺端生长板矿化不足或结构破坏;骨软化症是指骨基质矿化受损。患儿在开始行走后出现双下肢弯曲,典型表现为膝外翻(X 形腿)或膝内翻(O 形腿),其他骨骼畸形包括方颅、鸡胸、串珠样肋骨等,常伴有生长迟缓、身材矮小和骨痛,智力一般正常。

三、实验室检查与辅助检查

1. **实验室检查**　血磷低同时有尿磷高、肾磷阈下降;血钙和尿钙正常;PTH 正常或稍高,碱性磷酸酶高,25(OH)D_3 正常,1,25-(OH)$_2D_3$ 正常或偏低。Fanconi 综合征常伴有糖尿、氨基酸尿、蛋白尿和肾小管酸中毒。

2. **影像学检查**　佝偻病的患儿 X 线可见四肢长骨的干骺端,如胫骨、股骨远端、桡尺关节处骨骺板钙化带消失或增宽,呈杯口样或毛刷状改变;下肢骨骼弯曲变性,呈 X 或 O 形腿;颅骨、骨盆、椎骨等板骨的骨小梁模糊,呈毛玻璃状,骨盆畸形,椎体有典型的双凹形改变。TIO 导致的骨软化,应在定性诊断后行相关检查定位,应用 CT、MRI 等影像检查寻找病灶,结果阴性的应采用敏感性更高的生长抑素受体显像,^{68}Ga-Dotatate-PET/CT 扫描明确病灶位置。

3. **基因遗传学检查** 考虑遗传性 HR 需行相关基因的筛查:XLH 的致病突变基因是 X 染色体 *PHEX* 基因;ADHR 致病突变基因是常染色体 *FGF23* 基因;ARHR 分 3 型,分别为常染色体 *DMP1*、*ENPP1* 和 *FAM20C* 基因突变;HHRH 致病突变基因是常染色体 *SLC34A3* 基因。

四、诊断

1. **临床诊断** 依赖于病史、体格检查、实验室和影像学检查。

首先要进行详细的病史采集和问诊,包括发病年龄,是否有骨痛、骨折、身高变矮等症状,日常的钙奶摄入和日照情况以及是否有服用损伤肾小管的药物如阿德福韦酯、氨基糖苷等。体格检查有典型的佝偻病和骨软化症表现(X 或 O 形腿、鸡胸、串珠肋、手镯征等)。实验室检查主要有低血磷,高尿磷,肾磷阈降低,碱性磷酸酶高;其他指标包括血钙正常,PTH 正常或稍高,25(OH)D$_3$ 正常,1,25-(OH)$_2$D$_3$ 正常或偏低,肝肾功能等指标基本正常。X 线显示骨小梁毛玻璃样改变,可见长骨干骺端杯口样或毛刷样变和下肢畸形。

2. **病因诊断** 遗传性 HR 的明确病因依赖基因检测,获得性 HR 明确病因有赖于完整的病史采集,影像学和核素扫描定位肿瘤灶。

五、鉴别诊断

1. **低钙性佝偻病** 包括维生素 D 缺乏和维生素 D 依赖性佝偻病,后者为遗传性疾病。有佝偻病典型的骨骼畸形表现,实验室检查血钙正常或降低,PTH 高。维生素 D 缺乏 25(OH)D$_3$ 水平低,维生素 D 依赖性佝偻病 I 型 1,25-(OH)$_2$D$_3$ 低,而维生素 D 依赖性佝偻病 II 型 1,25-(OH)$_2$D$_3$ 正常或偏高。

2. **肾性骨病** 肾功能不全引起的 1α-羟化酶活性降低,1,25-(OH)$_2$D$_3$ 水平低引起钙磷吸收障碍。因肾功能不全有排磷障碍,多表现为血钙正常或偏低,PTH 高,血肌酐高,X 线可见纤维囊性骨炎表现,据此可鉴别。

3. **原发性甲状旁腺功能亢进症** 患者有乏力、骨痛、骨折,实验室检查有高钙低磷血症、PTH 显著升高,X 线有纤维囊性骨炎、骨质疏松、肾结石等表现。

六、治疗

1. **对症治疗** 治疗遗传性 HR 的推荐方法是联合使用 1,25-(OH)$_2$D$_3$(骨化三醇)与磷酸盐,其中 HHRH 由于尿钙高一般只补充磷酸盐。治疗目标是纠正骨骼畸形、维持正常生长速度、缓解骨痛。治疗过程中应监测骨骼影像学变化、生长速度、骨痛变化,同时为避免药物副作用密切监测 PTH、血尿钙水平和肾脏超声,调整药物剂量,维持治疗有效的最小药量。如合并肾小管酸中毒注意纠酸。磷酸盐因在体内代谢较快,故血磷水平不作为评估和治疗目标。儿童推荐骨化三醇 20~40ng/(kg·d),分两次口服;磷元素 40mg/(kg·d)起始,分4~5 次口服,给药间隔相近,最大剂量 2 000mg/d。补磷可采用配制的中性磷溶液或磷酸盐片剂。在足够的药物治疗疗程之后,可以考虑骨整形治疗。

2. **病因治疗** 获得性 HR 可通过去除病因缓解病情。TIO 相关的低磷性佝偻病应寻找并切除肿瘤灶,术后血磷将逐渐恢复正常。某些肾毒性药物导致的 Fanconi 综合征应立即停用相关药物。病因无法明确或去除的情况下可先对症治疗。

七、预后

遗传性 HR 早期明确诊断,并进行骨化三醇和磷酸盐的补充治疗,可以缓解骨痛、纠正畸形,促进儿童恢复正常的生长速度。治疗效果依赖于患者的依从性和剂量调整的准确性。获得性 HR 明确病因后可获得治愈。

八、最新进展

目前靶向治疗药物 FGF23 单克隆抗体 Burosumab,已于 2018 年被美国 FDA 批准用于治疗 XLH 的新型药物。适用于 XLH 未治患儿,以及磷酸盐和骨化三醇疗效不佳、难以依从治疗和/或出现严重副作用的患儿。

(高 明)

第四节 成骨不全症

成骨不全症(osteogenesis imperfecta,OI)又称脆骨病,属于单基因遗传病,主要是常染色体显性和隐性遗传。基因突变导致Ⅰ型胶原蛋白结构异常、成骨细胞形成和成熟障碍,导致骨脆性增加、反复骨折和骨骼畸形。

一、病因与流行病学

国外 OI 发病率约为 1/20 000,我国 OI 发病率尚不明确。Ⅰ型胶原蛋白是骨骼有机质的主要成分,多种基因突变可致病,病因包括Ⅰ型胶原蛋白分泌与折叠异常,以及其他促进骨形成或骨分化的因子分泌不足,最终导致骨脆性增加。病理表现为骨组织紊乱,骨皮质厚度和骨小梁数量明显减少。致病突变基因已报道的有 20 余种,其中 90% 呈常染色体显性遗传。基因突变引起Ⅰ型胶原蛋白折叠、分泌和翻译后修饰异常,造成骨密度显著降低、骨强度下降。根据临床特点可分为Ⅰ~Ⅴ共 5 个亚型。

二、临床特征

OI 的分子表型和临床表型复杂,致病基因数量多,同种基因突变位点不同对应的临床表型存在异质性,病情程度相差大。患者可有不同程度的轻微外力下的反复脆性骨折,胸廓、脊柱和四肢的骨骼畸形、身材矮小等。骨外表现有蓝巩膜、牙本质发育不良、耳硬化症引起的听力下降、心脏瓣膜病变等。

根据临床病情分为Ⅰ~Ⅴ型:Ⅰ型为轻型 OI,症状最轻,最常见;Ⅱ型最重,多于围生期死亡;Ⅲ型为重型 OI,存活者常有身材矮小和骨骼畸形;Ⅳ型为中型 OI,严重程度介于Ⅰ型和Ⅲ型之间;Ⅴ型 OI 具有肥厚性骨痂、骨间膜钙化的特征性表现。

三、实验室与辅助检查

1. **实验室检查**　血清钙磷及碱性磷酸酶常正常,多见高尿钙,高尿钙与骨骼疾病严重程度相关。血清骨形成标志物(Ⅰ型前胶原 C 端肽)水平低,骨吸收标志物(Ⅰ型胶原 C 端肽)水平高。

2. **影像学检查**　X 线有全身骨密度减低、多处骨折,如多发椎体压缩性骨折或长骨骨折。颅骨缝可见不规则小骨。颅底、胸廓、脊柱、四肢可见不同程度的畸形,如颅底扁平、脊柱侧凸、胸廓变形塌陷等。四肢长骨纤细、骨皮质菲薄,骨髓腔相对较大,干骺端增宽呈"爆米花"样改变。

四、诊断

OI 临床诊断的依据是临床表现和 X 线特点,目前尚无具有决定性且普遍易行的 OI 实验室检查,基因检测有助于明确诊断。临床诊断标准包括以下几点:①自幼起病;②反复轻微外力下骨折;③可伴有蓝巩膜、听力下降;④特征性 X 线表现;⑤骨密度减低;⑥排除多种遗传代谢性疾病。其中特征性 X 线表现有:①四肢长骨纤细、骨皮质菲薄;②多处骨质疏松;③多种骨骼畸形;④可见骨折线;⑤颅骨可见缝间骨。确诊的金标准是基因检测,目前已报道的突变基因包括 *COL1A1*、*COL1A2*、*IFITM5*、*P3H1*、*PPIB*、*SERPINF1*、*CRTAP*、*SERPINH1*、*FKBP10*、*SP7*、*BMP1*、*TMEM38B*、*PLOD2*、*PLS3*、*SPARC*、*WNT1*、*P4HB*、*SEC24D*、*MBTPS2* 和 *CREB3L1*。其中90%是位于 17 号常染色体编码 Ⅰ 型胶原蛋白 α1 和 α2 肽链的 *COL1A1* 和 *COL1A2* 基因显性突变所致,其余绝大部分为常染色体隐性突变,罕见 X 连锁隐性基因突变。

五、鉴别诊断

1. **佝偻病和骨软化**　钙磷代谢异常所致的骨矿化障碍,表现为骨痛、X 或 O 形腿等骨骼畸形。血钙或血磷低、碱性磷酸酶高,生长发育期干骺端呈毛刷状或杯口状,成人期 X 线可见"假骨折线",无骨脆性增高和反复骨折。

2. **软骨发育不全**　全身对称性软骨发育障碍,表现为四肢粗短但躯干正常、短指(趾)、大头畸形,一般无骨折。

3. **低磷酸酯酶血症**　血碱性磷酸酶水平低,钙磷正常,存在骨矿化不足。患者有牙齿过早脱落或佝偻病样表现,X 线在围生期可见长骨弯曲、软骨样骨刺;儿童期和成年期则有佝偻病和骨软化症的影像特点。

六、治疗

OI 的治疗目标是降低骨折率,避免长骨畸形和脊柱侧凸,尽量缓解骨痛,最大程度增加活动度和社会功能。治疗主要有预防和康复性治疗、药物治疗和外科治疗。

(一)预防性和康复性治疗

日常生活应避免接触外力引起骨折,通过康复训练帮助患儿适当活动减少骨质疏松,并改善骨折后肢体功能恢复。

(二)药物治疗

1. **基础治疗**　补充钙和维生素 D。

2. 联合强有效药物治疗　对存在骨折和骨质疏松的患者需联合强有效药物治疗,主要包括以下几种。

(1)双膦酸盐:是预防骨折的主要药物,能选择性结合骨骼羟磷灰石,通过抑制骨吸收,能够提高骨密度、增加身高、降低骨折率。但目前双膦酸盐无治疗 OI 的适应证,其中帕米膦酸钠在降低骨折风险、增加骨密度和身高方面效果最佳。在骨折风险高的 OI 患者中建议给予静脉输注帕米膦酸钠 0.5~1mg/(kg·d),连续给药 3d,每 2~4 个月给药一个疗程,年用量 9~12mg/kg。临床可及性更高的唑来膦酸钠 0.05mg/kg,每 6 个月静脉输注一次。静脉双膦酸盐的效果优于口服,治疗 2~4 年观察效果,关于双磷酸盐的剂量和疗程目前还存在争议。

(2)特立帕肽:是人工合成的甲状旁腺素类似物,能够增高成人腰椎和髋部骨密度,增加骨强度,目前不建议儿童使用。

(3)地舒单抗:抗 RANKL 的单克隆抗体,能够增加 OI 儿童和成人骨密度,降低骨折风险。

(三)外科治疗

颅底畸形引起神经压迫的需要神经外科手术矫正,有听力损伤的需要耳鼻咽喉科手术治疗。稳定的四肢骨折首选非手术治疗,骨折造成肢体力线不良或骨折端不稳定需手术复位和固定。骨折不愈合或肢体畸形严重影响生活者,可能需要下肢矫形手术。手术方案常选择截骨矫形联合髓内钉内固定术,手术时机在患儿尝试站立、学习走路之前,且长骨髓腔直径可放置髓内钉。

七、预后

OI 轻型患者仅有儿童期骨折,无骨骼畸形,期望寿命同常人;中至重型有不同程度的矮小、骨折和骨骼畸形,早死风险高于一般人群;围生期致死型在宫内或出生后不久即因严重骨骼畸形和肺功能衰竭死亡。

八、最新进展

硬骨抑素单克隆抗体 BPS804 治疗 OI 的 Ⅱ 期临床研究显示,其能提高患者血清骨形成标志物水平,促进骨形成,有望未来成为治疗 OI 的新型药物。胚胎间充质干细胞治疗,已有在患儿中获得良好疗效的报道。

(高　明)

第五节　X 连锁肾上腺脑白质营养不良

X 连锁肾上腺脑白质营养不良(X-linked adrenoleukodystrophy,X-ALD)是一种过氧化物酶体病,它是由位于 X 染色体上的 ATP 结合盒亚家族 D 成员 1(ATP-binding cassette,subfamily D,member 1,ABCD1)基因突变导致极长链脂肪酸(very long chain fatty acid,VLCFA)的 β 氧化受阻,致使 VLCFA 在血浆和组织中沉积,出现进行性神经脱髓鞘和肾上腺皮质功能减退的临床表现。

一、病因与流行病学

X-ALD 是由 Xq28 上的 *ABCD1* 基因突变导致 VLCFA 沉积在脑白质和肾上腺引起的疾病。在脑白质,X-ALD 的特征为炎症性脱髓鞘,顶枕部区域通常首先受累,向额叶或颞叶不对称进展。在肾上腺,VLCFA 异常可能通过抑制促肾上腺皮质激素(adrenocorticotrophic hormone corticotropin,ACTH)对肾上腺皮质细胞的作用或通过启动自身免疫反应而改变细胞功能。

95%的患者为男性,而女性多为杂合子,为基因突变的携带者。世界范围内的发病率为 1/25 000~1/15 000,我国目前尚无确切的流行病学资料。

二、临床特征

X-ALD 临床表现多样,根据发病年龄、受累部位、进展速度可分为 7 种类型。

1. **儿童脑型** 最常见,约占 35%,4~8 岁起病,7 岁为高峰期。早期表现为学习障碍和行为异常,随后出现进行性神经系统缺陷,如痴呆、视觉和听觉下降、四肢轻瘫等,常在确诊后 4 年内完全残疾和死亡。常伴有肾上腺皮质功能减退。

2. **青少年脑型** 占 4%~7%,发病年龄为 11~21 岁,同儿童脑型的临床表现,进展稍慢。

3. **成人脑型** 少见,占 2%~4%。通常 21 岁以后发病,临床症状和进展速度也类似于儿童脑型。

4. **肾上腺脊髓神经病(adrenomyeloneuropathy,AMN)型** 占 40%~45%,多见于 20~40 岁(平均 28 岁)的成年男性。主要表现为脊髓功能障碍,包括下肢进行性僵硬和无力、括约肌功能紊乱、神经源性膀胱等。常伴有肾上腺皮质功能减退。

5. **单纯艾迪生病型** 约占 10%,肾上腺皮质功能减退是唯一的表现。2 岁至成年期发病,大多数中年时将发展为 AMN。

6. **无症状型** 无神经系统或肾上腺受累的证据。仅通过实验室检查 VLCFA 升高或 *ABCD1* 基因突变阳性来诊断。

7. **女性携带者** 女性携带者在成年期可出现类似于 AMN 型的症状,进展缓慢。症状的发生率因年龄而异,在 40 岁以下女性中不到 20%,而在 60 岁以上女性中则近 90%。

三、实验室与辅助检查

1. **VLCFA 水平** 通常包括 3 项 VLCFA 参数均升高:二十六酸(C 26∶0)水平、二十六酸与二十四酸的比值(C 24∶0/C 22∶0)、二十六酸与二十二酸的比值(C 26∶0/C 22∶0)。

2. **基因检测** *ABCD1* 基因检测阳性可确诊。

3. **肾上腺皮质功能评估** 通过测定血浆皮质醇、ACTH 浓度来评估肾上腺皮质功能,必要时行 ACTH 兴奋试验。

4. **影像学** 头颅 MRI T_2 加权像及 FLAIR 序列呈双侧顶枕叶白质对称分布的蝶翼样的高信号。肾上腺 CT 除外肾上腺结核或其他原因所致的肾上腺皮质功能不全。

5. **病理检查** 脑组织、肾上腺、周围神经等处的病理活检,细胞内有板层状结构的胞质包涵体。

四、诊断

患者同时存在神经系统病变和肾上腺皮质功能减退,高度怀疑本病。头颅 MRI 出现特征性的脱髓鞘病变,进一步支持此诊断。VLCFA 升高和 *ABCD1* 基因突变阳性,可确诊。

对于有 X-ALD 家族史的高危人群,可以在妊娠的 11~13 周时通过绒毛膜活检或者在妊娠 15~18 周通过羊水穿刺取样行 *ABCD1* 基因检测,进行产前诊断。

五、鉴别诊断

1. 单纯艾迪生病型需与原发性肾上腺皮质功能减退症鉴别　该病是由于自身免疫、感染、转移性肿瘤或药物等因素导致肾上腺皮质功能减退,但该病不会发展成 AMN,CT 及基因检测可鉴别。

2. AMN 型需与多发性硬化鉴别　该病是中枢神经系统免疫介导性炎症性脱髓鞘性疾病,可出现脊髓功能障碍的症状,也可出现视力丧失、认知下降等表现,诊断的核心要求是病灶在空间和时间的多发性。通过临床表现、MRI 及基因检测可鉴别。

六、治疗

目前,X-ALD 缺乏特异性治疗方法,针对不同的类型,有不同的治疗选择。

1. 造血干细胞移植　是儿童脑型早期的首选治疗,最适合接受该治疗的患者是:处于病程早期、有神经系统异常且 MRI 显示中枢神经系统受累证据的男孩。但造血干细胞移植对肾上腺功能异常无作用。

2. 激素替代治疗　给予口服糖皮质激素治疗。儿童患者给予氢化可的松 10~15mg/ $(m^2 \cdot d)$,每日 2~3 次,如患者已成年,可以泼尼松 2.5~5mg/d,监测患者电解质水平。

3. 支持治疗　对肢体功能障碍患者针对性地进行康复训练,精神和行为异常的患者进行心理治疗。

4. 饮食治疗　降低富含 VLCFA 的饮食摄入,补充由长链单不饱和脂肪酸组成的食品,但作用有限。国外研究,罗伦佐油可竞争性抑制饱和脂肪酸链的延长酶,从而减少 VLCFA 的合成,但需定期监测血小板计数和肝功能。

5. 他汀类药物　他汀类药物可使血浆 VLCFA 水平有所降低,但幅度较小且是短暂性的。

七、预后

X-ALD 预后与类型相关。儿童脑型进展快,预后差,诊断后的 2~4 年内死亡,早期成功进行造血干细胞移植,5 年生存率>90%;AMN 型进展慢,预后较好。单纯艾迪生病型和女性携带者可进展为 AMN。

八、最新进展

2018 年 FDA 批准,Lenti-D™(一种自体造血干细胞基因疗法)用于治疗脑型 X-ALD,基因治疗有望成为 X-ALD 患者的一种长期受益的治疗选择。

（李　杰）

第六节 线粒体脑肌病

线粒体脑肌病(mitochondrial encephalomyopathy)属于线粒体病的范畴,是近年来发现的一组复杂疾病谱,指由于线粒体 DNA(mitochondrial DNA,mtDNA)突变或编码线粒体蛋白的核基因缺陷导致线粒体结构和功能障碍,ATP 生成不足而引起的遗传性疾病,主要累及脑部和骨骼肌者称线粒体脑肌病。mtDNA 为闭合的双环状结构,共 37 个编码基因。mtDNA 突变遵循母系遗传,核基因突变遵循孟德尔遗传。线粒体病的基因型和临床表型关系复杂,且不确定,同一 mtDNA 突变可导致不同的临床表型,而同一临床综合征也可由不同突变所致,但突变的 mtDNA 需达到一定数量才能发病(阈值效应)。常见线粒体脑肌病包括线粒体脑肌病伴高乳酸血症和卒中样发作(mitochondrial encephalomyopathy with lactic acidosis and stroke-like episodes,MELAS)、肌阵挛性癫痫伴破碎红纤维(MERRF)、Kearns-Sayre 综合征(KSS)和线粒体神经胃肠脑肌病(MNGIE)等。本节重点讨论 MELAS。

MELAS 是最常见的线粒体脑肌病之一,为 mtDNA 突变引起的母系遗传的多系统疾病。临床特征为卒中样发作,以癫痫、偏瘫或偏盲多见。

一、病因和流行病学

MELAS 是由 mtDNA 突变所致,迄今发现 40 余种突变,其中 80% 是与线粒体基因的 m.3243A>G 相关。据报道 MELAS 在英国人群的发病率为 12/100 000,目前我国缺乏人群的流行病学资料。

二、临床特征

青少年发病,也可见于中老年,多在 40 岁之前。一般为急性起病,少数慢性起病,临床表现为反复出现的卒中样发作,如多种类型的癫痫发作、肢体瘫痪、偏盲、言语障碍和痴呆等,可有偏头痛病史,部分患者身材矮小和听力下降,少数伴糖尿病、心肌病、肾病、视网膜病和周围神经损害等表现。可有阳性家族史。

三、辅助检查

1. **生化检查** 多数患者血乳酸升高。乳酸丙酮酸最小运动量试验可阳性,即运动后10min 血乳酸和丙酮酸不能恢复正常。血清肌酸激酶正常或轻度升高。伴糖尿病者血糖升高。

2. **影像学检查** MELAS 患者颅脑 CT 可见双侧基底节钙化,部分无钙化,急性发作期病灶呈低密度。卒中样发作期颅脑 MRI 显示沿脑回分布的 T_1 等或低信号、T_2 高信号、FLAIR 高信号及 DWI 弥散受限,不符合血管分布,以颞顶枕叶多见,这是本病的特征性影像学改变。经过数月后病灶可逐渐消失或迁移,少数可发现局部脑萎缩(图 10-2)。

3. **电生理检查** 肌电图为肌源性损害或正常,伴周围神经病变时可出现神经源性损

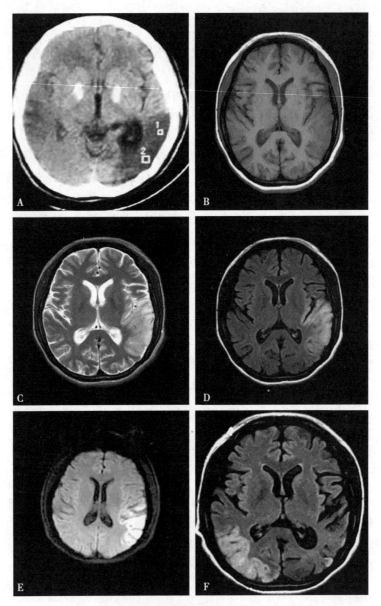

图 10-2　MELAS 患者影像学表现

A. CT 示病灶低密度,双侧基底节钙化。B~E. 首次发病的 MRI。

F. 同一患者半年后复发,病灶游走,原病灶部位脑萎缩。

害。脑电图可以发现弥漫性或局灶性异常,或出现癫痫样放电。

4. **病理检查**　肌肉活检是诊断线粒体病的重要手段,光镜下可见破碎红纤维(RRF)、细胞色素氧化酶活性异常(见文末彩图 10-3)。电镜下可见肌膜下线粒体数目增多、形态异常和线粒体晶格样包涵体。

5. **基因检查**　由于突变异质性,mtDNA 突变率在不同组织存在巨大差异,肌肉组织中的检出率较高。

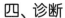

四、诊断

根据卒中样发作的临床表现、典型影像学改变、母系遗传的阳性家族史、肌肉活检和基因检测结果可以明确诊断。

五、鉴别诊断

1. **脑梗死**　特别是青年脑梗死与 MELAS 临床表现相似，均为急性起病，局灶性神经功能缺损。但脑梗死多有脑血管病的危险因素，影像改变符合血管分布，肌肉活检无 RRF，无 mtDNA 突变。

2. **病毒性脑炎**　以单纯疱疹病毒感染多见，常有发热、伴或不伴有抽搐、精神异常或意识障碍等表现。影像学显示病灶多以额颞叶损害为主，脑脊液检查可发现炎症证据，肌肉病理和 mtDNA 基因检测均正常。

六、治疗

MELAS 的治疗包括饮食和运动治疗、药物治疗、对症治疗以及慎重使用药物。

1. **饮食和运动治疗**　避免饥饿和饮酒。MELAS 发作期推荐生酮饮食。尽可能不要在空腹或饥饿状态下过度运动或用脑，以免诱发代谢危象。有氧耐力锻炼或抗阻练习可提高患者肌力。发热、肌肉疼痛和痉挛者不宜进行锻炼。

2. **药物治疗**　目前尚无特效药物，但部分药物能够改善症状，推荐鸡尾酒疗法。常见药物包括：①抗氧化和清除自由基类：包括辅酶 Q_{10}、艾地苯醌、维生素 E、硫辛酸等；②补充代谢酶类：包括精氨酸、维生素 B_1、维生素 B_2、左旋肉碱、亚叶酸等。

在急性发作期，建议尽早应用精氨酸治疗，静脉应用 $0.15 \sim 0.3 g/(kg \cdot d)$，应用 $3 \sim 5d$，急性期后可口服精氨酸药物。

3. **对症治疗**　癫痫治疗包括拉莫三嗪、托吡酯、左乙拉西坦和苯二氮䓬类药物。合并糖尿病者控制血糖。听力下降可行人工耳蜗植入术等。

4. **慎重使用药物**　应尽量避免使用对线粒体有毒性作用的药物，包括丙戊酸钠、苯巴比妥、卡马西平、氨基糖苷类抗生素、利福平、铂类化疗药物、利多卡因、二甲双胍、他汀类、拉夫米定等。

5. **遗传咨询**　因多数线粒体病为 mtDNA 突所致，遵循母系遗传方式，所以母亲将突变 mtDNA 传递给子代，但只有女儿可将其传递到下一代，男性患者不遗传给后代。

七、预后

本病好发于青少年，是高致残性疾病。尽早发现并干预能部分改善预后。

八、最新进展

目前线粒体病的范围扩大到线粒体结构缺陷和功能异常，后者包括线粒体动力学、线粒体融合和分裂等，这构成一类新的广义线粒体病。

（宋学琴）

第七节　Leber 遗传性视神经病变

Leber 遗传性视神经病变（Leber's hereditary optic neuropathy，LHON）是由于线粒体 DNA（mtDNA）突变引起双侧视神经病变，为母系遗传。中青年男性多发，以双眼先后或同时出现无痛性中心视力下降为主要表现。

一、病因和流行病学

目前发现 LHON 相关 mtDNA 突变位点已有五十余种，其中 m. 3460G>A、m. 11778G>A 和 m. 14484T>C 为常见突变，在欧洲人群中约占 95%，其中 m. 11778G>A 在我国患者中占 90.2%~92.8%，不同突变所致临床表现无显著差异。LHON 基因突变具有不完全外显的特点，仅 20%~60% 的男性和 4%~32% 的女性出现临床症状。LHON 在英国北部患病率为 1/31 000，荷兰为 1/39 000，芬兰为 1/50 000。

二、临床特征

1. **家族史、性别和年龄**　LHON 为母系遗传，但由于不完全外显，部分患者可无明确的家族史。主要影响青年男性，我国资料显示男女比例为（2.2~3）∶1，多在 20~30 岁起病，部分患者可无症状，仅在查体时发现眼底典型改变。

2. **视力和色觉**　急性或亚急性起病，初始症状为视物模糊和中心视力丧失，迅速进展后单眼视力急剧下降，数日至数月后累及对侧，不伴眼痛。亦有双眼同时起病者。慢性期视力水平稳定，部分可出现自发的视力恢复。可伴有色觉障碍，以红绿色盲为主。

3. **眼底**　典型改变为毛细血管扩张性微血管病、视盘周围神经纤维层肿胀（假性水肿）和血管迂曲。慢性期可表现为颞侧为主的视盘苍白、视神经萎缩和视网膜血管变细。

4. **其他**　少数患者可出现类似多发性硬化的表现，被称为与 LHON 相关的多发性硬化样疾病或 Harding 病。部分可叠加其他系统疾病，如帕金森综合征、小脑性共济失调、青少年开角型青光眼、预激综合征等。

5. **临床分期**　有学者将 LHON 分为三期：临床前期、急性期和慢性期。各期的临床特点如表 10-1 所示。

表 10-1　LHON 各期的临床特点

	临床前期	急性期	慢性期
视力	视力正常	视力模糊	视力丧失
视野	正常视野或小暗点	盲点扩大	中心暗点
色觉	色觉障碍	色觉障碍	色盲
视觉诱发电位	波幅下降	波幅下降和潜伏期延长	未引出
眼底检查	正常视盘或视盘周围毛细血管扩张样微血管病变	毛细血管扩张性微血管病、视盘假性水肿和血管迂曲	视盘苍白

三、辅助检查

1. **视野** 通常以中心暗点或旁中心暗点多见。随病情进展视野缺损范围可扩大至周边。

2. **视觉诱发电位(VEP)** 早期可无明显改变或 P_{100} 潜伏期延长,严重者波形引不出。

3. **荧光素眼底血管造影(FFA)** 携带者或疾病早期仅有视盘表面或周围毛细血管扩张性病变。急性期可出现视盘毛细血管和小动脉迂曲扩张,但视盘及盘周无荧光素渗漏。

4. **光学相干断层扫描(OCT)** 急性期表现为颞侧和下方象限的视网膜神经纤维层(RNFL)增厚,随疾病进展,颞侧 RNFL 逐渐变薄,随后累及视盘上方、鼻侧和下方。

5. **基因检测** 抽取外周血行 mtDNA 测序发现致病突变可明确诊断。

四、诊断

诊断需结合临床表现、疾病进展特征和家族史等,若出现急性或亚急性的双眼视力下降,结合眼底表现、视野及 OCT 检查,符合母系遗传时可行外周血 mtDNA 基因检测,发现致病突变明确诊断。

五、鉴别诊断

1. **视神经炎** 是累及视神经的各种病因导致的急性炎性病变,女性多见,视盘可正常或轻度水肿。视神经炎多伴有眼球转动痛,FFA 可见荧光素渗漏,缺乏家族史,对糖皮质激素治疗有效,mtDNA 检测阴性。

2. **常染色体显性遗传性视神经萎缩(autosomal dominant optic atrophy,ADOA)** 起病隐匿,自幼出现双眼对称并缓慢进展的视力下降,眼底可见视盘颞侧或广泛苍白。该病无视盘充血水肿,为常染色体显性遗传,多数患者可检测出 *OPA* 基因突变。

3. **其他原因所致视神经萎缩** 营养不良性和中毒可导致双眼对称性、进行性视力下降,但多为慢性病程。怀疑颅内或眶内肿瘤者行 CT 等检查可发现占位性病变。

六、治疗

目前本病尚无有效的治疗手段,以改善患者生活质量为主要目的。

(一)药物治疗

1. **艾地苯醌** 是目前国外唯一经临床研究证实有效的药物。推荐发病 1 年内的成年患者剂量为 900mg/d,持续至疗效平台期或至少 1 年后评估疗效,如有效可继续治疗 1 年。

2. **其他药物** 包括辅酶 Q_{10}、复合维生素(如维生素 B_2、B_3、B_{12}、C、E、叶酸)、硫辛酸、左旋肉碱、肌酸、精氨酸及改善微循环药物等,目前尚无研究证实其临床疗效。

(二)对症支持治疗

mtDNA 致病突变的携带者有 1/3 发病,控制诱发因素有重要意义,戒烟酒、减少眼部疲劳、避免应用神经毒性药物等。对症治疗有低视力康复治疗和助视器。生酮饮食有一定的帮助。

七、预后

本病整体预后不佳。部分患者的视功能可在数月或数年后得到部分恢复,携带 m. 14484T>C 突变者视力自发恢复率最高,为 37%~70%。

八、最新进展

采用腺相关病毒作为载体介导野生型 DNA 替换突变型 DNA 进行表达,是主要的基因治疗手段,仍处于临床试验阶段。此方法在小鼠中已获得成功,但其用于治疗 LHON 的疗效和安全性有待观察。

(宋学琴)

第三篇 神经系统和肌肉疾病

第十一章 中枢神经系统遗传和变性疾病

第一节 肌萎缩侧索硬化

肌萎缩侧索硬化(amyotrophic lateral sclerosis,ALS)又称运动神经元病(motor neuron disease MND),是一种病因未明、主要累及大脑运动皮质大锥体细胞(上运动神经元)、脑干运动神经核和脊髓前角运动神经元(下运动神经元)的神经系统变性疾病。表现为进行性加重的肌肉萎缩、无力、肌束震颤及腱反射亢进、病理征阳性、构音障碍、吞咽困难,目前尚缺乏有效的治疗方法,患者的生存期通常为病后3~5年。

一、病因和流行病学

病因不明,一般认为是基因突变及环境因素共同作用的结果。目前,发现至少25个基因与ALS发病有关,其中,*C9ORF72*、*SOD1*、*TDP-43*及*FUS*基因突变较常见。发病机制不清楚,细胞骨架异常、蛋白内稳态及RNA-结合蛋白异常与运动神经元的变性、死亡有关。

ALS发病率为(2~3)/100 000,患病率为(3~5)/100 000。90%~95%是散发性病例,称为散发性肌萎缩侧索硬化(sporadic amyotrophic lateral sclerosis,sALS),另5%~10%以家族遗传形式发病,称为家族性肌萎缩侧索硬化(family amyotrophic lateral sclerosis,fALS),两者在临床表现及病理变化无明显差异。

二、临床特征

(一)临床表现
中老年发病,隐袭性起病,进行性加重,男性稍多于女性。

主要表现进行性加重的肌无力、肌萎缩、腱反射亢进、病理征阳性。临床上以肢体无力,尤其是上肢无力首发最常见,约占75%,表现为开瓶盖、用钥匙等费力、梳头困难,足下垂、易被绊倒、爬楼梯困难等。咽喉肌肉无力首发相对少见,约占20%,表现构音障碍、吞咽困难、进食水发呛、舌肌萎缩。胸腹部肌肉无力首发最少见,约占5%,患者常常因呼吸困难、气短到呼吸科或心内科就诊。支配眼球运动的肌肉、尿道及肛门括约肌一般不受累。无明显的感觉障碍。20%~50%的患者可有认知功能障碍,5%~15%满足额颞叶痴呆的诊断。

(二)临床分型
1. **肌萎缩侧索硬化(ALS)** 上下运动神经元同时受累,表现为肌萎缩、肌无力、肌张力高、腱反射亢进、病理征阳性。

2. **原发性侧索硬化(primary lateral sclerosis,PLS)** 上运动神经元损伤为主,表现肌张力增高、腱反射亢进、病理征阳性、强哭强笑,肌肉萎缩不明显。

3. **进行性延髓麻痹**(progressive bulbar palsy,PBP) 表现构音障碍、吞咽困难、舌肌萎缩。

4. **进行性脊肌萎缩症**(progressive muscular atrophy,PMA) 以下运动神经元损伤为主,表现肌萎缩、肌无力、腱反射减弱或消失、没有病理征。

三、辅助检查

1. **肌电图检查** 肌电图检查是 ALS 诊断时必需的辅助检查,既可排除其他疾病,又可以发现临床下病灶,是临床查体的延伸。

(1)神经传导测定:一般情况下,感觉神经传导正常;运动神经传导早期通常正常,随病情发展,复合肌肉动作电位波幅可以明显下降,传导速度也可以有轻微减慢。

(2)F 波测定:通常正常。当肌肉明显萎缩时,相应神经可见 F 波出现率下降,而传导速度相对正常。

(3)针极肌电图检查:提示广泛失神经改变。检测时应注意对延髓、颈髓、胸髓、腰髓 4个节段支配区域的肌肉均进行检测;在疾病早期,肌电图检查时可以仅仅出现 1 个或 2 个区域的下运动神经元损害,对怀疑 ALS 的患者,应间隔 3 个月进行随访复查。

(4)运动诱发电位:经颅磁刺激检测有助于发现临床下的上运动神经元损伤,主要表现为中枢运动传导时间延长。

2. **神经影像学检查** 脑及脊髓的影像学检查有助于排除其他疾病。

3. **血清学检查** 目的是排除其他类 ALS 综合征,如获得性酶缺陷、自身免疫性综合征、中毒、感染、内分泌异常及副肿瘤综合征等。

4. **基因检测** 对发病年龄较轻、有家族史、症状不典型者可进行基因检测。

四、诊断

ALS 缺乏特异的生物学诊断标志物,完全是临床诊断。

(一)**诊断依据**

1. **上运动神经元损伤的证据** 肌张力升高、腱反射亢进、病理征阳性。

2. **下运动神经元损伤的证据** 肌无力、肌萎缩、肌束震颤、肌肉痉挛。

3. **慢性进行性加重的病程**

4. **排除其他疾病**

(二)**诊断分层**

1. **临床确诊 ALS** 临床或电生理检查证实在 4 个区域中至少有 3 个区域同时存在上、下运动神经元同时受累的证据。

2. **临床拟诊 ALS** 临床或电生理检查证实在 4 个区域中至少有 2 个区域同时存在上、下运动神经元同时受累的证据。

3. **临床可能 ALS** 通过临床或电生理检查证实仅有 1 个区域存在上、下运动神经元同时受累的证据,或者在 2 个或以上区域仅有上运动神经元受累的证据。

五、鉴别诊断

1. **颈椎病、腰椎病** 好发于中老年,尤其是混合型颈椎病,存在上下运动神经元同时受累的表现,易与 ALS 混淆。但颈椎病、腰椎病时,病变较局限,较少影响到胸段及延髓支配的肌肉,颈椎 MRI 有助于鉴别诊断。

2. **多灶运动神经病**　一种免疫介导的周围神经病,主要累及运动神经,表现为多发单神经受累,可表现腕下垂、握力下降、足下垂,病变一般不对称;肌电图检查提示非卡压部位存在传导阻滞,血清抗 GM1 抗体阳性,丙种球蛋白治疗有效。

3. **肯尼迪病**　是一种晚发的 X 连锁隐性遗传性神经系统变性疾病。表现为头面部及肢体近端肌无力、肌萎缩,腱反射减弱,可伴感觉异常、男性乳腺发育、生殖能力下降、肢体不自主抖动;血清激酶可以升高;神经传导可见感觉动作电位波幅下降,肌电图主要为慢性失神经改变。基因检查可以确诊。

六、治疗

ALS 目前仍然缺乏有效的治疗方法,主要治疗目的是改善患者的生活质量,尽可能地延长生存期。

（一）药物治疗

1. **利鲁唑**　最早被美国 FDA 认证的治疗 ALS 药物,50mg,每日 2 次口服。常见不良反应为疲乏和恶心,个别患者可出现肝转氨酶升高,需注意监测。当患者已经使用有创呼吸机辅助呼吸时,建议不继续服用。

2. **依达拉奉**　2017 年美国 FDA 认证的治疗 ALS 药物,对于早期、进展较快 ALS 患者部分有效。

3. **其他**　根据患者的表现,可以选用不同的对症治疗药物以改善抑郁、焦虑、失眠、流涎、肢体痉挛、疼痛等症状。

（二）营养管理

能够正常进食时应采用均衡饮食,吞咽困难时应尽快行经皮内镜胃造瘘术(percutaneous endoscopic gastrostomy,PEG),宜采用高蛋白、高热量饮食。对于拒绝或无法行 PEG 者,可采用鼻胃管进食。

（三）呼吸支持

建议定期进行肺功能检查,当出现呼吸肌无力时,应尽早考虑使用呼吸支持。

七、预后

本病预后不良,发病后平均 3~5 年因呼吸衰竭死亡,约 30% 患者存活 5 年以上,10%~20% 的患者可以存活 10 年以上。

（刘亚玲）

第二节　肯 尼 迪 病

肯尼迪病,又称脊髓延髓肌萎缩症(spinal bulbar muscular atrophy,SBMA),是一种 X 连锁隐性遗传的神经系统变性病,表现为不同程度的下运动神经元损害、感觉障碍及内分泌系统异常,一般有男性乳腺发育。基因检测发现雄激素受体(androgen receptor,AR)基因 CAG

重复序列异常扩增为确诊标准。

一、病因和流行病学

肯尼迪病是由染色体 Xq11-12 上的 *AR* 基因第 1 号外显子 CAG 重复序列异常扩增,导致其编码的多聚谷氨酰胺异常聚集。CAG 的重复次数具有遗传的相对不稳定性,与起病年龄和疾病的严重程度呈负相关。具体发病机制尚不十分明确。

肯尼迪病主要在成年男性中发病,女性携带者一般无明显症状。发病率在男性中为 1/40 000~1/30 000。

二、临床特征

男性发病,隐匿起病,发病年龄为 30~60 岁。表现面部肌束震颤、构音障碍、吞咽困难、腱反射减弱或消失。可伴有男性乳房发育、生殖功能降低等。部分患者存在感觉异常、葡萄糖及脂肪代谢异常。女性携带者不出现症状或症状轻微,仅表现为束颤、轻度远端肢体无力、肌肉痉挛或肌酸肌酶增高等。

三、辅助检查

1. **血清学检查**　血清肌酸肌酶和乳酸脱氢酶可以轻度或明显升高,性激素包括睾酮、黄体酮、促卵泡激素、黄体生成素水平也可出现异常;某些患者可出现高脂血症以及糖耐量受损。

2. **电生理检查**　神经传导检查常提示感觉神经动作电位波幅降低或/和传导速度减慢;肌电图提示广泛神经源性损害。

3. **肌肉活检**　主要表现为神经源性损害,也可合并肌源性损害特征。

4. **基因检测**　CAG 拷贝次数≥35 次作为诊断肯尼迪病的依据。

四、诊断

1. **诊断标准**　根据病史、临床检查及神经电生理表现,可以考虑肯尼迪病的诊断,*AR* 基因 CAG 重复序列异常扩增是诊断的金标准。

2. **遗传咨询与产前诊断**　对已有该病患者或高风险的家族中的女性成员,应在孕前进行基因检测确定致病基因的携带情况,对携带者应在孕前咨询了解子代的发病风险及做好生殖选择(避免出生缺陷)。建议 *AR* 基因 CAG 重复序列数增加的女性携带者进行产前诊断。

五、鉴别诊断

1. **肌萎缩侧索硬化(ALS)**　多数情况为上下运动神经元受累,当以下运动神经元受累为主时易与肯尼迪病混淆。ALS 一般病情进展快,多在 3~5 年内累及呼吸肌,出现呼吸肌麻痹死亡。

2. **成人型脊髓性肌萎缩症(SMA)**　是一组遗传性疾病,多为常染色体隐性遗传,选择性损伤下运动神经元,上运动神经元不受累,临床表现为进行性对称性近端肌无力、肌萎缩。头面部受累少见,预后较好,基因检测有助于鉴别诊断。

3. 肌营养不良　可表现有颈肩部,甚至头面部的肌无力、肌萎缩,肌酶高,易与肯尼迪病混淆;但该病肌电图表现为肌源性损伤、肌活检提示肌病的特点,基因检测有助于鉴别诊断。

六、治疗

1. 特异性治疗　目前仍缺乏有效的病因治疗。

2. 对症治疗　有助于缓解震颤、内分泌异常、肌肉痉挛、呼吸衰竭、吞咽困难等症状。巴氯芬、加巴喷丁、丙戊酸钠、卡马西平等均可用于缓解痛性痉挛;若患者存在糖尿病,则按照现行诊疗原则进行治疗;不推荐雄激素替代治疗;男性乳房发育可考虑行手术切除;若患者因吞咽困难,可行经皮内镜胃造瘘手术;对于小部分出现呼吸功能障碍的患者,无创正压机械通气可以改善患者症状,若患者晚期出现呼吸功能衰竭,必要时可根据患者意愿决定是否行机械辅助通气。

七、预后

该病预后较好,一般生存 10 年以上,个别达到 20 年,多因肺部感染死亡。

(刘亚玲)

第三节　脊髓性肌萎缩症

脊髓性肌萎缩症(spinal muscular atrophy,SMA)是一种单基因常染色体隐性遗传疾病,由于运动神经元存活基因 1(survival motor neuron 1,SMN1)突变导致 SMN 蛋白功能缺陷,引起脊髓前角运动神经元变性、丢失,临床表现为对称性、进行性加重、肢体近端为主的广泛性弛缓性瘫痪和肌萎缩。根据患者起病年龄和临床病程,SMA 分为 5 型。

一、病因和流行病学

SMA 发病形式有常染色隐性、显性及 X 连锁遗传方式,95%是由 *SMN1* 基因的纯合子缺失而引起。人类 *SMN* 基因位于 5q13,有 *SMN1* 和 *SMN2*,*SMN1* 基因编码全长 SMN 蛋白,*SMN2* 基因编码截断的 SMN 蛋白,截断的 SMN 蛋白丧失全长 SMN 蛋白的功能,并且在细胞内迅速降解。但 *SMN2* 在有些情况下仍然能够产生小部分(10%~15%)全长具有正常功能SMN 蛋白。由于 SMA 患者存在 *SMN1* 基因的纯合子缺失,所以 SMA 患者体内 SMN 蛋白主要来源于 *SMN2* 基因。因此,*SMN2* 基因的拷贝数与疾病的严重程度呈负相关。

SMA 发病率为 1/10 000~1/6 000,携带率为 1/50~1/40。中国尚无 SMA 发病率的流行病学资料。

二、临床特征

SMA 是一组异质性很强的疾病,发病年龄可以从出生前(宫内发病)开始到成年后,但绝大多数婴幼儿起病。根据发病年龄、运动功能及病情进展速度,可以将 SMA 分为 5 型(表 11-1)。

表 11-1　SMA 临床分型

类型	发病年龄	运动功能里程碑	预后	*SMN2* 的拷贝数量
0	新生儿产前有症状	不能独坐	自然寿命≤1 月	
Ⅰ	0~6 个月	不能独坐	自然寿命≤2 年	1~2
Ⅱ	7~18 个月	能独立坐但不能站立	存活到成年	3
Ⅲ	>18 个月	能站立及行走	存活到成年	3~4
Ⅳ	10~30 岁	能站立及行走	存活到成年	≥4

三、辅助检查

1. **血清肌酸激酶(CK)**　SMA Ⅰ型大多正常,SMA Ⅱ/Ⅲ型患者可见 2~4 倍轻度增高,但一般不会超过正常值的 10 倍。

2. **肌电图检查**　肌电图提示神经源性损害。

3. **基因检测**　基因检测是诊断的金标准。

四、诊断

1. **诊断标准**　一般根据临床表现及血清学检查、肌电图可做出 SMA 诊断,基因检测是诊断的金标准。

2. **遗传咨询与产前诊断**　对父母均携带 *SMN1* 致病基因变异,胎动减少的应进行 SMA 产前检查。在检查 *SMN1* 时,*SMN2* 的拷贝数量对预测表型有价值。

五、鉴别诊断

根据发病年龄的不同,需要与不同疾病进行鉴别。

(一) SMA Ⅳ型

成年后发病,表现为肌无力、肌萎缩、肌张力减低,缓慢进展,需要与肌萎缩侧索硬化、肯尼迪病、腓骨肌萎缩症等进行鉴别。

1. **肌萎缩侧索硬化**　一般中老年发病,除肌无力、肌萎缩外,有吞咽困难、构音障碍、腱反射亢进,病理征阳性,病情进展快,病后一般 3~5 年出现呼吸肌无力,呼吸衰竭。

2. **肯尼迪病**　男性发病,除肌萎缩、肌束震颤外,可有感觉异常,一般有男性乳腺发育、生育能力下降及代谢异常。

3. **腓骨肌萎缩症**　是遗传性感觉运动神经病,有典型的"鹤腿征",基因检测有助于鉴别诊断。

(二) SMA Ⅲ型

青少年发病,慢性进行性加重,需要与平山病、杜氏肌营养不良、吉兰-巴雷综合征、氨基己糖苷酶 A 缺乏等鉴别。

1. **平山病**　又称良性青年远端肌萎缩症,90%~95% 在 25 岁前发病,男性绝对多于女性,一侧上肢远端肌无力肌萎缩,病程有自限性,一般 1~5 年停止进展。

2. **杜氏肌营养不良**　是一种 X 染色体隐性遗传的肌肉病,主要发生于男孩;患者一般在 3~5 岁开始发病,最早表现出进行性腿部肌无力(爬楼梯困难),导致行走不便,血清肌酶明显升高,肌电图提示肌源性损害。

(三) SMA I/II 型

婴幼儿发病的患儿,需要与下列疾病鉴别,比如先天性甲状腺功能低下、先天性肌病、线粒体病。

1. **先天性甲状腺功能低下**　新生儿期的甲状腺功能低下临床表现缺乏特异性,应特别注意鉴别,建议对年龄小的松软儿 *SMN1* 基因检测阴性时,进行甲状腺功能检查。

2. **先天性肌病**　如中央轴空病、杆状体肌病、中央核肌病,是一组非进展或缓慢进展的遗传性肌病,发病在婴幼儿期或儿童期,为 X 连锁、常染色体显性或常染色体隐性遗传,血清肌酶正常或轻度增高;肌电图检查常表现为正常或部分肌源性或部分神经源性损害;肌肉病理检查和基因检测是确诊的主要方法。

3. **线粒体病**　是由于基因突变引起线粒体功能缺陷所导致的一组多系统受累的疾病,临床表现复杂多样。血乳酸水平升高,肌电图可以出现肌源性或神经源性损害;基因检测可以明确诊断。

六、治疗

1. **药物治疗**　Nusinersen 是一种反义寡核苷酸药物,目前已用于治疗各型 SMA。该药临床结果较好,但由于该药鞘内给药方式、价格昂贵等限制了其广泛应用。

2. **SMA 的管理**　重在多学科参与模式,由神经科或小儿神经科联合康复科对神经肌肉及骨骼系统评估、康复,营养科对营养及胃肠道功能管理,呼吸科对肺部管理及急症处理。

七、预后

不同临床类型预后不一致,详见临床特征。

(刘亚玲)

第四节　遗传性痉挛性截瘫

遗传性痉挛性截瘫(hereditary spastic paraplegia, HSP)又称为 Striimpell-Lorrain 病,是 Striimpeller 于 1876 年首先报道,是一组以双下肢痉挛性瘫痪、步态异常为主要表现的神经系统遗传变性疾病。分为单纯型和复杂型,单纯型表现为进行性加重的双下肢无力、肌张力增高、排尿障碍和轻度深感觉异常。复杂型常伴随共济失调、认知障碍、癫痫、锥体外系症状及周围神经受累的表现。

目前已发现 HSP 的致病基因近 80 种,主要遗传方式与相应致病基因见表 11-2。

表 11-2　HSP 主要遗传方式与相应致病基因

遗传方式	致病基因
AD-HSP	*ATL1*、*SPAST*、*NIPA1*、*WASHC5*、*ALDH18A1*、*KIF5A*、*RTN2*、*HSPD1*、*BSCL2*、*REEP1*、*ZFYVE27*、*SLC33A1*、*VAMP1*

续表

遗传方式	致病基因
AR-HSP	*CYP7B1*、*SPG7*、*SPG11*、*ZFYVE26*、*ERLIN2*、*SPART*、*SPG21*、*B4GALNT1*、*DDHD1*、*KIF1A*、*FA2H*、*PNPLA6*、*C19orf12*、*GJC2*、*NT5C2*、*GBA2*、*AP4B1*、*AP5Z1*、*TECPR2*、*AP4M1*、*AP4E1*、*AP4S1*、*VPS37A*、*DDHD2*、*C12orf65*、*CYP2U1*、*TFG*、*ARL6IP1*、*ERLIN1*、*AMPD2*、*ENTPD1*、*IBA57*、*MAG*、*CAPN1*、*FARS2*、*ALDH3A2*、*ALS2*、*KIF1C*、*MARS2*、*MTPAP*、*AFG3L2*、*SACS*
X连锁HSP	*L1CAM*、*PLP1*、*SLC16A2*

一、病因和流行病学

HSP是神经系统的遗传变性疾病,具有高度遗传异质性,目前已发现近80个基因位点与HSP发病有关,遗传方式包括常染色体显性遗传、常染色体隐性遗传、X连锁遗传。主要病理变化为脊髓的双侧皮质脊髓束轴突变性和脱髓鞘,胸段最重,脊髓小脑束、薄束、前角、巨锥体细胞、基底节、脑干、小脑、视神经等亦可受累。

HSP总体患病率在(2~6)/100 000。其中,HSP4是最常见的常染色体显性HSP(autosomal dominant HSP,AD-HSP),占所有AD-HSP的40%~45%。

二、临床特征

HSP可于任何年龄发病,一般青少年发病,男性多于女性。主要表现为隐袭性起病、逐渐加重的双下肢痉挛性截瘫,常有阳性家族史。根据遗传方式和临床表现分为单纯型和复杂型HSP。

1. **单纯型** 较常见,主要表现痉挛性截瘫。患者最初自觉下肢发硬、易跌倒,逐渐加重。查体发现剪刀步态、双侧下肢肌张力增高、腱反射亢进、病理征阳性,到疾病晚期,上肢也可出现病理征,可伴有感觉异常及大小便功能障碍。

2. **复杂型** 除典型的痉挛性截瘫外,尚可出现运动减少、共济失调、眼震、认知能力下降、视网膜变性、锥体外系异常、黑矇、鱼鳞病、聋哑和癫痫等。

三、辅助检查

1. **头部MRI** 一般是正常的,部分患者可见轻度脑白质病变,胼胝体略变薄、小脑轻度萎缩等,但不具特异性。

2. **脊髓MRI** 一般无异常,部分患者可见脊髓轻度变细。

3. **诱发电位检查** 双下肢运动诱发电位和体感诱发电位检查均可发现波幅下降或消失、潜伏期延长等异常。

4. **肌电图和神经传导速度** HSP4的肌电图和神经传导速度一般正常,主要用于复杂型HSP的检查及与其他疾病相鉴别。

5. **基因检测** HSP为基因缺陷性疾病,基因检测是确诊的金标准。

四、诊断标准

1. 儿童、青少年起病的双下肢痉挛性瘫痪;伴或不伴双踝音叉震动觉减低、排尿障碍。

2. 伴或不伴视神经萎缩、视网膜变性、锥体外系症状、共济失调、肌肉萎缩、痴呆、皮肤改变等。

3. 脑和脊髓 MRI 正常或有脊髓变细,诱发电位异常。

4. 有阳性家族史。

5. 基因检测发现相关的基因缺陷可确诊。

五、鉴别诊断

1. **脊髓压迫症**　高位颈髓或枕骨大孔区的慢性生长的肿瘤或脊髓性颈椎病,临床上可以表现为进行性加重的双侧下肢无力、肌张力增高、腱反射亢进、感觉异常、大小便功能障碍易,与 HSP 混淆,通过影像学检查可以鉴别。

2. **肌萎缩侧索硬化**　尤其是原发性侧索硬化,与单纯型 HSP 类似,有时较难鉴别。但原发性侧索硬化起病较晚,进展更快,在疾病的某个时期可出现肌肉萎缩、肌束震颤或出现神经源异常的肌电图改变。

3. **脑白质营养不良**　比如部分肾上腺脑白质营养不良、异染性脑白质营养不良等可成人起病,临床上与 HSP 类似,需要鉴别。

4. **脊髓小脑共济失调**　与复杂型 HSP 类似,易混淆,有时需要基因检测才能鉴别。

六、治疗

通过多学科包括神经科、泌尿科、康复科、心理医学科等联合治疗,改善生活质量、延缓病程进展。

1. **药物治疗**　目前缺乏病因修饰治疗。主要的药物治疗是对症治疗,如巴氯芬、替扎尼定可以减低肌张力,持续硬膜内泵入巴氯芬,对于症状严重甚至使用轮椅者可能有效;肉毒毒素局部注射,有助于改善双下肢痉挛症状。对于排尿障碍者,酌情加用抗胆碱能药物,改善尿失禁。

2. **康复治疗**　规律康复治疗对遗传性痉挛性截瘫的患者非常重要,有助于保持关节活动度,改善双下肢僵硬程度。

七、预后

关于 HSP 预后的研究报道较少。一般情况下,该病进展缓慢。来自德国的研究显示,发病 20 年后,48%患者需要辅助器,12%需要轮椅;发病 40 年后 72%需要辅助器,29%需要轮椅。

(刘亚玲)

第五节　亨廷顿舞蹈病

亨廷顿舞蹈病又称亨廷顿病(Huntington disease,HD),是一种隐匿起病,以舞蹈样不自主运动、精神障碍和痴呆为特征的遗传性神经系统变性病。由位于染色体 4p16.3 的 Huntingtin 基因(*HTT*)CAG 三核苷酸异常扩增突变所致。

一、病因与流行病学

HD 是常染色体显性遗传病,*HTT* 基因包含 67 个外显子,跨度近 170kb,编码一种含有 3 144 个氨基酸的亨廷顿蛋白质(huntingtin)。至少 1 条染色体上 *HTT* 出现 CAG 三核苷酸重复次数增加,即可改变 huntingtin 结构和生化特性,导致尾状核、壳核以及大脑皮质的神经元变性。

世界各地区 HD 患病率差异很大,欧洲人群平均患病率为 9.71/100 000,日本、中国、韩国、芬兰以及非洲土著民中估计为(0.1~2)/100 000。

二、临床特征

HD 平均发病年龄约为 45 岁,约 25% 患者在 50 岁之后发病。

1. **运动异常** 不自主运动障碍和随意运动障碍同时存在。90% 患者出现舞蹈症,走路时会持续出现舞蹈动作,紧张时加重,随病程进展逐渐出现其他不自主运动,动作迟缓、僵硬、肌强直等。随意运动障碍包括日常活动笨拙,精细运动控制差,步态异常以及眼球运动障碍。

2. **认知功能异常** 认知功能进行性下降,包括记忆力下降、思考过程缓慢、视空间能力受损、应用知识能力受损,最常见思维灵活性下降、执行功能受累。早期语言功能相对保留,后期常见语法复杂度降低、用词错误和找词困难,缺乏自我认知。

3. **精神心理障碍** 患者有显著的性格改变、情感性精神障碍和精神分裂症。常见妄想症和偏执狂,幻觉少见。行为障碍常见间断暴发、冷漠、攻击、酗酒、性功能障碍和性出轨,以及食欲增加。临床前期出现抑郁是正常人群的 2 倍,普遍有自杀行为和想法。

4. **其他** 患者体重指数低于正常人,胆固醇代谢障碍,食欲和能量消耗增加。睡眠和昼夜节律紊乱,精神改变、抑郁或舞蹈病常常导致失眠和日间嗜睡。

5. **青年 HD** 20 岁之前发病的 HD 定义为青年 HD,占总 HD 的 5%~10%。初始常见舞蹈病和严重的行为障碍,病程进展快速,精神障碍重度恶化,伴明显的运动和小脑症状,语言延迟。10 岁以前发病患者中有 30%~50% 出现癫痫发作。

三、实验室与辅助检查

1. **基因检测** *HTT* 基因 CAG 重复扩增数阈值为 36;36~39 次为不完全外显有患 HD 的风险;大于等于 40 次为完全外显可逐渐进展为 HD。重复数值越高发病年龄越早。

2. **影像学** 早期多正常,中晚期头部 MRI/CT 提示基底节、尾状核头萎缩明显;PET 和 SPECT 显示尾状核代谢减低。

3. **其他** 抗核抗体谱、抗磷脂抗体、抗链球菌溶血素 O、血涂片、甲状腺功能及甲状腺抗体等检查常用于鉴别诊断,排除其他病因。

四、诊断

出现以下任何 1 种情况者应怀疑 HD:以舞蹈症为主要特征的进行性运动障碍;随意运动可受累;存在精神障碍,包括认知功能下降、性格改变和/或抑郁;符合常染色体显性遗传的家族史。*HTT* 基因检测有助确诊。

五、鉴别诊断

主要与获得性和遗传性病因的相关疾病进行鉴别。

（一）获得性病因的疾病

如迟发性运动障碍、左旋多巴诱发运动障碍、甲状腺毒症、脑血管病、狼疮脑等疾病在病程中易出现舞蹈症表现，鉴别诊断主要依据疾病的起病及演变过程、血液和脑脊液抗体检查等。

（二）遗传性病因的疾病

多种遗传变性病与 HD 临床表现类似，确诊依赖基因筛查。

1. **额颞叶痴呆和/或肌萎缩侧索硬化** 是 *C9ORF72* 基因（GGGGCC）六核苷酸重复扩增所致的常染色体显性遗传病。除类 HD 表现外，还可见肌阵挛、震颤和斜颈等。

2. **脊髓小脑共济失调 17 型** 是 *TBP* 基因突变所致的常染色体显性遗传病，小脑性共济失调是最突出的运动障碍，可伴类 HD 表现。

3. **棘红细胞舞蹈病** 是 *VPS13A* 基因突变所致的常染色体隐性遗传病。除类 HD 表现外，还可伴肌病、血清肌酸激酶升高、棘红细胞增多、癫痫等。

4. **其他** 亨廷顿样病 1 型/2 型、McLeod 神经棘红细胞增多症、齿状核苍白球萎缩、良性遗传性舞蹈病、遗传性小脑共济失调等可有类 HD 样表现。

六、治疗

HD 尚无特异性治疗方法，目前治疗主要是对症治疗以及预防舞蹈症导致的外伤。

1. **药物治疗** 改善舞蹈症，可选择典型和非典型抗精神病药（多巴胺耗竭剂丁苯那嗪），需监测患者抑郁情况，其他替代药物如金刚烷胺、左乙拉西坦和托吡酯。对于不伴舞蹈症的精神障碍，首选喹硫平，若伴舞蹈症可选择奥氮平或利培酮；改善抑郁通常使用三环类抗抑郁药或选择性 5-羟色胺再摄取抑制剂。对于认知障碍无有效疗法。

2. **并发症治疗** 严重的吞咽障碍及体重减轻，常需胃管鼻饲或经皮胃造瘘手术治疗。卧床患者积极预防肺炎、感染及压疮等。

3. **遗传咨询与产前诊断** HD 患者每个孩子继承致病基因的机会有 50%。传代时 CAG 重复结构不稳定，会导致重复次数增加，因此携带中间等位基因（重复 27~35 次）者，其后代有患 HD 的风险，受多种因素影响：①CAG 重复次数越多，后代继承大于 36 个 CAG 扩增的概率越高；②性别和年龄影响，高龄父亲的子女易出现 CAG 重复增加。因早期治疗对 HD 发病率和死亡率无影响，不提倡预测性基因检测（儿童或无症状成年人）。家族中有成员鉴定出致病 *HTT* 基因，建议对高危妊娠进行产前诊断。

七、预后

晚期常卧床、构音障碍、尿失禁，发病后中位生存时间为 15~18 年，平均死亡年龄为 54~55 岁。迟发 HD 病程较长且预后相对好。

八、最新进展

脑脊液中突变 huntingtin 水平已被证明与 HD 疾病阶段相关，是反映大脑中突变 *HTT* 水平的生物标志物,可能为 HD 靶向治疗提供脑内 *HTT* 抑制指标。

（董 惠）

第六节 多系统萎缩

多系统萎缩(multiple system atrophy,MSA)是一种散发的、成人发病的、致死性神经变性疾病,最主要的临床表现是进行性帕金森症状、小脑共济失调、自主神经功能障碍和锥体束征。

一、病因与流行病学

目前无确切已知病因,MSA 通常是一种散发性疾病,仅在极少数家系中发现了遗传因素的作用。MSA 病理学发现少突胶质细胞胞质内 α-synuclein 包涵体形成,多见于基底节、额叶和初级运动皮质、小脑和网状结构,其密度与神经元丢失的程度相关。

MSA 平均发病年龄 53 岁,发病率为(0.6~0.7)/100 000,50 岁以上人群发病率约为3/100 000。在大多数国家,帕金森病亚型发病率高于小脑亚型(2~4)：1,但在日本小脑亚型更为常见。

二、临床特征

MSA 临床表现高度异质性,主要分为 2 种类型,以帕金森综合征为主要表现的 MSA-P 型和以小脑性共济失调为主要表现的 MSA-C 型,部分患者两型症状可重叠存在。

1. 运动症状

(1)MSA-P 型:以帕金森综合征为主要表现,运动迟缓快速进展,伴肌强直和震颤,少见"搓泥丸"样震颤且左旋多巴反应不良,半数患者姿势不稳和动作性震颤。口面肌张力障碍和颤抖高音样构音障碍也很常见。

(2)MSA-C 型:小脑症状包括步态和肢体共济失调,爆破样语言,小脑性眼球运动障碍(注视诱发的眼球震颤和扫视运动不到位)。

MSA 患者普遍存在轴性姿势异常,如驼背、比萨综合征和严重颈前倾,严重颈前倾是 MSA 的特异性表现,左旋多巴治疗可诱发或加重运动障碍,常见手和面部刺激敏感的肌阵挛。半数 MSA 患者早期阶段可有吞咽困难,提示预后不良。部分 MSA 患者可见腱反射亢进和巴宾斯基征阳性。

2. 自主神经功能症状 早期出现自主神经功能严重障碍是 MSA 特异表现,快速进展提示预后不良。主要累及泌尿生殖系统和心血管系统。泌尿生殖系统症状最常见尿急尿频,膀胱排空不全,尿失禁,以及男性勃起障碍等;心血管系统症状最常见神经源性直立性低血压、反复发作的晕厥、餐后低血压、仰卧位或夜间高血压等。其他常见症状包括头晕、恶心、全身无力、头痛和颈肩部痛(衣架痛)、少汗症或无汗症、瞳孔运动异常、便秘等。

3. 其他症状 部分患者出现呼吸喘鸣和睡眠呼吸暂停,几乎所有的 MSA 患者在病程中的一些阶段会出现睡眠障碍,如快速动眼期睡眠行为障碍、睡眠呼吸暂停、白天过度嗜睡及不宁腿综合征。

三、实验室与辅助检查

1. 神经影像学检查 头部 MRI 提示脑部结构改变,如壳核、小脑、脑桥萎缩。T_2 加权像示脑桥十字征、壳核裂隙征、小脑中脚高信号,为 MSA 相对特异的影像学表现。^{18}F-脱氧葡萄糖 PET 可见壳核、小脑、脑干低代谢改变。

2. **自主神经功能检查** 评估 MSA 患者自主神经损伤程度:尿动力学、膀胱超声;卧-立位血压检测及直立倾斜试验、24h 动态血压监测;睡眠下电子喉镜检查;多导睡眠脑电图;肛门括约肌肌电图;发汗实验;反射定量检测。

四、诊断

根据自主神经功能障碍、帕金森综合征、小脑功能障碍和锥体束损害 4 种功能障碍的组合及其严重程度,采用 3 个等级诊断模式(图 11-1):即可能的、很可能的和确诊的 MSA。

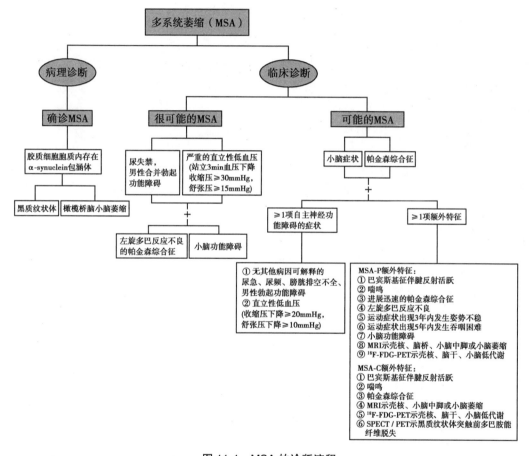

图 11-1 MSA 的诊断流程

FDG-PET,脱氧葡萄糖正电子发射计算机断层显影技术;SPECT,单光子发射计算机断层成像技术。

五、鉴别诊断

1. **特发性晚发型小脑性共济失调** MSA-C 型患者发病年龄晚,病程进展快,约 5 年需轮椅,自主神经功能障碍症状显著,少见有家族史,据报道,MSA-C 大约占特发性晚发型小脑性共济失调的 30%。

2. **帕金森病**　MSA-P 型对左旋多巴反应差,疾病早期阶段就可出现严重自主神经症状,MSA 患者 ^{123}I-MIBG 心肌显影检查结果正常,可与帕金森病鉴别。

3. **进行性核上性眼肌麻痹**　主要表现为核上性眼球活动障碍、假性延髓麻痹和中轴躯干性肌强直等,少见自主神经功能障碍。

4. **皮质基底节变性**　认知功能严重障碍,并有异己手(肢)综合征、失用、皮质感觉障碍、不对称性肌强直、刺激敏感的肌阵挛。

5. **脆性 X 相关震颤/共济失调综合征**　与 MSA 相似,起病年龄较晚、小脑性共济失调、左旋多巴反应不良帕金森综合征、自主神经功能障碍,*FMR1* 基因 5′非编码区 CGG 三核苷酸序列重复扩增。

六、治疗

目前没有特异性的治疗手段,主要是对症治疗,如米多君和屈昔多巴改善直立性低血压,抗胆碱能药物改善急迫性尿失禁,夜间吸气性喉鸣可用持续正压通气,流涎可用肉毒素注射,严重的快速眼动期睡眠行为障碍,可用小剂量氯硝西泮,便秘可选择渗透性膨胀通便剂。

七、预后

MSA 通常比帕金森病进展快,平均生存期为 8~10 年,但存活情况差异大,有些患者发病后可存活 15 年以上,40 岁前发病的患者生存期比常见 MSA 患者生存期长。

MSA 从发病到残疾里程碑的中位时间:自主神经功能障碍 2.5 年,使用助行器 3 年,轮椅 3.5~5 年,卧床 5~8 年。

八、最新进展

目前大量的研究聚焦 MSA 修饰治疗,干预 MSA 潜在的病理生理机制,阻止或延缓疾病进程,如通过免疫方法和药物增强细胞降解途径(如溶酶体和蛋白酶体通路)减少 α-synuclein 毒性,以及抑制小胶质细胞过度激活等。

(董　惠)

第七节　帕金森病(青年型、早发型)

帕金森病(Parkinson disease,PD)是一种神经退行性疾病,其特征为静止性震颤、肌肉强直、运动迟缓和姿势不稳。根据发病年龄的不同,PD 分为青年型、早发型和迟发型。青年型 PD 发病年龄<20 岁,早发型 PD 发病年龄在 20~50 岁之间,发病年龄>50 岁为迟发型 PD。

一、病因与流行病学

青年型和早发型 PD 罕见,发病率占总 PD 的 5%~10%,随着年龄的增加而增加。已确定 20 多个基因突变可导致 PD 发病,遗传方式有常染色体隐性(AR)和常染色体显性(AD)遗传,具有明确的遗传易感性和家族聚集性(表 11-3)。

表 11-3　不同基因型青年型和早发型 PD 的特征性临床表现

致病基因	遗传方式	相关特征
ATP12A2	AR	三联征:痉挛状态、核上性凝视麻痹,痴呆
DNAJC6	AR	2 种临床表现:①缓慢进展,左旋多巴反应性帕金森症,30~40 岁发病;②罕见青少年发病,快速进展;反射亢进,癫痫,智力障碍
FBXO7	AR	迅速进展,可合并锥体束征;一些家族以动作迟缓为主要表现
PODXL	AR	左旋多巴反应性 PD,有或无非典型特征
SLC6A3	AR	婴儿期起病;也称为多巴胺转运体缺陷综合征
SYNJ1	AR	少年发病的肌张力障碍伴运动障碍
GBA	AD	认知障碍概率高,不典型运动症状,进展快速;可伴路易体痴呆;可有戈谢病家族史
LRPK2	AD	典型的 PD 表现,较少非运动症状
PRKN	AR	进展缓慢;可有下肢肌张力障碍、运动困难、反射亢进;轻度非运动症状;杂合子可增加患 PD 的风险
PARK7(DJ1)	AR	表型类似 *PRKN* 突变;智力障碍和/或偶有癫痫发作
PINK1	AR	表型类似 *PRKN* 突变;精神症状更常见;杂合子增加患 PD 的风险
SNCA	AD	认知和精神症状常见
VPS13C	AR	病程进展快速
VPS35	AD	震颤,典型的 PD 症状;较少非运动临床表现

二、临床特征

(一) 运动症状

青年型 PD、早发型 PD 与迟发型 PD 的临床表现类似。

1. **运动迟缓**　动作缓慢、缺乏自主运动,精细运动困难,如按按钮困难、声音低沉缺乏音调变化、吞咽动作减少唾液增多、姿势异常和坐立不安、面部表情减少、眨眼频率降低、走路手臂摆动减少。

2. **震颤**　"搓泥丸"样低频(4~6Hz)动作,单侧起病逐渐累及对侧,休息时明显运动时消失或减轻,但持续运动后震颤再现。

3. **僵硬**　常有单侧疼痛或僵硬,肩部多见。早期常见手腕肌张力略增高,随疾病进展可观察到"铅管"样阻力,伴"齿轮"现象并叠加震颤。

(二) 非运动症状

诊断 PD 前数年可出现抑郁、便秘、嗅觉缺失和快速动眼睡眠行为障碍等。随病情进展出现认知障碍、神经精神症状、自主神经功能障碍等。

除了上述基本特征之外,青年型和早发型 PD 患者常表现出与特定基因相关的临床表现(见表 11-3)。

三、实验室与辅助检查

血液生化检查包括铜蓝蛋白、铁蛋白、血常规和涂片。影像学检查包括头部 MRI、突触前多巴胺能成像均有助于进行鉴别诊断。神经心理检查有助于发现情绪和认知的问题。基因筛查有助于明确诊断。

四、诊断

符合 PD 诊断标准,年龄小于 50 岁患者可初步诊断为青年型或早发型 PD,基因筛查有助于明确诊断。

五、鉴别诊断

(一)神经系统变性病

1. **肝豆状核变性**　通常成年早期发病,除肌张力障碍和帕金森综合征外,常合并肝功能异常,眼角膜色素环阳性,血铜蓝蛋白明显降低等。

2. **脊髓小脑性共济失调(SCA)**　临床异质性高,SCA2、SCA3 和 SCA17 临床表现与 PD 类似,还可合并小脑共济失调、癫痫、痴呆、精神病、舞蹈病和肌张力障碍等。

3. **线粒体功能障碍**　*POLG* 基因突变与早发型 PD 相关,临床表现包括进行性眼外麻痹、共济失调和周围神经病变,可合并锥体外系症状,左旋多巴反应差。

需纳入鉴别诊断的疾病还包括:路易体痴呆、进行性核上性麻痹、尼曼-皮克病 C 型、多巴反应性肌张力障碍、脑内铁蓄积的神经变性病、亨廷顿病、特发性基底节钙化、泛酸激酶相关性神经变性病、多系统萎缩、朊蛋白病等。

(二)继发性帕金森综合征

如药物诱导的帕金森综合征,中毒,血管性帕金森综合征,正常压力脑积水等。对于非运动症状明显的患者还需考虑抑郁症、执念迟钝和精神性帕金森症等。

六、治疗

由于患者年轻且病程较长,情绪和心理障碍明显,应从药物、心理、康复等多方面综合治疗和管理。药物治疗方面,多数患者对左旋多巴类药物疗效较好,但易出现运动并发症,推荐首选非左旋多巴类药物进行治疗,如多巴胺受体激动剂、单胺氧化酶抑制剂、金刚烷胺,以预防运动并发症。若以震颤为主要表现,还可选用苯海索,后者需注意认知的损害。必要时可使用复方左旋多巴。对于病程中晚期出现严重的运动并发症的患者,可考虑脑深部电刺激术治疗。

七、预后

病程发展较缓慢,常出现运动并发症,药物治疗效果较好,晚期可致残。

（董　惠）

第八节　原发性遗传性肌张力不全

肌张力不全是一大类运动障碍疾病,主要表现为反复出现的持续性或间歇性肌肉收缩,导致运动和姿势异常。肌张力不全的异常运动和姿势,通常是模式化肢体扭转伴有震颤,随意动作可诱发或加重,出现泛化的肌肉兴奋。原发性遗传性肌张力不全(primary hereditary dystonia,PHD)是一组以肌张力不全为主要表现的遗传性疾病,目前已发现 20 余种致病基因。

一、病因与流行病学

PHD 总体患病率约为 16.4/100 000。不同类型 PHD 的遗传方式、发病率、患病率各不相同。PHD 可通过常染色体显性、常染色体隐性或 X 连锁方式遗传。多数 PHD 已找到致病基因,涉及基因转录调节、细胞骨架、内质网稳态和应激、跨膜转运、能量代谢等生理过程,但发病机制尚不清楚。少部分 PHD 病因明确,如 DYT5 型亦称多巴反应性肌张力不全,由多巴胺生物合成途径关键酶的基因突变所致。

二、临床特征

核心症状是肌张力不全样运动障碍,主要表现为异常表情姿势和不自主动作,最常见方式是扭转痉挛,随意运动时加重,休息睡眠时减轻或消失,晚期可呈固定扭曲痉挛畸形。

PHD 涵盖的疾病众多,根据是否有合并症状可分为:①单纯型,主要表现为肌张力障碍,可伴有震颤,如 DYT1、DYT6、DYT24、DYT25、DYT28 等;②复合型,肌张力障碍叠加其他的运动障碍症状,如肌阵挛(DYT11),帕金森症(DYT3、DYT5、DYT16、DYT12),发作性症状以及其他运动障碍(DYT8、DYT10、DYT18)等。

通常在临床上,肌张力不全还通过发作部位、时间模式、是否有触发因素来描述,如下表 11-4 所示。

表 11-4　PHD 临床表型

分类方法	PHD 类型名称	临床特点
通过发作部位描述的肌张力不全	全身性肌张力不全	影响躯干和至少两个身体其他部位的肌张力障碍
	颈部肌张力不全	影响颈部的肌张力障碍,导致头部姿势异常;斜颈(头部转向一侧)、侧颈(倾斜一侧)、颈后倾(颈部伸展)和颈前倾(颈部弯曲)
	颅面肌张力不全	影响面部或语音的肌张力障碍;可表现为喉肌张力障碍(也称为痉挛性发声障碍)、眼睑痉挛、口下颌肌张力障碍,或后两者的联合(称为 Meige 综合征)
	喉肌张力不全/痉挛性发声困难	影响声带的肌张力障碍,导致哽咽和粗糙声音,高调其变化多样(内收肌类型),或者频率较低,出现低语、呼吸音(外展肌类型)
	眼睑痉挛	以闭眼痉挛为特征的肌张力障碍
	口下颌肌张力不全	影响口腔和/或下颌的肌张力障碍,导致张口或闭口不自主运动
	偏侧肌张力不全	仅影响身体一侧的肌张力障碍
自主动作或触发因素诱发的肌张力不全	书写痉挛	动作特异性肌张力障碍,影响手和/或前臂;表现为患者尝试书写时出现的异常的姿势
	音乐家肌张力不全	动作特异性肌张力障碍,表现为参与演奏乐器肌肉的肌张力障碍
	阵发性肌张力障碍	有明确的触发,仅间断出现的肌张力障碍,如锻炼诱发肌张力障碍和阵发性运动诱发性运动障碍
	锻炼诱发肌张力不全	长时间运动后,运动肢体出现的阵发的半自限性肌张力障碍,最典型的表现是锻炼诱发的足部肌张力障碍,导致长途行走后足部扭转
	阵发性运动诱发运动障碍	表现为短暂的自限性姿态肌张力障碍,突然动作可诱发

三、实验室与辅助检查

1. **血生化检查** 用于除外获得性肌张力不全。血、尿有机酸检查异常提示遗传代谢病的可能。血清铜蓝蛋白、红细胞形态学检查可鉴别肝豆状核变性和棘红细胞增多症。

2. **影像学检查** 建议脑影像学检查筛查或排除获得性肌张力不全。

3. **基因检查** 对PHD的精准诊断、分型和判断预后具有重要意义。

四、诊断

PHD的诊断依靠病史、临床表现、实验室检查、影像学检查和基因检查。针对主要表现为肌张力不全的患者，首先根据其临床特点判断是否为肌张力不全，再结合病史、实验室检查和影像学检查，除外获得性肌张力不全、其他遗传变性病和遗传代谢病，但具体分型和确诊需依靠基因检测。

五、鉴别诊断

1. **多种获得性肌张力不全** 多种病因可导致肌张力不全的表现，如缺氧损伤、副感染综合征、自身免疫性疾病、代谢障碍、血管性疾病、脑外伤、颅内占位、中毒、药物等。

2. **其他遗传、变性、代谢病** 很多疾病在病程的某些阶段，会表现出肌张力不全或类似的症状，如亨廷顿病、舞蹈病、McLeod神经棘细胞增多症、Rett综合征、原发性家族性脑钙化、脑组织铁沉积性神经变性疾病、肝豆状核变性、尼曼-皮克病C型、线粒体病、有机酸尿症、硫胺素代谢紊乱等。PHD的受累肌群相对固定，异常运动模式刻板一致，而舞蹈病多累及肢体远端，动作变化多端无规则节律。感觉诡计（缓解技巧）和动作特异性诱发是PHD的特征，具有重要鉴别意义。

六、治疗

目前对于大多数PHD尚无有效的病因治疗方法，治疗目标包括减少不自主运动、纠正异常姿势、减轻疼痛、提高生活质量。临床上应根据临床特点，选择支持和物理康复治疗、口服药物、肉毒毒素注射和手术等综合措施（图11-2）。

七、预后

PHD是一大组疾病，不同病因类型预后各异，一般为良性病程，可持续数十年。多巴反应性肌张力不全、阵发性运动诱发性肌张力不全预后良好，早诊断早治疗可获得明显效果甚至康复。部分类型致残率高。

八、最新进展

脑深部电刺激（DBS）是治疗难治性、致残性肌张力不全的最有效方法，主要刺激位置为苍白球内侧（GPi）和丘脑底核，目前正在探索新刺激位置（丘脑腹后核）和新刺激设置。例如，"GPi-DBS双单极刺激模式与交错刺激模式疗效比较"进入Ⅳ期临床试验（NCT01497639），"多靶点苍白球和丘脑DBS治疗偏侧肌张力不全"正进行Ⅱ期非随机临床试验（NCT00773604）等。

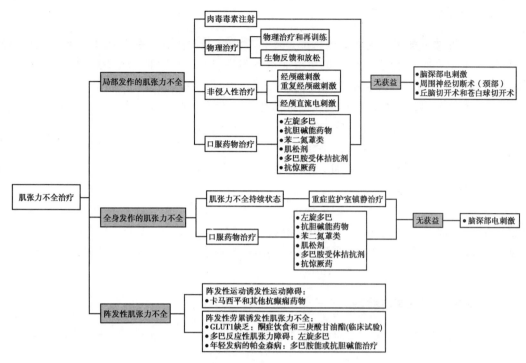

图 11-2　原发性遗传性肌张力不全治疗流程

（董　惠）

第九节　脊髓小脑性共济失调

脊髓小脑性共济失调（spinocerebellar ataxias, SCAs）是一组常染色体显性遗传病，临床特征是成年发病的进行性平衡和协调能力障碍，伴有含糊语言。

一、病因与流行病学

SCAs 可通过常染色体显性、常染色体隐性或 X 连锁方式遗传。遗传学上 SCAs 可分为两大类：由动态重复扩增突变引起的 SCAs 和由非重复突变引起的 SCAs。SCA1、SCA2、SCA3、SCA6、SCA7 和 SCA17 由三核苷酸（CAG）重复扩增所致，是最常见的常染色体显性遗传类型。主要的常染色体隐性 SCAs 致病基因为 *FXN*、*ATM*、*APTX* 和 *SETX*，而 X 连锁方式遗传的类型罕见。目前已经发现了 40 余种 SCA 基因亚型，大多数突变损害小脑浦肯野神经元导致小脑萎缩，其次影响脊髓、基底节和脑桥核等，但很多患者（30%~48%）未找到致病基因。

SCAs 平均发病率为 2.7/100 000，不同亚型的发病率有明显的地理和种族差异，SCA3 是全世界最常见的 SCAs 分型，其次是 SCA2 和 SCA6。各亚型发病年龄不同，中年发病最为常见，儿童和老年也有发病。

二、临床特征

1. **小脑性共济失调**　主要临床特征是进行性小脑共济失调。首先出现步态不稳,肢体协调能力进行性恶化,出现书写困难和精细运动障碍,以及小脑性眼动异常(眼球平滑追踪障碍、注视诱发的眼球震颤和不精准的快速扫视),语言和吞咽问题。

2. **非共济失调症状**　常常出现运动症状(无力、痉挛和肌萎缩),行走异常(帕金森综合征、肌张力不全和舞蹈症),脑干功能障碍相关的眼球运动异常(快速扫视运动缓慢或凝视麻痹),感觉症状,癫痫,肌阵挛,以及泌尿系症状。睡眠障碍、抑郁也很常见。SCAs 患者存在执行功能、视觉空间处理、语言功能和情感调节方面的细微改变,属于小脑认知情感性综合征,明显认知能力下降很少见。

特征性临床表现常常提示某一特定 SCAs 亚型,如 SCA3 合并锥体束征较多,SCA2、SCA17 可有锥体外系表现,SCA7 合并视网膜色素变性,SCA1、SCA3、SCA7、SCA28 可有眼肌麻痹,SCA8、SCA19 合并认知障碍等,同一 SCA 亚型在同一家族不同患者间临床表现变异较大,不同亚型多有交叉。

三、实验室与辅助检查

MRI、神经传导研究、自主和认知测试等可以帮助识别临床表现,并排其他可引起共济失调的疾病。

1. **影像学检查**　头部 MR、CT 可见小脑及脑干萎缩,如脑桥和小脑中脚明显萎缩,第四脑室增大,小脑半球及蚓部沟回加深,矢状位呈树枝状。萎缩程度与病情轻重成正比。

2. **电生理检查**　脑干听觉诱发电位可异常。部分患者神经传导速度检查提示远端感觉神经传导波幅下降,呈轴索性感觉神经病,并进行性加重。

3. **基因检测**　基因筛查是 SCA 最重要的确诊手段,也是病因诊断。

四、诊断

进行性共济失调是诊断 SCAs 的重要依据,头部 MRI 发现小脑、脑干萎缩,除外所有获得性共济失调疾病,结合阳性家族史,可临床疑诊 SCAs。SCAs 基因筛查到致病突变可确诊。

五、鉴别诊断

1. **营养代谢性共济失调**　长期酗酒,维生素 E/B_{12} 缺乏均可导致共济失调。

2. **炎性脱髓鞘**　多发性硬化累及幕下小脑和脑干时,可以共济失调为主要表现。通常急性或亚急性起病,呈复发-缓解病程。头部 MRI 示脑白质脱髓鞘改变。

3. **副肿瘤性亚急性小脑变性**　抗 Yo 抗体或其他小脑抗体引起的亚急性小脑共济失调,发病年龄晚,中老年多见,病情进展快。血清、脑脊液可检测到特异性抗体,部分患者可找到责任肿瘤。

4. **小脑原发或转移肿瘤**　常隐匿起病,逐渐进展。转移瘤可急性或亚急性起病,影像学检查是重要的鉴别方法。

六、治疗

SCAs 目前尚无治疗方法,不同亚型治疗方案不同。

1. **物理疗法**　帮助增强肌肉力量,辅助设备(如拐杖、助行器或轮椅)可以帮助患者行动和提高其他日常活动功能。

2. **药物治疗**　许多 SCAs 患者除了共济失调外还有其他症状,如震颤、僵硬、肌肉痉挛和睡眠障碍等,对于这些症状可对症治疗。

3. **多学科联合治疗**　大部分 SCAs 病程漫长需多学科联合诊治,如神经科、康复科、精神科、营养科、生殖医学科、心理医学科等。

七、预后

不同亚型的 SCAs 发病年龄和残疾进展率因病因差异而不同。大多数患者平均在 10~20 年期间进展为残疾并且寿命缩短,但一些患者的寿命与正常人相当。

八、最新进展

随着基因检测技术的进步,对 SCAs 的发病机制了解增多,多种新型治疗进行临床实验,包括通过药理学方法调节紊乱小脑回路的疾病调节治疗,以及减少有毒产物含量的基因治疗。

(董　惠)

第十节　遗传性多发脑梗死性痴呆

遗传性多发脑梗死性痴呆(hereditary multi-infarct dementia,hereditary MID)又称伴有皮质下梗死和白质脑病的常染色体显性遗传性脑动脉病(cerebral autosomal dominant arteriopathy with subcortical infarcts and leukoencephalopathy,CADASIL),是一种罕见的、非动脉硬化性的、常染色体显性遗传性脑血管疾病。病变主要累及脑小动脉,常导致显著的脑白质病变,临床表现为中年起病、脑缺血性小卒中反复发作、偏头痛、进行性认知功能障碍等。大多数患者无脑血管病的危险因素,但有明显的家族遗传倾向。

一、发病机制

CADASIL 是复发卒中和血管性痴呆最常见的遗传病因之一。该病是一种罕见的单基因遗传性脑小血管疾病,由 19 号染色体短臂上的 *Notch3* 基因突变引起。突变的类型主要为错义点突变。突变基因主要分布在 2~24 号外显子,约90%位于 2~6 号外显子,以 4 号、3 号外显子为多见。除 4 号外显子外,白种人中主要以 3 号、11 号外显子突变为主,而在亚洲国家及地区则以 11 号、3 号、8 号外显子突变为主。*Notch3* 突变基因位点的不同,提示 CADASIL 的基因突变可能与种族相关。

二、临床表现

CADASIL 的临床表现各异,即使同一个家系中的患者,其临床表现也可能存在差异,典型的临床表现包括:偏头痛、皮质下缺血性卒中、认知障碍、情绪障碍、运动障碍。

1. **偏头痛** 偏头痛往往为最早出现的临床症状,多为先兆偏头痛,常见的先兆性症状有视觉、言语、感觉和运动的缺损。55%~75%的欧美患者有偏头痛发作,但在亚洲仅有5%的患者有偏头痛发作。

2. **皮质下缺血性卒中** 60%~85%的CADASIL患者表现为反复发作的缺血性卒中和短暂性脑缺血发作(TIA)。平均发病年龄为45~50岁,且大多数患者无动脉粥样硬化危险因素。其中约2/3患者的表现为腔隙性脑梗死。卒中常反复发作,可从单纯的运动性或感觉性卒中,逐渐发展至言语、吞咽、行走困难,精神异常及大小便失禁,最终导致血管性痴呆和假性延髓麻痹。

3. **认知障碍** 50岁以上患者多见,主要是由于皮质下微血管损伤所致。早期表现为执行功能、情景记忆力及处理速度的减退,后因反复发生的皮质下缺血性卒中和年龄增长,认知功能障碍逐步发展,最终导致严重的认知功能减退或皮质下型痴呆。

4. **情感障碍** 20%~41%的患者可出现精神和情感异常,如情绪淡漠、抑郁障碍、双相障碍及情绪失禁。

5. **运动障碍** 多为锥体束损害相关的运动障碍。90%的痴呆患者存在步态障碍,80%~90%的患者存在尿失禁,半数患者存在假性延髓麻痹。终末阶段,绝大多数患者卧床。

此外,部分患者还可出现癫痫发作(5%~10%)、脑出血、耳聋、帕金森综合征、急性脑病起病等临床症状。

上述主要症状构成了CADASIL的自然病程:30岁左右出现先兆性偏头痛,40~60岁出现皮质下缺血事件,50~60岁左右逐渐发展至痴呆,65岁左右因行走困难而卧床。患者的平均寿命分别为男性65岁、女性71岁。死亡原因依次为肺炎、猝死及窒息。

三、辅助检查

1. **MRI** 头颅MRI主要表现:①双侧大脑半球皮质下半卵圆中心、侧脑室周围广泛对称分布的点片状或弥漫性脑白质长T_1、长T_2信号,双侧颞极脑白质特征性长T_2信号是CADASIL的特征性表现,脑干、外囊及胼胝体也常受累;②脑白质呈多发腔隙性梗死,可同时存在新鲜及陈旧性梗死灶;③颅内多发点状出血灶。颞极高信号是CADASIL的特征性表现,其诊断CADASIL敏感性为90%、特异性为100%。

2. **病理活检** 电镜发现电子致密物——嗜锇颗粒样物质(granular osmiophilic material,GOM)沉积于小动脉及毛细血管平滑肌细胞基底膜表面。该病变多见于脑血管,亦可见于皮肤等其他器官小血管。因此,皮肤活检可作为诊断CADASIL的一个金标准。

3. **基因检测** 诊断CADASIL的另一个金标准是*Notch3*基因检测。

四、诊断

CADASIL的诊断依据为:临床表现+MRI+病理活检/基因检测。其确诊的金标准为病理活检发现小动脉及毛细血管平滑肌细胞基底膜表面有GOM沉积和/或基因检测有*Notch3*基因突变。诊断流程图如图11-3。

五、鉴别诊断

1. **伴皮质下梗死和白质脑病的常染色体隐性遗传性脑动脉病(CARASIL)** 好发于青

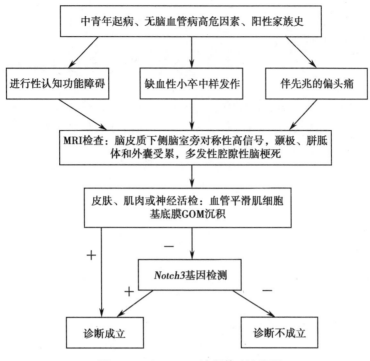

图 11-3　CADASIL 诊断策略流程图

年人,由 10 号染色体的 *HTRAI* 基因突变导致。临床表现有秃头、腰痛、锥体束征、进行性认知障碍及假性延髓麻痹等。MRI 显示脑白质多灶性或融合性病灶。病理活检严重的动脉硬化,而血管平滑肌细胞表面无 GOM。

2. 视网膜病-肾病-卒中的遗传性内皮细胞病(HERNS)　罕见的常染色体显性遗传病,由 *TRexl* 基因突变所致。病变可累及全身血管,以中小动脉病变为主,尤其是视网膜、肾和脑血管。临床表现为反复脑卒中发作,可伴有偏头痛、癫痫发作、进行性视力下降、肾功能损害、雷诺现象等。MRI 显示以额叶为主的多发性脑白质病变,额顶叶可见"假瘤征象"。

3. Fabry 病　X 连锁隐性遗传,Xq22 上的基因突变或缺失,编码的 α-半乳糖苷酶部分或全部缺乏,该酶的代谢底物三聚已糖神经酰胺不能降解,在肾、心、血管壁和神经系统等组织细胞中病理性堆积,临床引起多系统损害。中枢神经系统的主要表现为 TIA 和脑梗死。检测羊膜细胞 α-半乳糖苷酶 A 水平可进行产前诊断。

4. 其他　脑白质营养不良、动脉粥样硬化性脑血管病等类似 CADASIL 症候群的疾病。

六、治疗

CADASIL 作为一种单基因遗传性神经系统疾病,目前尚无根治方法,主要针对卒中、偏头痛、情感障碍和认知障碍等对症治疗。

反复脑卒中发作可使用抗凝、抗血小板聚集药物。伴有高血压时,酌情应用降压药物,同时避免血压过低导致的脑灌注不足。应用他汀类药物治疗高脂血症。

先兆性偏头痛应预防性治疗,减少发病频率,但曲坦类和麦角胺衍生物因其血管收缩作用不推荐使用。补充 B 族维生素降低同型半胱氨酸水平可以降低偏头痛严重程度和发作频率。

认知功能障碍可选用多奈哌齐,在一定程度上能改善患者的执行能力,但不能改善患者主要转归终点。

七、预后

CADASIL 作为一种单基因家族性脑小血管疾病,病情呈进行性加重,晚期常因合并各种感染性并发症死亡。发病初期,康复、理疗、护理、心理治疗对患者的病情起着至关重要的作用。

（卜　晖）

第十二章　免疫介导中枢神经系统疾病

第一节　自身免疫性脑炎

自身免疫性脑炎(autoimmune encephalitis,AE)是一种急性或亚急性起病的自身免疫介导的中枢神经系统疾病,以记忆力下降、癫痫和精神行为异常为主要临床表现。

一、病因与流行病学

AE发病率为脑炎的10%～20%,主要通过体液或细胞免疫反应介导中枢神经系统损害。依据不同抗体和相应的临床综合征将AE大致分为三类,抗细胞内抗原相关抗体脑炎、抗细胞表面抗原或突触蛋白相关抗体脑炎以及其他系统性自身免疫性疾病相关脑炎。

1968年首次提出"边缘性脑炎"概念,指累及边缘系统的中枢神经系统炎症性疾病,并认为其是肿瘤相关性疾病。随着研究的深入,认为其是一种自身免疫性机制。2007年提出自身免疫性"抗N-甲基-D-天冬氨酸受体脑炎"后,更多的相关抗体被发现,并将这类疾病统称为自身免疫性脑炎。

抗细胞内抗原相关抗体脑炎,与肿瘤相关,包括Ho、Ri、Ma2和CV2等抗体。针对细胞表面抗原或突触蛋白相关的抗体,包括抗N-甲基-D-天冬氨酸受体(N-methyl-D-aspartate receptor,NMDAR),抗富亮氨酸胶质瘤失活蛋白1(leucine-rich glioma-inactivated protein 1,LGI1)抗体等,其中抗NMDAR抗体脑炎约占AE的80%。与自身免疫性疾病相关的免疫性脑炎包括急性播散性脑脊髓炎,Bickerstaff脑干脑炎和狼疮性脑炎等。

二、临床特点

抗体不同的自身免疫性脑炎临床表现各异,以边缘系统受损的临床表现常见,如表现为记忆力下降、癫痫和精神行为异常等。

1. **抗NMDAR脑炎**　此类型最为常见。多达三分之一的年轻女性患者伴卵巢畸胎瘤,其他年龄段的患者可合并其他恶性肿瘤。本病通常以一定的顺序亚急性发展,而以相反的顺序缓解。①前驱期:约有70%的患者在神经系统症状发作的前14d,存在头痛、发热、呕吐、乏力等前兆。②精神症状期:常以行为异常和精神症状起病,患者的认知功能下降,记忆力逐渐减退,出现痴呆。还可出现焦虑、失眠、幻觉、妄想、偏执、易激惹等类似精神疾病的表现,此时很易误诊为精神疾病。③无反应期:患者出现语言障碍,意识水平逐渐下降甚至昏迷。④运动过多期:表现为口面舌运动障碍,四肢的不自主运动,肌张力障碍和轻瘫姿势等;可同时发生通气不足或自主神经调节异常。⑤恢复期:多数患者完全康复通常需要长达18个月的时间。但约80%的患者预后良好。

2. **抗LGI1抗体脑炎**　此类型由抗LGI1抗体介导。最常见于中老年男性。其临床症状主要包括:癫痫,面-臂肌张力障碍发作(faciobrachial dystonic seizure,FBDS),急性或亚急性的记忆减退,行为和空间定向障碍等。①癫痫通常以部分发作开始,可能会出现复杂发作。也可表现为颞叶癫痫,全身强直痉挛发作等。②FBDS 是本病的特征性症状,表现为手臂短时刻板的单侧肌张力障碍样发作(通常演变为同侧面部或腿部),每日可发作数十次,持续时间通常小于 3s。③认知功能障碍:早期可以出现记忆减退,行为和空间的定向障碍。部分患者可以合并快速的眼球运动,睡眠行为障碍和低钠血症。

三、辅助检查

1. 脑脊液检查 细胞数和蛋白多正常或轻度升高,自身免疫性脑炎相关抗体检测阳性。抗 NMDAR 抗体脑脊液检测敏感性优于血清,而抗 LGI1 抗体血清检测敏感性优于脑脊液。IgG 指数升高,寡克隆区带可为阳性。

2. 影像学检查 常表现为颞叶、海马等边缘系统单侧或双侧 T_2/FLAIR 高信号,也可出现在双侧额顶叶、基底节区等不同部位。

3. 脑电图检查 非特异性弥漫或散在分布的慢波是其主要表现,可有局灶性癫痫或癫痫样放电。抗 NMDAR 脑炎脑电图可表现为异常"δ 刷"。部分抗 LGI1 抗体脑炎患者 FBDS 发作期脑电图可表现为轻度弥漫性慢波或双侧额颞叶慢波。

4. 肿瘤筛查 AE 常合并肿瘤的发生,因此如果怀疑患者为可能的自身免疫性脑炎,可行相关肿瘤的筛查。

四、诊断标准

(一) 诊断条件

1. 临床表现 急性或亚急性起病,具备以下 1 个或多个症状。①边缘系统症状(1 个或多个)。②脑炎综合征。③基底节和/或间脑/下丘脑受累的临床表现。④不符合非器质疾病的精神障碍。

2. 辅助检查 具有以下 1 个或多个结果,或合并相关肿瘤。①脑脊液异常:脑脊液白细胞增多($>5×10^6$/L);或脑脊液细胞学呈淋巴细胞反应;或脑脊液寡克隆区带阳性。②神经影像学或电生理异常,MRI 或脑电图异常。③与 AE 相关的特定类型的肿瘤。

3. 确诊实验 抗神经元表面抗原的自身抗体阳性。应尽量对患者进行配对的脑脊液与血清标本检测。

4. 合理排除其他病因

(二) 诊断标准

可能的 AE:符合上述诊断条件中的第 1、2、4 条。确诊的 AE:符合上述诊断条件中的第 1~4 条。

五、鉴别诊断

1. 病毒性脑炎 常见的病原体有单纯疱疹病毒、巨细胞病毒、肠道病毒等。起病急,多表现为发热,全身不适,头痛等。脑脊液 AE 相关抗体检测阴性。少数单纯疱疹病毒性脑炎可引发抗 NMDAR 脑炎,其机制尚未阐明。

2. 克-雅病 初期可表现为肌阵挛发作,帕金森综合征或共济失调,而后迅速发展为痴呆和认知功能障碍。也可伴有低钠血症。脑脊液中 14-3-3 蛋白或神经元特异性烯醇化酶可为阳性。脑电图中的周期性同步双波或三相尖波复合波对本病的诊断具有很高的特异性。

明确诊断依靠脑组织活检。

3. **精神病** AE 早期会出现精神行为异常的表现,极易和精神疾病相混淆,包括精神分裂症及情感性精神障碍的严重躁狂发作或抑郁发作。此时鉴别主要依靠相关病史及家族史。

六、治疗

原则上是基于去除引起该疾病的自身抗体,并防止自身抗体进一步合成。目前尚无明确共识,主要包括以下几方面。

1. **免疫治疗**

(1)一线治疗可以清除循环系统中的自身抗体,包括糖皮质激素、免疫球蛋白、血浆置换等。

(2)一线治疗后临床症状改善不明显(一般 10d 左右),应开始二线免疫治疗,如环磷酰胺、利妥昔单抗等免疫抑制剂,或与一线治疗联合应用。

2. **对症支持治疗** 对于严重的精神症状、癫痫发作、通气不足、意识障碍等采取相应治疗。

3. **肿瘤切除** 抗 NMDAR 脑炎若伴随畸胎瘤,应尽快切除。若未发现肿瘤且年龄≥12岁女性患者,建议每半年至一年进行一次妇科超声检查。抗 LGI1 抗体脑炎患者可在疾病发作时考虑肿瘤筛查。

七、预后

通过早期识别和积极的综合治疗,总体预后较好。约80%的抗 NMDAR 脑炎患者临床症状可得到改善,其余患者可遗留不同程度的认知障碍、运动障碍或精神行为异常。完全康复患者的复发可能性为12%~24%。

八、最新进展

对于抗体阴性的可疑自身免疫性脑炎患者,应拓展新抗体谱,完善新抗体筛查技术。

(卜　晖)

第二节　多发性硬化

多发性硬化(multiple sclerosis,MS)是以中枢神经系统炎性脱髓鞘病变为主要特点的免疫介导性疾病。疾病具有病灶的时间多发性(dissemination of lesions in time,DIT)和空间多发性(dissemination of lesions in space,DIS)。由于受累部位广泛,临床表现多样,多为运动感觉障碍、眼部病变和共济失调等。大多数患者大剂量糖皮质激素冲击治疗有效。

一、病因与流行病学

多发性硬化的病因与发病机制尚不十分明确,目前研究认为病毒感染、自身免疫反应、遗传因素和环境因素(日照减少和维生素 D 缺乏)等均可导致 MS。多发性硬化患者最常见的发病年龄段在 20~40 岁,女性患病率较高,为男性患病率的 2~3 倍。

二、临床特征

多急性或亚急性起病,由于 MS 可同时或相继累及神经系统多个部位,故临床表现多样。

1. **肢体无力**　多为首发症状,可表现为单瘫、偏瘫或四肢瘫,一般下肢较上肢严重;由于上运动神经元受损,神经系统查体时腱反射可亢进,病理征阳性。

2. **感觉异常**　多为浅感觉障碍,表现为针刺样麻木感或蚁走感,神经系统查体可存在感觉平面,也可有深感觉障碍。

3. **眼部症状**　累及一侧或双侧视神经,多表现为视神经炎和球后视神经炎。

4. **共济失调**　部分患者发病后可出现小脑性共济失调,但典型的 Charcot 三主征(眼震、意向性震颤、吟诗样语言)仅见于一部分晚期多发性硬化患者中。

5. **发作性症状**　痛性强直发作、皮肤瘙痒、癫痫等均为 MS 的发作性症状。其中被动屈颈时会诱导出自颈部沿脊柱放射至大腿及足部的刺痛或闪电样感觉,称为莱尔米特征(Lhermitte sign)。

6. **其他**　还可出现精神症状、膀胱功能障碍和性功能障碍等。

三、实验室与辅助检查

(一) 脑脊液检查

1. **脑脊液细胞数**　无特异性,单核细胞多正常或稍增高。当蛋白升高>100mg/dl,淋巴细胞>50 个/mm^3 或存在中性粒细胞、嗜酸性粒细胞、非典型细胞时应考虑其他疾病。

2. **IgG 鞘内合成检测**　CSF-IgG 指数和 CSF-IgG 寡克隆区带(oligoclonal bands,OB)分别是 IgG 鞘内合成的定量和定性检测指标,仅脑脊液中存在 IgG 寡克隆区带升高而血清中缺如,对诊断多发性硬化有价值。

(二) 诱发电位

包括视觉诱发电位、脑干听觉诱发电位和体感诱发电位等,可发现亚临床病变。

(三) MRI 检查

95% 的 MS 患者 MRI 异常;MRI 可发现无临床症状的病灶。一个或多个长 T_1 长 T_2 异常信号的病灶表明空间多发性,病灶多发生于脑室旁、皮质或近皮质区、幕下脑区和脊髓。病灶多呈卵圆形,垂直于脑室分布,在矢状位图像中,被称为"Dawson 手指征"。

四、诊断

多发性硬化的诊断主要依据临床表现和既往病史。国际多发性硬化专家组根据病程将多发性硬化分为以下几类。

1. **临床孤立综合征**　中枢神经系统(CNS)一个区域(单灶性发作)或中枢神经系统多个区域(多灶性发作)一次出现脱髓鞘改变至少持续 24h。

2. **复发缓解型**　急性发作,发作后可完全或部分恢复至此次发作前的程度。

3. **继发进展型**　在最初复发-缓解阶段后,疾病持续进展。

4. **原发进展型**　从发病以来病情持续进展。

5. **进展复发型**　从发病起逐渐进展,并伴有急性复发。

目前最新并广泛应用的诊断标准为 2017 年的 McDonald 标准(表 12-1)。

表 12-1　2017 年 McDonald 标准

临床发作次数	有客观临床证据的病灶数	诊断 MS 需要的附加证据
≥2 次临床发作	≥2	无
≥2 次临床发作	1(以及既往发作累及不同部位的明确病史证据)	无
≥2 次临床发作	1	通过再次临床发作提示 CNS 不同部位受累或 MRI 显示 DIS
1 次临床发作	≥2	通过再次临床发作或 MRI 显示或脑脊液 OB 提示 DIT
1 次临床发作	1	通过再次临床发作提示 CNS 不同部位受累或 MRI 显示 DIS 和通过再次临床发作或 MRI 显示或通过脑脊液 OB 提示 DIT

　　如果满足上述诊断标准并且没有更好的临床表现解释,则诊断为多发性硬化;如果因临床孤立综合征怀疑多发性硬化,但尚未满足上述标准,则诊断为可能多发性硬化;如果在诊疗过程中发现了能更好解释临床表现的诊断,则不诊断多发性硬化。

五、鉴别诊断

1. **急性播散性脑脊髓炎**　多发生于儿童,常有感染或疫苗接种史,多为单相病程,起病凶险。MRI 显示长 T_2 和 FLAIR 像高信号,边缘界定不清的病灶。通常累及皮质下白质、大脑半球、小脑、脑干和脊髓灰白质交界区。

2. **多发腔隙性脑梗死**　患者常有脑血管疾病危险因素,如吸烟、饮酒或高血压、糖尿病等。头颅 MRI 显示梗死灶多呈三角形分布于皮质下,较 MS 更靠外侧,长 T_1 长 T_2 异常信号。

3. **脑白质营养不良**　遗传因素导致,多见于儿童。神经系统广泛受累,可出现进行性运动障碍、视力下降和精神异常。影像上可见双侧大脑半球对称的白质病变。

六、治疗

1. **急性期治疗**　目的为减轻急性期症状,缩短病程,减少残疾程度和防治并发症。目前公认的方案为大剂量甲泼尼龙冲击治疗,原则为大剂量、短疗程。用药时应注意激素的副作用。当患者使用激素无效或不宜使用激素时可考虑应用血浆置换或静注人免疫球蛋白。

2. **缓解期治疗**　即疾病修饰治疗(disease modified therapy,DMT),目的为控制疾病进展。当前国际上 DMT 药物包括:①注射剂:β-干扰素、醋酸格列默、那他珠单抗、阿仑单抗、奥瑞珠单抗和米托蒽醌;②口服制剂:芬戈莫德、特立氟胺和富马酸二甲酯。对以上药物治疗效果不满意或没有条件使用的患者,还可应用硫唑嘌呤、环磷酰胺、甲氨蝶呤等。

3. **对症治疗**　急性疼痛,可应用卡马西平或苯妥英钠治疗。慢性疼痛可应用巴氯芬等药物治疗。可应用金刚烷胺或莫达非尼治疗以缓解疲劳。美国 FDA 于 2010 年批准将达方吡啶用于改善 MS 患者行走能力。膀胱功能障碍可应用索利那新等抗胆碱药物,还可借助间断导尿。认知功能障碍可应用多奈哌齐等胆碱酯酶抑制剂。

七、预后

多发性硬化是构成非创伤性残疾的常见原因。多数患者预后良好,约50%患者发病10年后仅遗留轻中度残疾,但少数可在半年内死亡。

八、最新进展

研究表明,MRI 对 MS 的病理(包括炎症、脱髓鞘和神经轴突缺失)较敏感。使用 MRI(7.0T)在一些 MS 脑白质病灶中可发现低信号的边缘,这并不会在脑血管疾病或其他中枢神经系统炎性脱髓鞘疾病中出现,可能代表 MS 更特异的病理。

（卜　晖）

第三节　视神经脊髓炎

视神经脊髓炎(optical neuromyelitis, NMO)是中枢神经系统的一种自身免疫性疾病,以视神经和脊髓的炎性脱髓鞘病变为主。在 2015 年,国际上将 NMO 的命名进行了重新修订,引入了视神经脊髓炎谱系疾病(neuromyelitis optica spectrum disorder, NMOSD)一词,以扩展NMO 的定义,并包括更广泛的临床表现。

一、病因与流行病学

NMOSD 的病因仍然未知,人们普遍认为主要是抗体介导,其主要机制是体液免疫系统攻击星形胶质细胞以及其他神经细胞。特异性水通道蛋白 4(aquaporin-4, AQP4)抗体机制得到广泛的认可。AQP4 抗体可与星形胶质细胞足突上的 AQP4 结合,联合补体,进一步导致继发性炎症和细胞毒途径的发生,造成星形胶质细胞坏死和少突胶质细胞损伤。在 AQP4丢失的病灶内,出现免疫球蛋白和补体沉积的现象。

有研究表明,NMOSD 的发生率为(1~5)/100 000,非白种人群更为易感。女性发病率较高,男女比例为 1:(9~11)。NMOSD 第一次起病可见于任何年龄阶段,多为青壮年,中位年龄大约为 39 岁。

二、临床特征

六组核心症状:①视神经炎;②急性脊髓炎;③极后区综合征,表现为不能用其他原因解释的反复恶心呕吐、顽固性呃逆;④急性脑干综合征,表现为头晕、复视、共济失调等;⑤有NMOSD 典型的间脑病灶的症状性睡眠发作或急性间脑临床综合征,表现为嗜睡、发作性睡病样表现、低钠血症、体温调节异常等;⑥NMOSD 典型的脑部病变的症状性大脑综合征,表现为意识水平下降、认知语言等高级皮质功能减退、头痛等。

三、实验室与辅助检查

1. **脑脊液**　脑脊液压力与外观一般正常。轻度细胞数升高,淋巴细胞为主,一般小于

$100×10^6/L$,在急性期以中性粒细胞为主,偶见嗜酸性粒细胞;蛋白质含量正常或轻度增高,免疫球蛋白轻度增高,以 IgA 和 IgG 为主;蛋白电泳可发现寡克隆区带,其阳性率<20%。

2. **血清 AQP4 抗体** 是 NMOSD 的特异性标志物,约有 70% 以上的病例血清中为阳性。部分血清 AQP4 抗体阴性患者脑脊液可呈阳性。

3. **血清自身抗体** 在 NMOSD 患者血清中,常可检出一个或多个自身抗体,如抗双链 DNA 抗体、抗核抗体、抗 SSA 抗体、抗 SSB 抗体等。

4. **MRI** 脊髓 MRI 表现大于 3 个或更多脊椎节段的长 T_2 信号,大约70%以上的病灶位于中央灰质内。病变多发生在颈髓和胸髓,急性期可有脊髓肿胀,重者可有空洞,病灶强化。恢复期可有脊髓萎缩。视神经 MRI 表现视神经或视交叉内单侧或双侧长 T_2 信号或病灶强化。脑 MRI 表现可累及延髓背部(尤其是极后区)、脑干、第三四脑室室管膜、丘脑、下丘脑、胼胝体、皮质下或深层白质等部位。

四、诊断

目前多采用 2015 年国际上统一的 NMOSD 诊断标准,具体如下。

(一) AQP4 抗体阳性的诊断标准

1. 至少 1 个核心临床症状。

2. 应用最佳检测方法 AQP4 抗体呈阳性。

3. 排除其他可能的诊断。

(二) AQP4-IgG 阴性或 AQP4-IgG 未知的诊断标准

1. 至少具有 2 个核心临床症状,出现于 1 次或多次的临床发作,并符合以下所有的必要条件:

(1)至少 1 个核心临床症状是视神经炎、长节段横贯性脊髓炎或极后区综合征。

(2)空间播散性(2 个或更多不同的核心临床特征)。

(3)满足附加的 MRI 诊断的必要条件:

1)急性视神经炎:需要脑 MRI 显示①正常或仅出现非特异性白质改变,或者②视神经 MRI 显示长 T_2 或 T_1 增强病变延伸超过 1/2 视神经或病变累及视交叉。

2)急性脊髓炎:髓内 MRI 病灶延伸≥3 个连续的节段,或既往有急性脊髓炎病史,脊髓萎缩≥3 个连续节段。

3)最后区综合征:延髓背侧和极后区病灶。

4)急性脑干综合征:室管膜周围的脑干病变。

2. 应用最佳方法检测 AQP4-IgG 为阴性或未知。

3. 排除其他可能的诊断。

五、鉴别诊断

1. **多发性硬化**(multiple sclerosis,MS) 临床病程多为复发-缓解型,血清中 AQP4 抗体多为阴性,脊髓 MRI 病灶常<2 个椎体节段,脑 MRI 最典型的表现脑室旁(直角征)或环形强化。

2. **急性脊髓炎** 急性起病,病灶呈对称性,多有后遗症,单向病程,视神经无损害。

3. **视神经炎** 其眼部症状与 NMOSD 相同,但脊髓却无病变。早期起病不易与 NMO 鉴别,可用脊髓损害和实验室检查鉴别。

六、治疗

1. **急性期治疗** 糖皮质激素或血浆置换及免疫球蛋白。

2. **缓解期治疗** 为减少复发、延缓疾病进展可选用免疫抑制剂,如利妥昔单抗、硫唑嘌呤,还有米托蒽醌、环磷酰胺等。

七、预后

约有 50% 的患者在 12 个月内复发,90% 的患者在 36 个月内复发,许多患者留有神经系统的后遗症。

八、最新进展

在一些 AQP4 抗体阴性的患者中,发现其血清中髓鞘少突胶质细胞糖蛋白(myelinoligodendrocyteglycoprotein,MOG)抗体阳性。这部分患者多在年轻时发病,大多数为男性,胸髓下段更易受累,症状较轻,后遗症发生率较低,复发也较为少见。

(卜 晖)

第四节 结节性硬化症

结节性硬化症(tuberous sclerosis complex,TSC)是一种常染色体显性遗传的神经皮肤综合征。病变可累及中枢神经系统、皮肤、心脏、肾脏、肺部等多器官,临床表现为癫痫、智力低下、面部血管纤维瘤、肺淋巴管肌瘤、肾血管平滑肌脂肪瘤等复杂多样的临床症状。

一、病因与流行病学

患病率为 1/10 000~1/6 000,约 2/3 为自发突变,目前已知 *TSC1* 和 *TSC2* 两个基因位点突变可导致本病,*TSC1* 基因位于染色体 9q34,编码错构瘤蛋白,*TSC2* 基因位于染色体 16p13.3,编码马铃薯蛋白。若 *TSC1* 或 *TSC2* 基因发生突变,则激活 mTOR 信号通路,使细胞异常增殖导致疾病的发生。在散发病例中,*TSC2* 突变占多数;在家族性病例中,*TSC1* 突变与 *TSC2* 突变发生率相等。少数确诊患者检测不到 *TSC1/TSC2* 基因突变,可能为嵌合体或可能存在其他未知致病基因位点。

二、临床特征

不同年龄阶段起病的患者临床表现不尽相同。

1. **皮肤表现** 色素脱失斑是最为常见的皮肤损害,呈叶状、椭圆形或其他形状。血管纤维瘤多见于年长的儿童,主要分布在面部三角区,呈丘疹状或融合成小斑块状。指(趾)甲纤维瘤位于指(趾)甲周和/或甲下不规则的小结节,多发生于成人及年长儿童。鲨鱼皮样斑常见于背部或躯干两侧,呈橘皮样改变。少数患者可见前额稍隆起的纤维斑块。

2. **神经系统表现** 包括癫痫、智力低下、神经精神障碍。85% 的 TSC 患儿会出现癫痫发作,多于2岁前起病,发作类型多样,以婴儿痉挛或局灶性发作多见,多为难治性局灶性癫痫。可出现认知障碍、语言发育障碍、注意力缺陷、多动障碍等,尤其孤独症谱系障碍较常见。可出现梗阻性脑积水的相关症状等。

3. **肾脏表现** 包括肾囊肿、肾细胞癌和血管平滑肌脂肪瘤。其中血管平滑肌脂肪瘤最常见,临床表现为肾功能不全或出现血尿、腹痛和腹膜后出血。多发性双侧肿瘤也可导致肾功能衰竭和动脉高压。

4. **肺淋巴管肌瘤病及心脏表现** 大约30%的TSC女性会发展为肺部受累。主要症状包括呼吸困难、胸痛、咳嗽、自发性气胸或乳糜胸、呼吸衰竭。心脏病变表现为心脏横纹肌瘤,可有心力衰竭、心律失常表现。

5. **其他系统病变** 视网膜错构瘤或者色素脱失斑、骨囊肿、牙釉质多发性小凹陷、牙龈纤维瘤等。

三、诊断

(一) 临床诊断

1. **主要指征** ①面部血管纤维瘤(≥3处)或前额斑块;②非创伤性指(趾)甲周纤维瘤(≥2处);③色素脱失斑(≥3处,直径至少5mm);④鲨鱼皮样斑;⑤多发性视网膜错构瘤;⑥脑皮质发育不良(包括皮质结节和脑白质放射状迁移线);⑦室管膜下结节;⑧室管膜下巨细胞星形细胞瘤;⑨心脏横纹肌瘤(单发或多发);⑩肺淋巴管肌瘤病;⑪肾血管平滑肌瘤(≥2处)。

2. **次要指标** ①斑驳状皮肤改变;②牙釉质多发性小凹陷(≥3处);③口内(牙龈)纤维瘤(≥2处);④视网膜色素脱失斑;⑤多发性肾囊肿;⑥非肾性错构瘤。

确诊TSC:至少需要满足2项主要指征或1项主要指征加2项次要指征;疑似诊断:满足1项主要指征或2项次要指征。

(二) 基因诊断

*TSC1*或*TSC2*基因突变为明确影响蛋白表达的致病性突变,即可确诊TSC。

四、鉴别诊断

1. **神经纤维瘤病** 常染色体显性遗传的神经皮肤综合征,可累及全身多个脏器。主要表现为皮肤牛奶咖啡斑、周围神经多发性神经纤维瘤、眼内结节。中枢神经系统受累为视神经胶质瘤、听神经瘤、灰质异位、胶质瘤等。基因检测有助于鉴别诊断。

2. **伊藤色素减少症** 累及全身多系统的神经皮肤综合征。特征性的色素减退斑,主要分布于躯干和四肢,可单侧或双侧,日晒后加重。中枢神经系统及肌肉骨骼系统受累表现为癫痫、智力低下、自闭症、脊柱侧弯、胸廓畸形等。

五、治疗

1. **特异性治疗** mTOR抑制剂是特异性的治疗药物,主要包括西罗莫司和依维莫司。

2. **对症治疗** TSC相关癫痫的药物治疗原则与一般的癫痫治疗原则相同。对于药物难治性癫痫,手术、迷走神经刺激术、生酮饮食治疗可能获益。若室管膜下巨细胞性星形细胞瘤引起明显占位效应或梗阻性脑积水应首选手术治疗。肾脏血管平滑肌脂肪瘤急性出血时首选血管栓塞和糖皮质激素治疗;直径大于 3cm 的无症状血管平滑肌脂肪瘤,推荐使用 mTOR 抑制剂为一线治疗,栓塞及糖皮质激素或保留肾脏的肿瘤切除术为二线方案。针对肺淋巴管肌瘤病应对症治疗,戒烟、避免雌激素(如口服避孕药)应用。

3. **遗传咨询及早期筛查**　多学科长期随访,早期发现临床下病灶及减少并发症。新诊断或疑诊的 TSC 患者:应询问家族史,基因检测及育龄期的生育咨询;常规头颅、肺部、腹部影像检查及脑电图、心电图;评估神经精神疾病;常规行皮肤、口腔和眼科筛查;18 岁以上女性患者行肺功能筛查,监测肾功能评估和血压。

六、预后

因累及多器官,临床表现及预后个体差异大,可随年龄增长不断发展加重,严重可导致死亡。

(卜　晖)

第十三章　周围神经系统疾病

第一节　腓骨肌萎缩症

腓骨肌萎缩症（Charcot-Marie-Tooth disease，CMT）又称为遗传性感觉运动周围神经病（hereditary sensory and motor neuropathy，HSMN），是一组高度异质性的遗传性周围神经病，运动神经和感觉神经均可受累，有脱髓鞘型和轴索型两种病理形式。常表现为双下肢起病，缓慢进展的肢体远端肌肉萎缩、肌肉无力，伴中重度感觉异常，腱反射减弱或消失、弓形足。根据遗传方式、临床表现以及电生理特点，CMT 主要分为 CMT1~4 型以及 CMTX 型，目前缺乏有效的药物治疗，病情进展缓慢，一般不影响患者的寿命。

一、病因和流行病学

CMT 是最常见的遗传性周围神经病，患病率存在一定的地区差异，全球总体患病率约为 1/2 500。

CMT 遗传方式包括常染色体显性遗传、常染色体隐性遗传、X 连锁遗传。目前已发现 100 余种致病基因与 CMT 发病有关，其中 *PMP22* 基因重复突变、*GJB1* 突变、*PMP22* 缺失、*MPZ* 突变、*MFN2* 突变是主要的致病突变基因，占所有 CMT 的 90% 以上；这些突变基因可通过影响细胞蛋白质合成、转录后修饰、胞质转运、细胞骨架、离子通道及线粒体等功能，引起周围神经髓鞘形成缺陷或轴索异常。

二、临床特征

CMT 是感觉、运动及自主神经纤维均受累的周围神经病，表现为起自下肢远端的肌肉无力、肌肉萎缩，逐渐向近端发展，可以累及上肢，伴有不同程度的痛温觉减退。查体时可发现肢体远端为主的肌萎缩、肌无力，下肢的萎缩极少超过大腿的下 1/3，表现为"倒置的香槟酒瓶状"，又称"仙鹤腿征"；多有手套袜套样痛温觉减退，关节位置觉、关节运动觉减退，腱反射减弱或消失，弓形足、锤状趾。少数患者可有中枢神经脱髓鞘的症状或体征，比如视神经萎缩、视网膜变性、眼震、共济失调、震颤、听力下降等。

通常青少年起病，个别患者起病较晚。病情缓慢进展，一般不影响正常寿命。

三、辅助检查

1. **肌电图检查**　对 CMT 的诊断具有非常重要的作用，既可以提供临床分型的依据，又有助于排除其他疾病。

正中神经运动神经传导速度 15~35m/s 提示脱髓鞘型 CMT（CMT1 以及 CMT4），严重脱髓鞘时传导速度可低于 15m/s；正中神经或尺神经运动神经传导速度>45m/s、伴有复合肌肉动作电位及感觉动作电位波幅降低提示轴索型 CMT2；当上肢的运动神经传导速度位于 35~45m/s 时，需要警惕中间型 CMTX1。

2. **脑脊液** 一般正常,个别蛋白轻度增高。

3. **遗传学检查** 基因检测对于 CMT 的诊断和分型十分重要。

4. **肌肉及神经病理检查** 肌肉活检提示神经源性肌萎缩。神经病理检查 CMT1 表现为"洋葱皮样"改变,CMT2 型表现为轴索变性特征。

四、诊断

CMT 的诊断依靠症状、体征、肌电图检查及基因检测。对于青少年起病的缓慢进展的肢体远端肌肉无力萎缩、伴或不伴轻度感觉异常,查体发现弓形足、"仙鹤腿征"、肌电图检查提示感觉运动性周围神经病时,无论有无家族史,均需考虑到 CMT。基因检测是确诊 CMT 及进行分型的重要方法。

五、鉴别诊断

1. **脊髓性肌萎缩症** 是一种由于运动神经元存活基因 1(survival motor neuron gene 1, SMN1)突变导致 SMN 蛋白功能缺陷所致的遗传性疾病。以脊髓前角运动神经元变性丢失导致的肌无力和肌萎缩为主要临床特征。临床表现为对称性肌无力、肌萎缩,感觉神经不受累,基因检测 *SMN1* 纯合缺失。

2. **慢性炎性脱髓鞘性多发神经根周围神经病**(chronic inflammatory demyelinating polyradiculoneuropathy,CIDP) 是一种免疫介导的运动感觉性周围神经病,以周围神经慢性脱髓鞘为主要病理表现,呈慢性进展或缓解-复发病程,大部分患者对免疫治疗反应良好。

3. **遗传性压迫易感周围神经病**(hereditary neuropathy with liability to pressure palsies,HNPP) 又称家族性复发性多神经病。是一种较为少见的常染色体显性遗传性疾病,轻微的机械损害或压迫可引起急性单神经或神经丛麻痹,并可多次缓解和复发。病理特征为节段性神经脱髓鞘及局限性神经髓鞘增厚(腊肠样结构)。

六、治疗

目前 CMT 无特异性的治疗,主要是对症及康复治疗,改善患者的生活质量。

1. **康复治疗** 通过规范的康复治疗可以延缓疾病造成的功能障碍如关节畸形等;使用矫形鞋可改善足下垂、矫正行走姿势。

2. **手术治疗** 通过外科手术可以矫正严重的骨骼畸形,如高足弓、锤状趾畸形。

3. **药物选择** 尽量避免使用损害周围神经的药物如甲硝唑、长春新碱、呋喃妥因、异烟肼、胺碘酮、硼替佐米、铂类、来氟米特、他克莫司、沙利度胺等。

七、预后

病情缓慢进展,疾病后期病情严重者可能影响生活质量,一般不影响正常寿命。

(刘亚玲)

第二节 多灶性运动神经病

多灶性运动神经病(multifocal motor neuropathy,MMN)是一种自身免疫介导的周围神经疾病,隐匿起病,缓慢进行性或阶段性加重,不对称性四肢无力,早期上肢受累多见,不伴感觉障碍,神经传导速度检查可见运动传导阻滞。

一、病因与流行病学

MMN 发病率约为 0.6/100 000,其确切发病机制尚不明确,可能是免疫机制介导周围神经郎飞节损害,兴奋传导受阻引起神经功能和结构异常。有报告称 MMN 与神经节苷脂(GM1)IgM 抗体水平相关,30%~80% 的 MMN 患者血和脑脊液中抗 GM1 IgM 抗体阳性,推测其在郎飞节处结合抗原并激活补体,破坏钠通道簇导致动作电位传导阻滞,通过介导钙平衡紊乱损伤轴突。

二、临床特征

任何年龄均可发病,多为隐袭起病,缓慢进行性或阶段性加重,可有长时间的稳定期。MMN 的临床特点符合多发性单神经病。

1. **不对称性肌肉无力**　早期常累及单侧手臂一根或多根神经,其支配区域肌肉无力,可伴痉挛或束颤,无明显感觉丧失,在神经受累区域反射减弱。无力症状分布不对称,同一肢体不同神经受累程度不同,双侧肢体不对称,或上下肢不对称,甚至同一神经支配区不同肌肉无力程度不一致。肌肉无力以远端为主,少数患者近端或腿部瘫痪明显。尺神经、正中神经、桡神经和胫神经最常受累。疾病后期可见明显肌肉萎缩。

2. **其他症状**　约一半患者有肌肉痉挛和筋膜炎。罕见脑神经受累,20% 的 MMN 患者诉有轻微感觉异常,查体少见客观感觉受累体征,病程后期可出现部分感觉神经受累。无上运动神经元受累体征。

三、实验室与辅助检查

(一)电生理检查

1. **神经传导测定**　在非嵌压部位,至少 2 根神经或 1 根神经的 2 个节段出现运动神经部分传导阻滞,相应部位感觉神经传导正常。跨越损伤部位传导速度可减低。

2. **肌电图**　提示神经源性损害,同一肢体不同神经支配肌肉,可有肌电图正常与异常并存现象。

(二)实验室检查

脑脊液化验,白细胞数正常,蛋白升高或正常,一般不超过 1g/L;部分患者血和脑脊液抗 GM1 IgM 抗体阳性,阴性不能除外 MMN。血清学检查需除外其他疾病导致的多发性单神经病。

(三)影像学和高频神经超声检查

部分患者臂丛或腰骶丛 MRI 和增强扫描可见增粗的神经,呈长 T_2 信号或局限性增强;高频神经超声检查可见局灶性神经增粗表现。

四、诊断

MMN 诊断基于临床、电生理和实验室特征。根据 2010 版欧洲神经病学学会/周围神经学会诊断标准,MMN 必须满足两条核心标准:

1. 缓慢进展或逐步进展,局灶性不对称肢体无力(至少 2 条运动神经受累),病程>1 个月。若症状和体征仅存在于 1 条神经的支配区,只能疑诊。

2. 除下肢振动觉轻微异常外,须无客观的感觉异常。

出现以下情况时支持 MMN 诊断:主要累及上肢,受累肢体腱反射减退或消失,脑神经不受累,受累肢体存在痛性痉挛和肌束颤动,免疫调节治疗有效等。而以下症状可除外 MMN:上运动神经元体征,明显的延髓受累,下肢感觉受损比振动觉轻微缺失更明显,起病初期即发展为弥漫性对称性无力等。

五、鉴别诊断

1. **其他免疫介导的周围神经病** 需鉴别结缔组织病相关多发单神经病、慢性炎性脱髓鞘性多发性神经病(CIDP)及其变异型 Lewis-Summer 综合征等,这些疾病可伴感觉异常,血和脑脊液抗 GM1 IgM 抗体阴性。

2. **遗传性压力易感性神经病** 一种常染色体显性遗传周围神经病,在轻微的机械损害或压迫情况下,可发生急性单神经或神经丛麻痹,多次缓解和复发,病变多见于易嵌压部位。

3. **运动神经元病** 隐匿起病逐渐进展,无复发缓解,肌无力不对称,存在上运动神经元和延髓受损体征,神经根 MRI 无增粗,免疫球蛋白治疗无效。

4. **平山病** 青少年上肢远端肌萎缩症,表现为上肢远端不对称性无力伴肌萎缩。具有特征性屈曲位 MRI 征象:自然体位不能显示的 T_2 硬膜外腔异常高信号、低位颈髓萎缩。

此外,还需要与颈椎或腰椎神经根病等鉴别。传导阻滞可见于多种疾病,其产生机制多样,如脱髓鞘缺血、压迫、药物等。

六、治疗

1. **免疫球蛋白治疗(IVIG)** 是 MMN 的一线治疗方法,血浆置换和皮质类固醇对这些患者无效。初始可给予 0.4g/(kg·d),连用共 5d,观察肢体无力变化,部分患者使用后 1 周内即可改善,但疗效维持时间仅 1 个月左右,少数患者可长达数月。在初次使用有效后,可以根据具体情况,个体化间断使用不同剂量的 IVIG 维持治疗。

2. **免疫抑制剂** 对于 IVIG 效果不佳,或其他因素限制无法使用,无禁忌证且耐受的患者,可试用环磷酰胺 2~3mg/(kg·d),需密切注意其不良反应,治疗效果有待进一步评估。其他药物如干扰素 β-1a、吗替麦考酚酯、硫唑嘌呤、环孢素已有相关使用报道,个别患者有效。

七、预后

目前尚无 MMN 自发缓解的报道,不接受治疗病情会缓慢进展至失能。若早期即影响日常活动,应在尽早开始免疫调节治疗。

八、最新进展

利妥昔单抗是一种小鼠-人嵌合抗体,能与 B 细胞表面的 CD20 抗原结合,通过抗体依赖性细胞毒性和补体依赖性细胞溶解作用,将前体 B 细胞和 B 细胞从血液循环中清除。有报告 MMN 患者从 IVIG 治疗转为利妥昔单抗后,运动功能改善,但缺乏大量随机对照研究。

依库珠单抗是一种针对补体成分 C5 的人源化单克隆抗体,抑制补体激活的终端通路,阻止神经损伤。一项开放性试验中依库珠单抗改善患者肌力,神经传导阻滞的中位百分比明显下降,需随机对照试验和长期随访。

(董　惠)

第十四章 神经肌肉接头和肌肉疾病

第一节 先天性肌无力综合征

先天性肌无力综合征(congenital myasthenic syndrome,CMS)是由于基因缺陷导致运动终板处单个或多个蛋白质缺陷,神经肌肉接头信号传导障碍的一组遗传性疾病。其主要临床特征包括四肢近端肌肉、眼外肌、球部及呼吸肌无力。根据 CMS 病变部位分为突触前膜、突触基底膜、突触后膜、糖基化缺陷和先天性肌病相关肌无力等。

一、病因和流行病学

CMS 是由编码神经肌肉接头处功能蛋白的基因突变所致,这些蛋白具有离子通道、酶、结构蛋白、信号传感器或转运蛋白的功能。迄今已发现 30 多种基因突变可以导致 CMS,常见的致病基因有 *CHAT*、*COLQ*、*RAPSN*、*CHRNE*、*DOK7* 和 *GFPT1* 等。不同类型 CMS 病理机制各异(表 14-1)。

表 14-1　CMS 不同病变部位常见致病基因和病理机制

病变部位	常见基因	遗传方式	病理机制
1. 突触前膜	*CHAT*	AR	ACh 催化合成不足
	SNAP25 *SYT2*	AD	神经末梢突触前膜囊泡释放障碍
2. 突触基底膜	*COLQ*	AR	AChE 锚定异常致 ACh 活动过度
3. 突触后膜			
原发性 ACHR 缺乏	*CHRNE*	AR	AChR 表达数量下降
受体动力学缺陷(慢通道综合征)	*CHRNA1* *CHRNE*	AD	AChR 开放时间延长
受体动力学缺陷(快通道综合征)	*CHRNE* *CHRNA1*	AR	AChR 开放时间缩短
终板发育和维持异常	*DOK7*、*LRP4*、*MUSK*、 *AGRN*、*RAPSN*	AR	AChR 簇集和稳定异常
电压门控钠离子通道	*SCN4A*	AR	Nav1.4 功能失效
4. 糖基化异常	*GFPT1*	AR	终板相关蛋白功能异常和终板发育不良
	GMPPB	AR	AChR 糖基化异常
	DPAGT1	AR	影响 AChR 亚基糖基化和 AChRs 输出到细胞表面
5. 先天性肌病相关肌无力	中央核肌病伴 CMS (*BIN1*、*RYR1* 等)	AR	中央核肌病,伴神经肌肉接头功能异常

AR,常染色体隐性遗传;AD,常染色体显性遗传;AChR,乙酰胆碱受体;AChE,乙酰胆碱酯酶;Nav1.4,电压门控钠通道。

我国尚无该病流行病学数据,国外有报道 18 岁以下 CMS 的患病率约为 9.2/1 000 000。绝大部分 CMS 为常染色体隐性遗传,部分为常染色体显性遗传。

二、临床特征

CMS 多为新生儿或婴儿期出现症状,也可于儿童期至成年早期起病。主要表现为波动性或持续性肌肉无力,不耐疲劳,常见受累范围包括眼外肌、面肌、延髓肌、四肢和呼吸肌,婴儿期甚至可能出现危及生命的呼吸暂停发作。不同类型 CMS 其临床特征各异,如 *DOK7*、*GFPT1*、*COLQ* 等缺陷常表现为四肢近端肢带肌无力;*CHAT*、*RAPSN* 等缺陷易出现呼吸暂停发作;部分 CMS 可伴有面部或头颅畸形、脊柱侧弯、关节挛缩等发育异常或认知功能异常;也有少数类型 CMS 可出现神经系统外受累,如 *LAMB2* 突变除肌无力表现外,可合并肾病综合征和眼畸形(Pierson 综合征),*PLEC* 突变可伴有大疱性表皮松解症、肌营养不良等。

三、实验室与辅助检查

1. **肌电图**　重复神经电刺激可表现为正常或低频衰减,单纤维肌电图可见 Jitter 阻滞和增宽。部分患者运动后电刺激出现波幅递减,或单一电刺激可出现重复 CMAP 波(R-CAMP)。

2. **血清学检测**　血清肌酸激酶多正常或仅轻微升高,血清乙酰胆碱受体抗体等重症肌无力抗体检测阴性。

3. **肌肉活检**　CMS 患者多数肌肉活检正常或无特征性表现,*GFPT1*、*DPAGT1* 缺陷等糖基化障碍疾病中可出现管聚集、自噬空泡。

4. **基因检测**　是确诊 CMS 的最重要的检测手段。

四、诊断

婴幼儿或成年早期起病,有持续性肌无力或运动不耐受等重症肌无力样表现,伴或不伴呼吸暂停发作、其他发育异常,电生理检查发现低频重复电刺激波幅递减等表现,血清重症肌无力抗体阴性,胆碱酯酶抑制剂可改善或加重症状,免疫治疗无效,应警惕该病可能,基因检测发现致病突变可确诊 CMS。

五、鉴别诊断

CMS 的鉴别诊断主要是需要与重症肌无力、肌营养不良、先天性肌病等疾病相鉴别。

1. **重症肌无力**　为自身免疫性神经肌肉接头疾病,波动性肌无力症状、肌无力分布范围和重复电刺激异常可与 CMS 相似。该病好发于成年人,患者血清重症肌无力抗体可为阳性,多对免疫治疗有反应。

2. **肌营养不良**　为一组遗传性肌肉疾病。CMS 主要需与婴幼儿发病的先天性肌营养不良鉴别,部分以肢带肌无力为主要表现的 CMS 还需与肢带型肌营养不良鉴别。该病肌电图呈肌源性损害,无重复电刺激异常,肌肉活检提示肌营养不良样病理改变,免疫组化可发现缺陷蛋白表达异常。

3. **先天性肌病**　一组不同年龄起病,以四肢无力为主要临床表现的遗传性肌病,包括中央核肌病、杆状体肌病、中央轴空病等,临床主要表现为全身肌力、肌张力低下,运动发育迟缓,可伴有骨骼发育畸形。该病其病情相对稳定或进展缓慢,肌电图可呈肌源性损害但无重复电刺激异常,肌肉活检可发现特征性的病理改变。

六、治疗

(一) 药物治疗

目前尚无针对病因的治疗,一些药物可用于改善 CMS 患者肌无力症状。不同类型 CMS 的用药不同,目前用于治疗的药物分为以下三类。

1. **胆碱能药物**　溴吡斯的明和3,4-二氨基吡啶(3,4-DAP),是 CMS 患者最常使用的药物,但并非对每种类型 CMS 均有效,甚至可能使某些亚型的 CMS 加重,如 *COLQ*、*LAMB2*、*DOK7*、*LRP4* 相关的 CMS。

2. **长时开放通道阻滞剂**　氟西汀和奎尼丁,可以阻止 AChR 通道开放并缩短突触电流的持续时间,用于慢通道综合征。

3. **β-肾上腺素能激动剂**　沙丁胺醇和麻黄碱,它们的作用机制尚不明确,需要数月至一年的时间才能起效。

(二) 其他治疗

1. **营养支持**　出现吞咽困难等可造成生长发育停滞或营养不良,必要时行经皮内镜下胃造瘘术。

2. **呼吸支持**　ChAT 缺陷患者需进行呼吸暂停监测,避免寒冷、应激等触发呼吸暂停。对伴有呼吸功能不全的患者必要时需行无创或有创机械通气。

3. **物理和手术治疗**　可使用矫形器,步行器或轮椅保证患者正常活动。脊柱侧弯、足部畸形等根据病情可行手术矫正。

七、预后

CMS 临床异质性较大,各种类型的预后可能存在差异。感染、发热、社会心理压力等因素也对该病的预后产生影响。

(季　光)

第二节　先天性肌强直

先天性肌强直(congenital myotonia)是一种以肌强直(骨骼肌主动收缩后不能及时放松)为主要临床表现的遗传性骨骼肌离子通道病,为非营养不良性肌强直的主要类型。根据遗传方式不同,分为常染色体显性遗传的 Thomsen 型和常染色体隐性遗传的 Becker 型。

一、病因与流行病学

先天性肌强直由编码肌纤维膜氯离子通道蛋白-1 的 *CLCN1* 基因突变所致。氯离子通道的激活对于动作电位后骨骼肌膜兴奋性重置回到静息电位至关重要,*CLCN1* 基因突变导致氯离子通道功能丧失,肌肉主动收缩时,肌纤维在产生动作电位后不能及时通过氯离子跨膜流动回到静息膜电位,引起肌肉过长时间持续性收缩,出现肌强直表现。

该病患病率约为 1/100 000。Becker 型比 Thomsen 型更常见。迄今已发现 130 余种致病突变与 Becker 型相关,仅 20 种与 Thomsen 型有关。我国尚无本病流行病学资料。

二、临床特征

多数患者婴幼儿或儿童期起病,Thomsen 型比 Becker 型发病早,但 Becker 型较 Thomsen 型临床症状重。

1. **肌强直**　骨骼肌收缩后不能立即松弛,用力握拳后手指不能立即展开,用力闭眼后不能立即睁开。反复收缩后减轻,称为"热身现象"。肌肉发达,酷似运动员。叩击大鱼际肌、舌肌等部位可引起叩击性肌强直("肌球"现象)。Thomsen 型主要累及上肢、面部肌肉,Becker 型主要累及下肢。

2. **肌无力**　Becker 型患者通常在骨骼肌开始收缩时,会出现短暂性肌无力,而 Thomsen 型很少见此现象。

三、实验室与辅助检查

1. **肌电图**　可见大量肌强直放电(扬声器发出一种类似轰炸机俯冲样声音),一般不合并肌源性损害或神经源性损害。
2. **生化检测**　血清肌酸激酶可正常或轻度升高。
3. **肌肉活检**　无特异性病理变化,对先天性肌强直的诊断没有特殊意义。
4. **基因检测**　确诊依靠对致病基因 *CLCN1* 进行检测。

四、诊断

先天性肌强直的诊断主要依靠病史中婴幼儿或儿童期起病,伴或不伴家族史,查体可见肌强直,伴有"热身现象",运动员体型,肌电图提示肌强直放电,最终通过基因检测确诊。

五、鉴别诊断

先天性肌强直主要与先天性副肌强直、钠通道肌强直等非营养不良性肌强直(表 14-2)和强直性肌营养不良相鉴别。

表 14-2　非营养不良性肌强直的临床特征

	Thomsen 型 先天性肌强直	Becker 型 先天性肌强直	先天性副肌强直	钠通道肌强直
遗传方式	AD	AR	AD	AD
致病基因	*CLCN1*	*CLCN1*	*SCN4A*	*SCN4A*
受累肌肉	上肢多于下肢,面肌也会受累	下肢多于上肢	上肢、面肌多于下肢	上肢、面肌和眼外肌多于下肢
肌强直寒冷敏感现象	不明显	不明显	明显	从没有到很明显,存在差异
热身现象	有	有	无	可有

续表

	Thomsen 型 先天性肌强直	Becker 型 先天性肌强直	先天性副肌强直	钠通道肌强直
发作性 肌无力	无	常于运动起始短 暂出现,快速缓解	遇冷或运动后加重, 常持续数小时	暂无报道
运动后迟 发性肌强直	无	无	无	可有,波动性肌强直的 特征

AR,常染色体隐性遗传;AD,常染色体显性遗传。

1. **先天性副肌强直** 为常染色体显性遗传,致病基因为 *SCN4A*,肌强直无"热身现象",寒冷刺激及持续活动后加重,常伴有发作性无力,运动员体型一般不明显。

2. **钠通道肌强直** 也是由 *SCN4A* 基因突变导致的一类常染色体显性遗传病,患者可有寒冷刺激加重或在摄入钾后症状加重(钾加重型肌强直),可在反复运动后延迟(10~30min)出现肌强直现象,无发作性无力。

3. **强直性肌营养不良** 为常染色体显性遗传,也有明显肌强直表现,同时伴肌无力、肌萎缩,常有白内障、心脏传导异常、内分泌异常等多系统受累表现。肌电图除大量肌强直电位外,常合并肌源性损害表现。

六、治疗

1. **药物治疗** 当肌强直症状明显影响日常生活时,可考虑药物治疗改善肌强直。美西律为治疗肌强直的一线用药,一般从小剂量开始。其他药物还包括乙酰唑胺、卡马西平、苯妥英钠等药物缓解肌强直症状。

2. **避免诱因** 避免寒冷、紧张、高强度运动等加重诱因,避免应用利尿剂、肾上腺素等导致症状加重的药物。

3. **心理支持** 患儿在成长过程中因运动受限出现心理变化,可进行心理咨询。

七、预后

先天性肌强直病情较轻,一般无进展,很少影响寿命,成年后部分患者症状还可能减轻。

八、最新进展

近年研究发现,钠离子通道的缓慢失活可能是"热身现象"的重要机制,增强钠通道缓慢失活的药物(如拉科酰胺和雷诺嗪)可能为肌强直提供有效的治疗方法。

(季 光)

第三节 强直性肌营养不良

强直性肌营养不良(myotonic dystrophy,DM)是一组以肌强直(肌肉收缩后无法及时放松)和肌肉进行性无力萎缩为主要特点的遗传性骨骼肌疾病,同时可伴有多系统受累。根据致病基因分为 1 型(DM1)和 2 型(DM2)。其中 DM1 较为常见,DM2 相对少见,且病情较轻。

一、病因与流行病学

DM1 是由 *DMPK* 基因非编码区中三核苷酸 CTG 重复扩增引起,DM2 是由 *CNBP* 基因(也称为 *ZNF9*)的内含子 1 中四核苷酸 CCTG 重复扩增引起。目前认为 DM 的发病机制为 RNA 毒性功能获得,当重复序列异常增多后,基因转录产物形成发卡结构在细胞核内聚集并形成病灶,这些异常 RNA 干扰一些与转录后剪切密切相关的蛋白,从而引起下游多种转录物剪切异常、功能受损,最终造成多系统受累。DM 的总患病率约为 1/8 000,通常 DM1 的发生率比 DM2 高,但不同人群的患病率差异较大。

二、临床特征

DM1 是成年期最常见的肌营养不良,健康人中 CTG 重复个数在 5~37 个,DM1 患者 CTG 重复次数与临床表现存在相关性,随着 CTG 重复数增多,病情逐渐加重,一般从轻到重将 DM1 临床表型分为突变前亚型、晚发型/无症状型、经典成人型、儿童型、先天型。在同一家族中常呈现"遗传早现",即子代发病更早、症状更重。与 DM1 相比,DM2 临床表现较轻,发生较晚,与 CCTG 重复个数之间未发现明显相关性,无"遗传早现"。DM 常常出现多系统受累,主要临床表现如下。

1. **骨骼肌**　DM 的主要特征是肌强直,肌无力和肌萎缩。肌强直主要表现为用力握拳后手指不能立即展开,用力闭眼后不能立即睁开。叩击手部大鱼际肌、舌肌等出现肌强直,称为"肌球"现象。肌强直存在"热身现象",即反复收缩后肌强直症状改善。由于面部肌肉无力萎缩,上睑下垂,男性额部发秃,颞肌萎缩,呈"斧头状面容"。DM2 患者临床表现较轻,许多没有或仅有轻中度肌强直,肌无力常在疾病后期出现。

2. **中枢神经系统**　常见的症状为冷漠、认知障碍、睡眠障碍、注意力不集中等。

3. **呼吸系统**　呼吸衰竭是 DM 最常见的死亡原因。DM1 患者早期出现呼吸肌无力的比例较高,出现呼吸衰竭与 CTG 重复次数有关。DM2 患者很少出现单纯的呼吸肌无力。

4. **心脏**　DM1 患者心脏传导异常从无症状的 PR 间隔延长到完全性心脏传导阻滞,缓慢性心律失常和室性心动过速可能是猝死的主要原因。DM2 心脏系统受累较少较轻。

5. **眼**　白内障存在于大多数的 DM 患者中,是重要的诊断线索。

6. **内分泌系统**　包括胰岛素抵抗、男性性功能减退、甲状腺功能异常、继发性甲状旁腺功能亢进症伴维生素 D 水平降低等内分泌异常。

7. **其他**　DM 患者胃肠道表现常见,癌症患病风险增加。

三、实验室与辅助检查

1. **肌电图**　DM1 患者肌电图可发现大量肌强直放电,同时合并肌源性损害表现。DM2 肌强直放电可不明显。

2. **血清学检查**　血清肌酸激酶正常或轻中度升高。还可有性激素异常。

3. **头部 MRI**　DM1 患者可有广泛脑白质病变,主要位于颞叶前部。

4. **心电图**　了解患者有无房室传导阻滞或其他类型传导异常。

5. **眼科检查**　通过裂隙灯下检查有无白内障表现。

6. **肌肉活检** 肌肉病理可见肌纤维大小不一,明显的核内移、肌质块、环状纤维及核聚集现象,I 型肌纤维萎缩。

7. **其他** 睡眠、情绪和认知等方面问题可行相关量表评估。

8. **基因检测** 结合患者临床表现检测 *DMPK* 或 *ZNF9* 基因。

四、诊断

根据病史和查体中肌强直、肌无力、肌萎缩的临床表现,典型的"斧头状面容"、肌球现象,检查发现白内障、心脏传导阻滞及内分泌异常等多系统受累,结合特征性电生理改变,应考虑该病诊断,最终通过基因检测确诊。

五、鉴别诊断

DM 主要与先天性肌强直、先天性副肌强直、Isaacs 综合征相鉴别。

1. **先天性肌强直** 为 *CLCN1* 基因突变导致的氯离子通道病,通常儿童起病,也表现为肌强直,有"热身现象"。不伴进行性肌无力和肌萎缩,常有肌肉肥大。不伴多系统受累改变。肌电图可见肌强直电位但无肌源性损害表现。

2. **先天性副肌强直** 为 *SCN4A* 基因突变导致的钠离子通道病,也表现为肌强直,无"热身现象",在遇冷或反复活动后加重。常伴有发作性无力,持续数分钟至数小时。肌电图可见肌强直放电但无肌源性损害。

3. **Isaacs 综合征** 是由抗 Caspr2 抗体介导的钾离子通道相关疾病,由于周围神经兴奋性增高而出现肌肉颤搐、痉挛等表现,也可有假性肌强直。电生理检查可见肌肉颤搐放电。血清抗 Caspr2 抗体阳性。

六、治疗

DM 为多系统受累疾病,多学科随诊监测和对症治疗有助于改善患者生活质量,减轻疾病影响。

1. **肌强直** 美西律可用于改善肌强直症状。肌痛问题也与肌强直有关,除美西律外,加巴喷丁,非甾体抗炎药等可能有效。

2. **心脏** 应密切监测,对于有症状的 II 型、完全性房室传导阻滞或心动过缓的患者,建议植入起搏器。

3. **白内障** 视病情可以进行手术治疗。

4. **其他** 包括呼吸异常的早期识别和支持治疗。肌肉无力萎缩采取康复训练和使用矫形支具,认知、睡眠障碍及内分泌异常可考虑相应药物治疗。

七、预后

DM1 的预后与 CTG 重复数有关,呼吸衰竭和心脏传导异常是 DM1 主要致死原因。DM2 临床症状较轻,较少出现呼吸和心脏受累,通常不影响寿命。

八、最新进展

近年来,基于 DM 的发病机制提出了多种潜在的治疗策略,包括反义寡核苷酸疗法、小分子 RNA 治疗及基因编辑技术等,旨在通过干扰致病性 RNA 结合、减少毒性 CUG 重复序列扩增等途径而达到治疗效果。

（季　光）

第四节　进行性肌营养不良

进行性肌营养不良(progressive muscular dystrophy,PMD)是一组以骨骼肌进行性无力、萎缩为主要临床表现的遗传性骨骼肌疾病,同时可伴有中枢神经系统、心脏、骨骼等多系统受累。

该病主要类型包括假肥大型肌营养不良、面肩肱型肌营养不良、肢带型肌营养不良、Emery-Dreifuss 肌营养不良、眼咽型肌营养不良、远端型肌营养不良和先天性肌营养不良等。不同类型的肌营养不良起病时间、肌肉受累分布、病程进展和预后存在较大差异,其中以假肥大型肌营养不良最为常见,本节主要就假肥大型肌营养不良进行介绍。

一、病因与流行病学

假肥大型肌营养不良,包括 Duchenne 型肌营养不良(Duchenne muscular dystrophy,DMD)和 Becker 型肌营养不良(Becker muscular dystrophy,BMD),是由于编码抗肌萎缩蛋白的基因变异引起的 X 连锁隐性遗传病。抗肌萎缩蛋白(dystrophin)是细胞骨架重要成分,该蛋白的缺陷可造成肌膜稳定性降低,肌纤维在收缩过程中易受损伤,导致肌纤维坏死、脂肪和纤维结缔组织增生。DMD 患者的基因突变会造成 dystrophin 蛋白表达缺失,引起严重的肌肉破坏,BMD 患者的基因突变一般可保留有部分功能的截短 dystrophin 蛋白。DMD 的发病率在存活男婴中约为 1/5 000,BMD 在男性中约为 1/18 450,女性为致病基因携带者。

二、临床特征

DMD 患儿早期主要表现为运动发育迟缓,爬、独走的时间较同龄儿延迟,多数在 18 个月后开始走路,跑步缓慢,不能连续跳跃,多在 3~4 岁开始出现蹲起、上台阶费力,Gowers 征阳性、腓肠肌肥大。常于 7 岁后病情进展加速,不能完成跑步、上楼梯、蹲起等动作,跟腱挛缩、腰椎前凸、鸭步逐渐加重。9~10 岁左右丧失独立行走能力,14~15 岁左右以后不能独坐,并出现双上肢活动受限,起居不能自理。晚期出现心脏和呼吸功能障碍,常因肺部感染诱发呼吸衰竭和心力衰竭,多数在 30 岁前死亡。

BMD 为相对良性表型,病情较 DMD 轻,可青少年甚至成年起病,进展缓慢,部分患者不影响寿命。

X 连锁扩张型心肌病是 dystrophin 蛋白缺陷引起的一种心脏特异性表型,表现为扩张型心肌病导致的充血性心力衰竭,多于 10~20 岁发病。

DMD 基因突变女性携带者通常无症状或症状轻微,可有血清肌酶水平升高,轻度腓肠肌肥大,肌肉痉挛、无力等。

三、实验室与辅助检查

1. **血清学检测**　DMD 患儿出生后血清肌酸激酶水平即可显著升高,达正常值的数十倍以上,疾病晚期由于肌肉萎缩肌酶水平逐渐下降。

2. **肌电图**　呈肌源性损害特点。

3. **肌肉 MRI**　可用于了解肌肉组织中脂肪替代和炎性水肿情况,用于辅助诊断和随诊病情进展。

4. **肌肉活检**　肌肉组织出现肌纤维大小不等,明显的肌纤维萎缩和肥大,脂肪和纤维结缔组织增生等肌营养不良样病理改变,免疫组化可发现肌膜上的 dystrophin 蛋白表达完全或部分缺失。

5. **基因检测**　基因检测对 DMD/BMD 具有重要的诊断价值,多重连接探针扩增(MLPA)用于检测 DMD 基因大片段缺失和重复,高通量测序技术用于检测微小突变。

6. **其他检测**　X 线、心电图、超声心动图、肺功能检测等可用于了解患儿脊柱畸形、心脏和呼吸受累情况。

四、诊断

根据儿童期(3~5 岁)隐袭起病,病情进行性发展,跟腱挛缩、鸭步、Gowers 征阳性和腓肠肌肥大等临床表现,结合血清肌酸激酶显著升高、肌电图呈肌源性损害,应考虑 DMD 可能。确诊需基因检测发现 DMD 基因致病性变异或肌肉活检发现 dystrophin 蛋白表达缺陷。

五、鉴别诊断

1. **脊髓性肌萎缩症(SMA)**　为 SMN1 基因突变引起的常染色体隐性遗传病,分为多种类型,可新生儿至成人期起病。肌无力主要累及四肢近端。血清肌酶正常或轻度升高。肌电图可见广泛神经源性损害。

2. **肢带型肌营养不良**　该病部分类型在儿童期出现四肢近端无力萎缩,血清肌酸激酶明显升高,需与 DMD 进行鉴别。肌肉组织免疫组化 dystrophin 表达正常,各亚型的基因检测存在相应致病性突变。

3. **多发性肌炎**　常见于 18 岁以上成人,亚急性或隐袭起病,主要表现为对称性四肢近端无力,可伴有肌痛。血清肌酶水平明显增高。肌肉病理可见炎性细胞浸润、肌纤维膜 MHC I 表达增强,免疫组化 dystrophin 表达正常。免疫抑制剂治疗有效。

六、治疗

该病目前尚无治愈方法,但规范的多学科综合治疗可以延长独立行走时间和生存期,提高生活质量。

1. **药物治疗**　糖皮质激素可以延长 DMD 患者独立行走时间和生存期,改善心肺功能。建议在运动功能下降前(多选择 4~5 岁之间)开始规范口服泼尼松 0.75mg/(kg·d)。根据患儿对不良反应的耐受情况调整药物剂量,不能独走的患者泼尼松应减量为 0.3~0.6mg/(kg·d)。口服激素也可选择甲泼尼龙 0.6mg/(kg·d)或地夫可特 0.9mg/(kg·d)。如需停用应逐渐减量,不宜突然停药。BMD 患者病情较轻,一般不长期应用激素治疗。其他治疗药物还包括艾地苯醌、辅酶 Q_{10} 等。

2. **康复治疗** 应在具有相关经验的康复医师指导下长期坚持,如早期进行关节屈伸运动、肌肉阻力训练,穿矫形鞋、站斜板、站立架等器械康复在疾病不同阶段也有重要作用。

3. **外科手术治疗** 通过矫形手术纠正脊柱和关节的结构畸形,有助于维持运动和呼吸功能。

4. **心脏和呼吸功能管理** 早期进行心脏和呼吸功能监测。针对心律失常、心力衰竭进行药物干预。控制肺部感染,出现严重呼吸功能下降,必要时呼吸机辅助呼吸。

5. **其他** 监测骨密度,及时治疗骨质疏松。预防肥胖或体质量过低。对患者及家庭成员适时进行心理康复指导和治疗。

6. **产前诊断和遗传咨询** 先确定先证者(患儿)的基因型,然后确定其母亲是否是携带者。已生育过一个 DMD 患者或女性基因携带者的母亲,即使其外周血检测并非携带者,再次妊娠后均应进行产前基因诊断。

七、预后

DMD 患者多在 30 岁之前死于呼吸衰竭和心力衰竭,BMD 患者病情进展缓慢,预后较好,部分不影响寿命。

八、最新进展

一些新兴的疗法正在研究开发,包括针对 DMD 原发缺陷的基因疗法、干细胞疗法和针对继发病理改变的药物等。外显子 51 跳跃药物 Eteplirsen,外显子 53 跳跃药物 Vyondys53、Viltolarsen,已被美国 FDA 批准,Ataluren(针对无义变异进行通读治疗)已被欧洲药品管理局(EMA)批准,但Ⅲ期临床试验治疗组与安慰剂组 6min 步行距离差异未达到主要终点。适用范围更广的腺病毒相关载体导入外源截短 dystrophin 蛋白的基因治疗临床试验正在开展。

(季　光)

第四篇 肾脏及风湿免疫疾病

第十五章 Alport 综合征

Alport 综合征(Alport syndrome, AS),也称为遗传性进行性肾炎。AS 是一种遗传性胶原病,最常累及肾脏,其次为眼和耳蜗等器官。目前暂无根治方法,治疗以支持治疗和肾脏替代为主。

一、病因和流行病学

AS 病因是由于 *COL4A3*、*COL4A4/COL4A5* 基因发生突变,进而导致肾小球、眼及内耳基底膜的Ⅳ型胶原蛋白结构和功能受损。根据遗传方式可分为 X 连锁显性遗传 X 型 AS (X-1inked Alport syndrome, XL AS),约占 85%,染色体隐性遗传型 AS (autosomal recessive Alport syndrome, AR AS),约占 15%,常染色体显性遗传 AS 非常罕见。

目前发病率暂无确切数据,发病率与突变基因类型有关。XL AS 患者男性发病率高于女性,病情也较女性重,男性患者 40 岁前肾衰竭的比例达 90%。

二、临床特征

AS 可于儿童期早期起病。常见的临床表现包括血尿、视力及听力受损。

1. **肾脏表现** 主要表现为血尿、蛋白尿和肾功能衰竭。肾小球源性血尿为 AS 最常见的临床表现,为持续性镜下血尿,偶有肉眼血尿,青少年 AS 更多见。AR AS 患者或 XL AS 男性患者常于 16~35 岁进入终末期肾病,而常染色体显性遗传患者和 XL AS 的女性患者病情发展较为缓慢,较晚出现肾功能衰竭。

2. **眼部表现** 常见表现为黄斑周围视网膜病变和前圆锥形晶状体,其中黄斑周围斑点状视网膜病变最常见。其他症状可有近视、白内障和青年环,但无特异性。

3. **耳部表现** 主要为感音神经性听力下降,且呈渐进性发展,但听力下降不是 AS 固有特征,合并终末期肾病的 XL AS 患者听力下降不明显。

4. **其他表现** 少数患者合并平滑肌瘤,累及呼吸、消化及女性生殖系统;偶有面中部发育异常、动脉瘤病变和精神发育迟滞。

三、实验室与辅助检查

1. **实验室检查** 尿常规可见蛋白尿和镜下血尿。肾功能提示尿素氮和肌酐升高,出现肾功能衰竭后可有正细胞正色素性贫血、高血钾、低血钙、高血磷、代谢性酸中毒及甲状旁腺素水平升高等。

2. **肾组织活检** AS 患者特征性病理改变为电镜下观察到肾小球基底膜极不规则、弥漫性增厚、增厚与变薄相间、致密层撕裂分层、篮网状改变,是诊断 AS 的金标准。免疫荧光检查和光镜 HE 染色均缺乏特征性病理表现。

3. 组织基底膜免疫荧光学检查　肾脏和皮肤组织的Ⅳ型胶原免疫染色可见Ⅳ型胶原 α3、α4 和/或 α5 链缺失或分布异常。可用于筛查基因携带者、诊断 XL AS 及其分型。

4. 基因检查　是 AS 的确诊标准,可检测到 *COL4A3*、*COL4A4/COL4A5* 基因缺陷。

5. 眼科检查　具有诊断意义的表现为:前圆锥形晶状体、黄斑周围点状和斑点状视网膜病变,还可发现白内障及视力下降等表现。

6. 电测听　双侧听力下降程度可不对称,早期只累及高频范围,随着病情加重,范围会逐渐扩大至全音域听力下降。

四、诊断

AS 诊断依据包括临床表现、组织病理、基因诊断及家系分析,诊断标准如下。

1. 主要表现为持续性肾小球性血尿或血尿伴蛋白尿的患者具有以下任一条即可疑诊 AS:

(1) AS 家族史。

(2) 无明显其他原因的血尿、肾衰竭家族史。

(3) 耳聋、圆锥形晶状体或黄斑周围斑点状视网膜病变。

2. 主要表现为持续性肾小球性血尿或血尿伴蛋白尿的患者符合以下标准任一条即可确诊 AS:

(1) 肾小球基底膜Ⅳ型胶原 α3、α4、α5 链免疫荧光染色异常或皮肤基底膜Ⅳ型胶原 α5 链免疫荧光染色异常。

(2) 肾组织电镜示肾小球基底膜致密层撕裂分层。

(3) *COL4A5* 基因具有一个致病性突变或 *COL4A3/COL4A4* 基因具有两个致病性突变。

五、鉴别诊断

1. 与持续性家族性血尿疾病鉴别　一类为肾小球源性血尿,如薄基底膜肾病、家族性溶血尿毒症性综合征等。一类为非肾小球源性血尿,包括镰状细胞贫血病、常染色体显性遗传性多囊肾等。

2. 与肾衰竭合并耳聋的疾病鉴别　如 Fabry 病、Bartter 综合征等。氨基糖苷类抗生素常引起肾脏及听力损伤,也需与此病鉴别。

3. 与肾小球基底膜分层的疾病鉴别　如 *MYH9* 基因相关疾病、*CD151* 基因突变等。

六、治疗

AS 暂无根治办法,目前治疗以药物对症和肾脏替代治疗为主。治疗目的为控制肾脏损伤,延缓肾衰竭进展速度,维持肾功能。

1. 药物治疗　治疗药物包括一线用药为血管紧张素转换酶抑制剂,如雷米普利、依那普利等,二线药物血管紧张素受体拮抗剂,如氯沙坦、厄贝沙坦等。

2. 肾脏替代治疗　合并终末期肾病的 AS 患者需行肾脏替代治疗,包括腹膜透析、血液透析和肾脏移植。AS 患者肾移植后有很好的治疗效果。

3. **耳鼻咽喉科治疗** 佩戴助听器有助于改善下降的听力,但不能完全纠正听力异常,需耳鼻咽喉科评估后合理选择。

4. **眼科治疗** 视网膜病变一般不会影响视力,不需要治疗;如合并圆锥晶状体或白内障可先通过眼镜或角膜接触镜矫正,无效可考虑晶状体摘除及眼内晶状体植入治疗。

5. **优生优育** 对于有生育要求的 AS 患者或家族成员,怀孕前需进行基因检测,并由生殖科医生根据遗传型进行合理的生育指导以实现优生优育。

七、预后

性别、年龄、蛋白尿程度和合并视听觉障碍是 AS 重要的预后因素。女性患者预后较好,仅有 18% 的 XL AS 女性患者在 41 岁后发生终末期肾病。而男性患者肾脏预后极差,近 90% 的患者在 40 岁之前发展至终末期肾病,多在 40 岁以前死于尿毒症。对于男性青少年型,具有听力障碍和眼疾者或者蛋白尿进行性加重患者,均提示预后较差。

八、最新进展

最近研究显示应用于糖尿病患者的钠-葡萄糖共转运蛋白-2 抑制剂具有额外的肾脏保护特性,使其成为治疗包括 AS 在内的进行性肾病的潜在药物。

（彭晨星）

第十六章　IgG4 相关性疾病

IgG4 相关性疾病(IgG4-related disease,IgG4-RD)是一类原因不明的慢性、进行性全身性炎症性疾病,由 Kamisawa 等于 2003 年首次引入 IgG4 系统性疾病的概念,2010 年正式命名为 IgG4 相关性疾病。其特点是血清 IgG4 水平显著升高,淋巴细胞和 IgG4 阳性浆细胞明显浸润,一个或多个器官纤维化。常见的临床表现包括器官增大、肿块或结节样病变,以及可能导致器官功能障碍的慢性炎症和纤维化。

一、病因与流行病学

病因尚不清楚。可能与遗传易感性、环境因素、感染、过敏等因素相关。获得性免疫和适应性免疫的异常调节被认为是 IgG4-RD 的主要发病机制。研究显示 IgG4-RD 患者外周血和组织浸润的浆母细胞升高,并与疾病活动有关。滤泡辅助性 T(follicular helper T,Tfh)细胞、2 型辅助 T(T helper type 2,Th2)细胞及其细胞因子也可能参与了 IgG4-RD 的发生、发展。调节性 T 细胞(regulatory T cell,Treg)在 IgG4-RD 患者外周血和组织浸润均增加,Treg 细胞分泌的白介素 10(interleukin-10,IL-10)和 Th2 型细胞因子均有助于促进 B 细胞向 IgG4$^+$细胞分化,而巨噬细胞和 Treg 细胞产生的转化生长因子 β(transforming growth factor-β,TGF-β)和血小板源性生长因子等进一步促进纤维化的发生。

该病好发于中老年男性,男女比例(2~3)∶1。由于对 IgG4-RD 的认识时间较短,各国发病率不详,日本新近的流行病学调查显示其发病率为(0.28~1.08)/100 000,每年的新发患者在 336~1 300 例,中位发病年龄为 58 岁,而我国尚缺乏流行病学资料。

二、临床特征

IgG4-RD 是一种多器官、多系统受累的疾病。临床表现各异,症状取决于所受累的脏器。IgG4-RD 最常累及眼眶、腮腺导管、胰腺和淋巴结,但几乎各个脏器部位受累的临床表现都有报道。该病多数患者起病缓,慢性进展。可多器官同时或相继受累,也可只累及单一器官。少数患者病程呈自限性。患者常因不同脏器受累就诊于不同专科,容易漏诊。

1. **唾液腺和泪腺**　唾液腺和泪腺是 IgG4-RD 中最常受累的器官。主要表现为无痛性泪腺、颌下腺或腮腺肿大,硬结,多对称性增大,也可见于单侧,还可累及眼眶软组织,巩膜,鼻泪管,甚至眼眶骨破坏。

2. **消化系统**　在 IgG4-RD 相关性疾病中,消化系统可表现为自身免疫性胰腺炎(autoimmune pancreatitis,AIP)、IgG4 相关性硬化性胆管炎、硬化性肠系膜炎等,临床可出现腹部隐痛、腹胀、消化不良、黄疸等。

3. **肺部**　一般无特异性,可表现为支气管壁增厚、肺间质病变、肺部结节/肿块以及胸膜增厚等,患者可无症状或出现咳嗽、咯血、呼吸困难、胸腔积液等。

4. **腹膜后**　腹膜后组织器官包括主动脉及其分支、胰腺、肾脏和输尿管周围组织。腹膜后纤维化是较常见临床表现之一,主要为腹主动脉周围软组织增厚,早期多无症状,后期包绕输尿管造成输尿管狭窄和肾盂积水,临床表现为腹痛、腰痛或下肢水肿等。约 6% 的患者发生 IgG4 相关性肾脏疾病,多表现为小管间质性肾病、肾盂占位性病变、输尿管管壁增厚或肾脏肿块样病变。

5. **神经系统**　中枢神经系统病变少见,可表现为肥厚性硬化性脑膜炎,若硬脑膜受累广泛,可出现头痛、颈部僵硬、癫痫等;脑垂体受累可出现垂体功能减退症、尿崩症。脑实质很少累及。

6. **其他**　多数 IgG4-RD 患者可合并浅表或深部淋巴结肿大。此外,包括甲状腺(硬化性甲状腺炎)、前列腺等;皮肤受累主要表现为头颈部红斑样丘疹,其次为下肢银屑样皮疹和紫癜样皮疹;心脏受累可出现 IgG4-RD 的缩窄性心包炎,临床表现为右心衰竭,心包壁明显增厚。腹主动脉瘤也是 IgG4-RD 最常见的表现之一,多为单发,如动脉瘤破裂可引起猝死。该病发热、疲倦等全身症状并不多见。

三、实验室和辅助检查

1. **实验室检查**　本病特征性改变为血清 IgG4 浓度显著升高(≥135mg/dl)。此外,IgG4-RD 患者血清可出现 γ 球蛋白、IgG、IgE 和嗜酸性粒细胞升高,炎性指标如血沉、C 反应蛋白轻度升高。

2. **影像学检查**　主要表现为受累器官组织肿大或肿块影,如泪腺、颌下腺或腮腺肿大;胰胆管受累可见胰腺弥漫性(腊肠样)或局限性肿大,胆囊或胆总管壁增厚,胆管或胰管狭窄或扩张;肺部可表现为结节、肿块、磨玻璃影、肺间质改变、支气管壁增厚或胸膜增厚等;腹膜后受累可见腹膜后不规则软组织影包绕腹主动脉、髂动脉、下腔静脉、输尿管等,部分伴有主动脉瘤。此外,还可能出现肾脏、肾盂肿块,硬化性纵隔炎,硬脑膜增厚,垂体肿大等。

3. **病理学检查**　诊断 IgG4-RD 的可靠方法是组织病理和免疫组织化学染色。IgG4-RD 的典型病理表现包括:大量淋巴细胞和浆细胞浸润,淋巴滤泡形成,轮辐状或席纹状纤维化和硬化、闭塞性静脉炎。免疫组化检查 IgG4 阳性浆细胞增多,>10 个/HPF 并且 IgG4$^+$浆细胞/IgG$^+$浆细胞>40%。

四、诊断

IgG4-RD 的诊断应根据临床特征、实验室检查和组织病理进行综合判断。血清 IgG4 水平是评估和随访观察 IgG4-RD 患者的重要指标,但其水平增高并非 IgG4-RD 诊断的必要条件。诊断 IgG4-RD 的金标准是组织病理和免疫组化,可参考 2011 年日本发表的 IgG4-RD 临床综合诊断标准(表 16-1)。

表 16-1　2011 年 IgG4-RD 临床综合诊断标准

①临床检查:1 个或多个脏器特征性的弥漫性/局限性肿大或肿块的临床表现。
②血液学检查:血清 IgG4 升高(>135mg/dl)。
③组织学检查:a. 大量淋巴细胞和浆细胞浸润,伴纤维化;b. 组织中浸润的 IgG4$^+$浆细胞与 IgG$^+$浆细胞比值>40%,且 IgG4$^+$浆细胞>10 个/HPF。
　确诊条件:①+②+③
　可能诊断:①+③
　疑似诊断:①+②

IgG4-RD 必须与累及脏器的肿瘤相鉴别(如癌、淋巴瘤),与类似疾病相鉴别(如干燥综合征、原发性硬化性胆管炎、Castleman 病、继发性腹膜后纤维化、韦格纳肉芽肿、结节病、变应性肉芽肿性血管炎等)。

五、鉴别诊断

IgG4-RD 作为一种慢性炎症性疾病,在临床诊治中面临的最大挑战是鉴别诊断。血清 IgG4 水平对疾病诊断的敏感性较高,但特异性低,因此,在确诊之前应严格排除恶性肿瘤、淋巴瘤、ANCA 相关性血管炎、多中心型 Castleman 病、干燥综合征以及其他症状类似的疾病。此外,需要进行鉴别的疾病除血清中 IgG4 可能升高外,受累器官病理中也可出现较多 IgG4 阳性的浆细胞浸润,临床需结合患者临床表现和病理学特征加以鉴别。

六、治疗

IgG4-RD 的治疗原则如下:所有有症状且病情活动的患者都需要治疗;无症状但合并重要脏器受累,如胰腺、胆道、肾脏、主动脉、纵隔、中枢神经、腹膜后和肠系膜等,且病情进展者也需治疗;临床症状轻、进展慢,非重要脏器受累者,如仅有淋巴结病或颌下腺肿大,应权衡利弊后决定治疗或观察。

对于症状明显的 IgG4-RD 患者,糖皮质激素是首选药物,且绝大数患者对糖皮质激素治疗 2~4 周即反应良好,但在减量或低剂量维持治疗阶段,一部分患者复发。尽管糖皮质激素是诱导缓解的一线药物,但在治疗剂量和持续时间上尚未达成共识。糖皮质激素的用量应以体重为基础,成人通常推荐使用中等剂量[泼尼松 0.5~0.6mg/(kg·d)],病情严重者可适当加大糖皮质激素用量[泼尼松 0.8~1mg/(kg·d)]以诱导病情缓解。治疗 2~4 周病情控制后逐渐减量,至小剂量长期维持(泼尼松≤10mg/d),用药过程中需持续观察病情变化。

对于复发的 IgG4-RD 患者或为了有助于糖皮质激素减量,可以选用免疫抑制剂,如环磷酰胺、吗替麦考酚酯、硫唑嘌呤、甲氨蝶呤、来氟米特、环孢素等,对于病情较重、多个脏器受累的 IgG4-RD 患者,可以在初始治疗即联用免疫抑制剂,有助于维持疾病稳定。对于糖皮质激素禁忌或难治性患者可选用生物制剂,如利妥昔单抗。

此外,对于胰胆管病变导致的胰管或胆道梗阻,腹膜后纤维化导致的输尿管狭窄等器官梗阻造成的损伤,在急性期需植入支架缓解梗阻症状以改善脏器功能。

七、预后

应用糖皮质激素治疗 IgG4-RD 的短期效果明显,预后良好,但长期预后尚不明确。对复发的 IgG4-RD 患者进行研究发现,其胰腺出现钙化,可能是胰腺导管狭窄导致胰液潴留所致。同时有报道显示部分 IgG4-RD 患者在疾病发展过程中发展为恶性肿瘤,但 IgG4-RD 是否为恶性肿瘤的危险因素以及其与恶性肿瘤的关系尚需深入研究。此外,疾病复发问题不能忽视,长期激素维持治疗可明显降低复发率,但骨质疏松、糖尿病、感染等并发症发生率明显升高,故临床需谨慎观察。

(刘　蕾)

第十七章 Gitelman 综合征

Gitelman 综合征（Gitelman syndrome，GS）是一种由肾脏远曲小管钠-氯共同转运体（Na-Cl cotransporter，NCCT）功能障碍所致的常染色体隐性遗传性疾病。因 1966 年美国医生 Gitelman 等首先报道了 3 例家族性低钾、低镁、低尿钙及代谢性碱中毒而得名。

一、病因和流行病学

本征是一种常染色体隐性遗传病，是由位于染色体 16q13 的 *SLC12A3* 基因突变引起的，该基因编码噻嗪类利尿剂敏感的离子通道 NCCT。NCCT 是位于肾远曲小管参与钠离子和氯离子重吸收的重要蛋白，当 *SLC12A3* 基因突变，引起 NCCT 蛋白表达异常，使得钠离子和氯离子从远端肾小管重吸收减少，肾脏重吸收水减少，继发性肾素-血管紧张素-醛固酮系统（renin-angiotensin-aldosterone system，RAAS）活化和肾性失钾。至今 GS 的确切发病率尚不清楚，国外报道欧洲人中约为 1/40 000，在亚洲人群中可能更高。

二、临床特征

GS 常于青少年或成年早期起病，临床上以低钾血症及低镁血症引起的各系统表现为主。

1. **全身症状** 全身乏力、运动耐量下降、口渴、多饮、嗜盐。
2. **神经-肌肉系统** 头晕、眩晕、共济失调、肌无力、痛性痉挛、抽搐、惊厥发作、肢体麻木、感觉异常、横纹肌溶解、假性脑瘤等。
3. **心血管系统** 血压正常或偏低、心悸、晕厥、室性心律失常等。
4. **消化系统** 呕吐、发作性腹痛、便秘等。
5. **泌尿系统** 多尿、夜尿增多、遗尿、蛋白尿、低钾性肾病等。
6. **骨关节系统** 关节痛、软骨钙质沉着症。
7. **内分泌和生长发育** 生长迟缓、发育停滞、青春期延迟；此外长期低钾血症和低镁血症的患者会出现糖尿病或者糖耐量减低。
8. **眼部症状** 在少数患者中可出现视物模糊和巩膜脉络膜钙化。

三、实验室与辅助检查

1. **血液学检测** 典型患者会出现低血钾、低血镁、低血氯；动脉血气分析提示代谢性碱中毒；血浆 RAAS 水平增高或活性增强；血糖或糖耐量检查提示糖尿病或糖耐量减低。

2. **尿液检测** 肾排钾增多（血钾<3.5mmol/L 时 24h 尿钾>25mmol/L 或随机尿钾/尿肌酐>2.0mmol/mmol）、肾排镁增多（血镁<0.7mmol/L 时镁排泄分数 FE_{Mg}>4%）、氯离子排泄分数 FE_{Cl}>0.5%。其中，电解质排泄分数 $FE_{电解质}$ = ［尿电解质（mmol/L）× 血肌酐（mmol/L）］/［血电解质（mmol/L）×尿肌酐（mmol/L）］。除此之外，还可发现低尿钙（随机尿钙/尿肌酐<0.2mmol/mmol）。

3. 心电图　了解有无 QT 间期延长及心律失常等表现。

4. 肾脏超声　肾脏形态多正常,一般不存在肾脏畸形或发育异常性疾病。

5. 氯离子清除试验(氢氯噻嗪试验)　由于 GS 患者的病变部位在远曲小管(氢氯噻嗪作用部位),故应用小剂量氢氯噻嗪(50mg)前后对患者的氯离子排泄分数影响不大。

6. 基因检测　是诊断 GS 的金标准。

四、诊断

由于 GS 患者症状缺乏特异性,临床诊断更多依赖于实验室检查,即代谢性碱中毒和"五低一高"(低血钾、低血镁、低血氯、低尿钙、偏低血压、RAAS 活性增高),特别是低血镁及低尿钙对于诊断 GS 有重要价值。确诊需要基因诊断。

五、鉴别诊断

Bartter 综合征也是一种常染色体隐性遗传性肾小管疾病,临床上也会出现低血钾、低氯性代谢性碱中毒、高肾素活性,但因病变部位位于髓袢升支粗段,所以不存在低镁血症及低尿钙,且于儿童期发病,通常合并生长发育迟缓;基因检测可以最终鉴别诊断。

六、治疗

1. 钠盐补充　由于 GS 是由于 NCCT 的原发性缺陷导致,因此推荐患者根据个人饮食习惯多进食含氯化钠的食物。

2. 钾及镁的替代治疗　个体化的终身口服补充钾和/或镁是 GS 患者的主要治疗方式。合理补钾目标为 3.0mmol/L,补镁目标为 0.6mmol/L。推荐摄入富含钾、镁的食物。

3. 其他治疗　当补充的剂量不足以缓解持续的低血钾症状时,或者当出现不能耐受的不良反应时可使用保钾利尿剂(如螺内酯、阿米洛利、依普利酮)、RAAS 抑制剂(低血压时慎用)、前列腺素合成酶抑制剂(吲哚美辛等),但需注意监测相关药物副作用。

七、预后

经个体化的疾病管理,按时服用药物、定期随诊,多数患者预后良好,目前为止没有证据表明 GS 会影响寿命。

(王　婷)

第十八章　系统性硬化症

系统性硬化症(systemic sclerosis,SSc)是一种罕见的自身免疫病,特征性的表现为皮肤和内脏器官的纤维化以及微血管病变。SSc 主要可以分为局限性皮肤型 SSc 和弥漫性皮肤型 SSc。

一、病因和流行病学

SSc 的病因复杂,目前认为环境因素、遗传易感性以及表观遗传学因素均有参与。*HLA-DBQ1-0501*与抗着丝点抗体相关,而 *HLA-DRB1-1104* 和 *DPB1-1301* 均与抗拓扑异构酶抗体相关。易感个体在外界刺激例如感染、化学物质、内分泌因素的作用下,诱发了免疫反应,从而导致血管病变并最终导致成纤维细胞的活化和纤维化的发生。

SSc 目前在世界范围内的患病率为 1/10 000,平均发病年龄在 35~50 岁,女性多见。我国发病率及患病率与巴西、北欧国家大致相当,而低于北美洲。

二、临床特征

1. **雷诺现象**　雷诺现象是一种由情绪应激或寒冷诱发的肢端动脉过度反应。表现为典型的苍白-青紫-潮红三联征。缺血严重可造成指(趾)端溃疡及坏死。

2. **皮肤受累**　是 SSc 最明显的临床表现。最常累及手指、前臂、小腿、足和面部,其次累及近端肢体及躯干前部。根据皮肤的病变程度可分为水肿期、硬化期和萎缩期。并可以伴有毛细血管扩张及皮下钙化,导致患者关节活动严重受限。

3. **肺部病变**　主要表现为间质性肺疾病和肺动脉高压。间质性肺疾病是 SSc 最常见的肺部表现,早期可表现为疲劳和劳力性呼吸困难,晚期表现为干咳和不典型胸痛。肺动脉高压是 SSc 累及肺动脉血管所致的病变,临床表现为疲劳、胸痛、呼吸困难和晕厥等。

4. **肾脏受累**　主要表现为急性肾功能不全,并且常合并高血压。少数患者可能会出现肾危象,表现为顽固性头痛、乏力、高血压性视网膜病变、肺水肿和脑病。

5. **消化系统受累**　包括吞咽困难、胃食管反流、胃轻瘫、假性肠梗阻等。

6. **心脏受累**　可表现为心包积液、心律失常、心肌缺血和心力衰竭等。

7. **其他器官受累**　出现关节炎、肌无力、三叉神经病变、周围神经病变等。

8. **CREST 综合征**　是 SSc 的一种临床亚型,临床表现包括钙质沉积(calcinosis,C)、雷诺现象(Raynaud phenomenon,R)、食管功能障碍(esophageal dysfunction,E)、指(趾)硬化(sclerodactyly,S)和毛细血管扩张(telangiectasia,T),患者常伴抗着丝点抗体阳性。

三、实验室与辅助检查

1. **实验室检查**　自身抗体检测有助于 SSc 的诊断与预后判断,其主要特异性抗体包括抗着丝点抗体、抗拓扑异构酶Ⅰ(Scl-70)抗体和抗 RNA 聚合酶Ⅲ抗体。

2. **肺功能检查**　SSc 合并间质性肺疾病或肺动脉高压时需行肺功能检查评估病情,早期表现为弥散功能下降,进展期后可出现弥散功能和通气功能同时下降。

3. **影像学检查** 胸部高分辨率 CT 有助于诊断 SSc 间质性肺疾病,主要表现为双肺近胸膜部位的细网格状改变、磨玻璃影和牵拉性支气管扩张,晚期患者可表现为"蜂窝肺"及囊性气腔。超声心动图有助于判断心脏病变。上消化道造影可有助于诊断食管运动功能障碍。

4. **甲襞毛细血管镜** SSc 可有特征性的甲襞毛细血管微循环异常,主要表现为存在毛细血管扩张,毛细血管密度减低,微出血,结构扭曲的新生血管和毛细血管消失。

5. **右心漂浮导管** 用于肺动脉高压的确诊和病情评估,静息状态下平均肺动脉压力≥25mmHg,同时正常肺毛细血管楔压≤15mmHg 可以诊断。

四、诊断

SSc 诊断参考 2013 年美国风湿病学会/欧洲抗风湿病联盟 SSc 分类标准(表 18-1)。

表 18-1 2013 年美国风湿病学会/欧洲抗风湿病联盟 SSc 分类标准

条目	亚条目	权重/得分
双手手指皮肤增厚并延伸至邻近的掌指关节近端(充分标准)		9
手指皮肤增厚(仅计算最高分)	手指肿胀	2
	指端硬化(离掌指关节较远,离近端指间关节较近)	4
指尖病变(近端指间关节远端)	指尖溃疡	2
	指尖点状瘢痕	3
毛细血管扩张		2
甲襞毛细血管异常		2
肺动脉高压和/或间质性肺疾病	肺动脉高压	2
	肺间质肺疾病	2
雷诺现象		3
SSc 相关自身抗体(最高得 3 分)	抗着丝点抗体	3
	抗 Scl-70 抗体	3
	抗 RNA 聚合酶Ⅲ抗体	3

当评分总和≥9 分时,即可诊断为 SSc。

五、鉴别诊断

SSc 的鉴别诊断需针对皮肤、血管病变和靶器官受累进行相应鉴别。

1. **皮肤病变** 需要与其他引起皮肤或皮下组织纤维化的疾病进行鉴别,例如嗜酸性筋膜炎、硬肿病、某些浸润性病变以及毒物或化学物质所导致的硬皮病样综合征等。

2. **血管病变** 需和其他可引起雷诺现象、外周血管病变以及血管炎性疾病进行鉴别。

3. **与其他自身免疫性疾病鉴别** 例如系统性红斑狼疮、炎症性肌病等鉴别。

六、治疗

1. **一般治疗** 患者教育,长期定期复查;急性活动期应卧床休息;早期识别并诊断弥漫型 SSc 至关重要,建议患者至 SSc 诊治专科就诊;注意肢体保暖。

2. **基础治疗** 口服糖皮质激素,尽可能以低剂量控制病情,同时密切监测肾功能预防肾危象;应用环磷酰胺、硫唑嘌呤或吗替麦考酚酯等免疫抑制剂治疗,以改善患者的脏器功能;效果欠佳可以试用利妥昔单抗等生物制剂加强抗免疫治疗。

3. **雷诺现象和指端溃疡** 保暖和戒烟;一线治疗药物为钙通道阻滞剂和血管紧张素Ⅱ受体阻断剂;二线药物有内皮素受体拮抗剂、5-磷酸二酯酶抑制剂及前列腺素类似物。

4. **皮肤硬化** 对于早期弥漫型 SSc 患者,首先推荐甲氨蝶呤,必要时可应用小剂量激素,对于快速进展的弥漫型 SSc 患者也可考虑应用环磷酰胺。

5. **间质性肺疾病** 首选口服或静脉环磷酰胺治疗 SSc 合并间质性肺疾病。此外,也可以考虑应用吗替麦考酚酯、硫唑嘌呤。肺纤维化本身可以试用吡非尼酮或者尼达尼布。

6. **肺动脉高压** SSc 合并肺动脉高压的治疗药物主要包括 5-磷酸二酯酶抑制剂、内皮素受体拮抗剂、前列腺素类似物。对于病情严重者,可考虑联合药物治疗。

7. **肾危象** 血管紧张素转换酶抑制剂是治疗 SSc 肾危象的首选,当临床疑诊肾危象时,应尽快将患者血压降至正常,同时避免低血压。效果欠佳需考虑血液透析治疗。

8. **胃肠道病变** 质子泵抑制剂和 H_2 受体拮抗剂可以治疗食管溃疡;促胃肠动力药可以改善吞咽困难和胃食管反流;进食困难患者需积极肠外营养支持。

七、预后

SSc 预后不良因素包括:老年发病、弥漫性皮肤病变、肺动脉高压、间质性肺疾病、肾脏受累、心脏受累、贫血。主要死亡原因为间质性肺疾病、肾功能衰竭及肺动脉高压。

八、最新进展

EHP-101 是一种衍生自大麻二酚的新化学受体,这种受体可以治疗外周纤维化,欧洲药品管理局授予 EHP-101 孤儿药地位,用于治疗系统性硬化症。

（彭晨星）

第十九章 湿疹-血小板减少-免疫缺陷综合征

湿疹-血小板减少-免疫缺陷综合征,也称为 Wiskott-Aldrich 综合征(Wiskott-Aldrich syndrome,WAS),是一种罕见的 X 连锁隐性遗传性免疫缺陷疾病,以湿疹、血小板减少伴血小板体积减小、免疫缺陷为主要表现,同时易合并淋巴瘤和自身免疫性疾病。

一、病因和流行病学

WAS 致病基因定位于 X 染色体,该基因编码的 WAS 蛋白活化,引起下游肌动蛋白多聚化和细胞骨架重塑。WAS 蛋白表达异常可导致免疫细胞迁移、骨架重塑、免疫突触形成异常而影响免疫系统。湿疹的病因可能与 Th1/Th2 失衡和 IgE 升高有关。血小板减少机制可能与血小板表面磷脂酰丝氨酸表达增加,导致血小板易被脾脏巨噬细胞清除,以及血小板生成障碍等因素有关。

目前 WAS 的估计发病率约 1/100 000 活产儿,该病几乎只影响男性,我国尚无流行病学资料,仅见于男性患者,常伴有母系家族史。

二、临床特征

根据 *WAS* 基因突变类型,临床可分为典型 WAS、X 连锁血小板减少症(X-linked thrombocytopenia,XLT)、间歇性 X 连锁血小板减少症(intermittent X-linked thrombocytopenia,IXLT)和 X 连锁粒细胞减少症(X-linked neutropenia,XLN)几种不同临床类型。

1. **湿疹** WAS 患者可出现反复或严重湿疹,范围和严重程度差异很大,部分患者湿疹非常轻微,甚至无湿疹表现。

2. **出血倾向** 超过 80% 的 WAS 和 XLT 患儿可见血丝便,其次表现为瘀点、瘀斑、咯血和血尿等出血倾向,部分严重者可出现颅内出血或消化道大出血等而危及生命。

3. **感染倾向** WAS 患者存在联合免疫缺陷,易患各种感染,患者免疫缺陷随年龄增长而加重,WAS 患者年幼时多以上呼吸道感染为主,而年长后多合并肺炎等严重感染。

4. **自身免疫性疾病** 最常见为自身免疫性溶血性贫血,其他包括中性粒细胞减少症、免疫性血小板减少性紫癜、肾脏疾病、炎症性肠病、血管炎和关节炎等。

5. **恶性肿瘤** WAS 患者发生淋巴系统恶性肿瘤的风险明显升高,尤其是淋巴瘤,骨髓增生异常综合征、淋巴细胞白血病、精原细胞瘤等均有报道。

三、实验室与辅助检查

1. **血常规** 主要出现血小板数量减少,平均体积减小。建议人工观察判断血小板体积以减少自动血细胞分析仪误差。

2. **体液免疫** WAS 患者血清免疫球蛋白 IgM 水平降低,IgG 水平可正常或升高,而 IgA 和 IgE 水平升高。

3. **细胞免疫** 随着患者年龄增加,出现淋巴细胞和 T 细胞数量进行性减少,T 细胞增殖和分化功能均降低。

4. WAS 蛋白分析　典型 WAS 患者 WAS 蛋白完全缺失,XLT 患者 WAS 蛋白可有表达,但表达水平较正常同龄儿低,携带者 WAS 蛋白则表达正常。

5. 基因检测　WAS 基因突变为确诊依据。部分患者外显子区域或调控区域基因突变,其基因筛查可正常。

6. 遗传咨询与产前诊断　WAS 是一种 X 连锁隐性遗传疾病,女性携带者将致病突变基因传递给其男性后代的概率为 50%。当先证者致病突变已知时,可对男性胎儿行产前诊断。可行羊毛膜和羊水细胞 DNA 测序、脐带血 WAS 蛋白检测等。

四、诊断

根据湿疹、血小板减少和血小板体积减小、反复感染三联征可初步诊断典型 WAS。WAS 蛋白缺乏或表达水平降低、*WAS* 基因检测可明确诊断。

本病尚无国内诊断标准,一般沿用泛美免疫缺陷组和欧洲免疫缺陷学会 1999 年的国际诊断标准。

1. 确定　男性,先天性血小板较少($<70\times10^9$/L),血小板体积小,具备以下至少 1 项:

(1)*WAS* 基因突变。

(2)Northern 杂交证实淋巴细胞 WAS mRNA 缺失。

(3)淋巴细胞不表达 WAS 蛋白。

(4)母系表亲具有血小板较少及血小板体积小。

2. 可能　男性,先天性血小板较少($<70\times10^9$/L),血小板体积小,具备以下至少 1 项:

(1)湿疹。

(2)对多糖抗原的抗体应答不正常。

(3)反复细菌或病毒感染。

(4)淋巴瘤、白血病或脑肿瘤。

3. 疑似　男性,先天性血小板较少($<70\times10^9$/L),血小板体积小,或男性患者因血小板减少症行脾切除术,具备以下至少 1 项:

(1)湿疹。

(2)对多糖抗原的抗体应答不正常。

(3)反复细菌或病毒感染。

(4)自身免疫性疾病。

(5)淋巴瘤、白血病或脑肿瘤。

五、鉴别诊断

WAS 主要的临床表现为血小板减少,主要与临床可导致血小板减少的常见疾病鉴别,主要包括免疫性血小板减少性紫癜、再生障碍性贫血和急性病毒感染等。

六、治疗

WAS 患者需进行积极综合治疗。根据临床评分、严重程度,病程,*WAS* 基因突变和 WAS 蛋白的表达情况而定。

1. **一般治疗**　加强营养,适量补充必需的维生素、微量元素及其他营养要素。

2. **预防感染**　WAS 患儿易发生各种感染,需合理使用抗生素预防感染。行脾切除的患儿应终身使用抗生素预防感染。如需疫苗接种宜接种灭活疫苗,忌接种活疫苗。

3. **免疫替代治疗**　典型 WAS 患儿应给予足量静脉用人免疫球蛋白输注,即每次 $0.3 \sim 0.6g/kg$,每 $3 \sim 4$ 周输注 1 次,该治疗可大幅度延长 WAS 患者生存期。

4. **湿疹治疗**　轻症湿疹不需治疗,严重者需局部使用糖皮质激素或短期口服激素治疗,也可以外用他克莫司软膏治疗湿疹。

5. **提升血小板**　WAS 患者应严格掌握输注血小板指征,尽量避免频繁输注血小板,仅在发生颅内出血、消化道大出血等严重出血情况下才可输注。对于严重难治性血小板减少,可用血小板生成素受体激动剂增加血小板数量。

6. **造血干细胞移植**　是目前本病唯一的根治方法,婴儿期或儿童期行造血干细胞移植成功率高达 $85\% \sim 90\%$。可采用骨髓或脐带血干细胞,HLA 同型同胞供体移植效果最佳。

7. **基因治疗**　目前处于临床试验阶段,但基因治疗的安全性还有待进一步提高。

七、预后

自身免疫的早期发作、严重难治性血小板减少和恶性肿瘤的发生是 WAS 的预后不良因素。典型 WAS 患儿若不经造血干细胞移植,终将死于感染、出血和恶性肿瘤等并发症,平均生存期仅 15 岁。

八、最新进展

近来以自灭活型病毒载体为代表的二代基因治疗正在进行临床试验,有望大幅度提高基因治疗的安全性,是最具潜力的新型根治手段。

（彭晨星）

第五篇　心血管和呼吸系统疾病

第二十章　心脏离子通道病

　　心脏离子通道病(cardiac ion channelopathies)是由于编码心肌细胞各离子通道的基因突变导致离子通道功能异常,进而引起室性心律失常的一组疾病。主要包括长 QT 综合征(long QT syndrome, LQTS)、儿茶酚胺敏感性多形性室性心动过速 (catecholaminergic polymorphic ventricular tachycardia, CPVT)、Brugada 综合征(Brugada syndrome, BrS)、短 QT 综合征(short QT syndrome, SQTS)等,一般心脏结构正常,是导致儿童和青少年心源性猝死的主要原因。

一、病因与流行病学

　　1. LQTS　LQTS 包括遗传性和获得性两种。遗传性 LQTS 是由于心肌细胞膜上编码钾、钠、钙等离子通道的基因异常,发病率为 1/2 000。绝大多数为常染色体显性遗传,隐性遗传极为罕见,大多伴有先天性耳聋。目前已确定 20 种基因亚型,其中 *KCNQ1*、*KCNH2* 及 *SCN5A* 最为常见,占所有基因确诊者的 75%~90%,分别引起 LQT1、LQT2、LQT3。获得性 LQTS 可因电解质异常如低钾、低钙及药物引起,虽然由某些外界因素导致,但大多数患者具有一定的遗传背景。

　　2. CPVT　CPVT 发生恶性心律失常的基础可能是心肌肌质网 Ca^{2+} 通道异常,使 Ca^{2+} 通道对肾上腺素敏感性增加或肌质网对 Ca^{2+} 的储存能力下降,导致 Ca^{2+} 异常过多释放,诱发动作电位延迟后除极,促使室性心动过速的发生。目前共发现 7 个与 CPVT 有关的致病基因,检出率最高的是钙释放通道兰尼碱受体(*RYR2*)基因突变,可导致 CPVT1,为常染色体显性遗传,约占 CPVT 的 55%;集钙蛋白(*CASQ2*)基因突变导致 CPVT2,为常染色体隐性遗传,较少见。CPVT 发病率为 1/10 000,未经治疗者死亡率达 30%~50%。

　　3. BrS　BrS 为常染色体显性遗传,是由于编码心脏 Na^+ 通道的基因突变所致,目前已证实 23 种相关基因,其中最主要的是 *SCN5A* 突变,占 BrS 的 15%~30%。由于动作电位 0 期钠电流的减弱,使得一过性外向钾电流(I_{to})电流明显增大,引起动作电位时程缩短;心室肌细胞内、中、外膜离子通道表达及电生理特性存在差异,动作电位时程明显缩短时,心外膜与心内膜之间跨膜电位差增大,可出现折返性室性心动过速。BrS 发病率为(5~10)/10 000,东南亚国家发病率较高,主要累及男性青壮年。

　　4. SQTS　遗传性 SQTS 发病罕见,至今报道 200 余例,为常染色体显性遗传,目前发现编码 K^+ 通道和 Ca^{2+} 通道的 7 个突变基因与 SQTS 相关。短 QT 间期反映了心肌细胞跨膜离子流的紊乱,表现为心肌细胞动作电位和有效不应期缩短,在内外各种理化因素的作用下,心肌兴奋性增加,离散度增大,复极不均匀,出现折返激动和室性心律失常。

二、临床特征

1. LQTS　LQTS 发病时以心率校正的 QT(QTc)延长(QTc 最常用公式为 Bazett 公式: $QTc = QT/\sqrt{RR}$)尖端扭转型(torsades de pointes,TdP)室性心动过速为特征,以患者反复黑矇、晕厥甚至猝死为临床表现,可伴癫痫样发作。不同类型的 LQTS,发生心律失常的诱因有所差异,LQT1 的特异性激发因素是交感神经兴奋,比如游泳、运动或情绪激动,LQT2 是在睡眠中,突然声音刺激、惊吓,LQT3 则多在安静或睡眠中发生室性心动过速甚至猝死,无交感神经兴奋。

2. CPVT　CPVT 首次发病通常在 10~20 岁,常发生与运动或情绪激动相关的心悸、晕厥或猝死,第一次晕厥出现的年龄与疾病的严重程度有明确的关系,年龄越小,预后越差。临床中静息心电图正常,部分患者有窦性心动过缓、室上性心律失常。运动负荷试验可诱发双向性或多形性室性心动过速,并具有高度重复性,是诊断 CPVT 的金标准,还可以评估药物疗效,运动试验时,发生室性心律失常的心率阈值一般在 110~130 次/min,先出现单形性室性期前收缩,随着运动负荷的增加,出现双向性、多形性室性期前收缩,然后出现室速、室颤。

3. BrS　BrS 常见症状为晕厥、夜间濒死样呼吸、胸痛,其诱因多以发热、休息及迷走神经兴奋等。BrS 典型心电图是在右胸导联(V₁~V₂)ST 段呈特征性抬高,分三型(图 20-1): Ⅰ型,穹窿型,J 点抬高 ≥2mm,ST 段呈凹型或直线型下斜;Ⅱ型,高马鞍型,J 点抬高 ≥2mm; Ⅲ型,低马鞍型,J 点抬高 1~2mm。

4. SQTS　SQTS 在儿童期即可发病,轻者无症状或仅有心悸、头晕,室性心动过速或心室颤动持续发作时可导致晕厥、心脏骤停或猝死,心电图上 QT 间期明显缩短、胸前导联 T 波对称性高尖,可合并心房颤动。

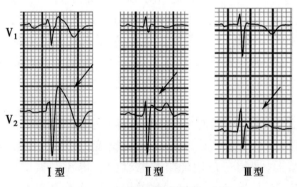

图 20-1　Brs Ⅰ~Ⅲ型典型心电图

三、诊断

1. LQTS　诊断标准包括 QTc 延长、晕厥发作和长 QT 综合征家族史等,具备以下一项或多项可确诊。①Schwartz 评分 ≥3.5(表 20-1),无 QT 延长的继发原因。②存在至少一个

LQTS 基因的明确致病性突变。③12 导联心电图上 QTc≥500ms,无 QT 延长的继发原因。
④对于不明原因晕厥患者,多次 12 导联心电图 QTc 介于 480~499ms 之间,排除其他原因导致的 QT 间期延长,无 LQTS 基因致病性突变。

表 20-1 遗传性 LQTS 的 Schwartz 评分标准

诊断依据	评分
心电图表现	
QTc>480ms	3.0
460~470ms	2.0
>450ms(男)	1.0
TdP*	2.0
T 波交替	1.0
T 波切迹(3 个导联以上)	1.0
静息心率低于正常 2 个百分位数	0.5
临床表现	
晕厥:紧张引起	2.0
非紧张引起	1.0
先天性耳聋	0.5
家族史	
家庭成员中有确定的 LQTS	1.0
直系亲属中有<30 岁的心源性猝死	0.5

*除外继发性 TdP。

2. CPVT 符合以下任意一条可诊断为 CPVT:①年龄<40 岁,心脏结构和静息心电图正常,运动或儿茶酚胺诱发双向性室速或多形性室性期前收缩/室速。②先证者或家系成员有明确的致病基因的突变。③先证者的家系成员运动后诱发室性期前收缩或双向/多形性室速,无心脏器质性疾病。④年龄>40 岁,心脏结构和冠状动脉无异常,静息心电图正常,运动或儿茶酚胺诱发的双向性室速或多形性室性期前收缩/室速。

3. BrS BrS 的诊断标准:①在第二、三、四任一肋间 V_1~V_2 导联上,有≥1 个导联记录到典型的自发性 I 型 Brugada 波(ST 段穹窿型或弓背向上型抬高≥2mm)可诊断。②对钠通道阻滞剂或其他因素诱发的 I 型 Brugada 波,确诊 BrS 还需同时具备以下 5 项标准中至少一项表现:记录到的室颤或多形性室速;心律失常相关的晕厥;家族成员中<45 岁发生心源性猝死且尸检阴性;家族成员表现为穹窿型心电图改变;夜间濒死样呼吸。③II 型或 III 型 Brugada 波在钠通道阻滞剂激发后转换为 I 型心电图,同时具备以上 5 项标准中的 1 项才可诊断。

4. SQTS ①QTc≤340ms,可诊断为 SQTS。②QTc≤360ms,合并以下一项临床情况即可诊断为 SQTS:存在致病性基因突变;SQTS 家族史;有 40 岁以下家庭成员发生猝死;除外器质性心脏病、有室速/室颤发作。

四、鉴别诊断

1. **LQTS** ①晕厥发作时要与其他引起心源性晕厥的疾病相鉴别,比如心律失常(室性期前收缩 RonT 现象等导致的室性心动过速、阵发性室上性心动过速持续发作、三度房室传导阻滞)、冠状动脉起源异常或川崎病并发冠状动脉狭窄病变等。②有抽搐发作要与癫痫相鉴别。

2. **CPVT 与 Andersen-Tawil 综合征鉴别** 可表现为双向性室性心动过速,但有周期性瘫痪、发育畸形,心律失常与儿茶酚胺释放不相关。

3. **BrS 需要与可导致 Brugada 样心电图的疾病相鉴别** 如非典型右束支传导阻滞、致心律失常性右室心肌病、早复极、急性心包炎、急性心肌缺血和心肌梗死、肺栓塞、主动脉夹层动脉瘤、中枢和自主神经系统异常、高血钾、高血钙、低体温、漏斗胸以及纵隔肿瘤对右室流出道的机械压迫。

4. **SQTS 应排除导致 QT 间期缩短的继发性因素** 如高热、高钾血症、高钙血症、酸中毒、交感神经兴奋、洋地黄类药物中毒等。

五、治疗

(一) LQTS

1. **生活方式调整** 避免应用延长 QT 间期的药物,如索他洛尔、胺碘酮、多潘立酮、大环内酯类等,防治低血钾,避免剧烈运动,避免突发的惊吓、声音刺激(闹铃、电话铃声等)。

2. **药物治疗** β 受体阻滞剂是治疗 LQTS 的一线药物和基石,通过抑制交感神经兴奋起作用,对 LQT1 疗效最好,需从小剂量口服逐渐加至最大耐受量。

3. **左颈交感神经切除术(left cardiac sympathetic denervation,LCSD)** 适用于不接受或植入心脏复律除颤器(implantable cardiover-defibrillator,ICD)有禁忌证的患者,及 β 受体阻滞剂无效或不耐受患者。

4. **ICD** 对于心脏骤停幸存的患者建议植入 ICD。

(二) CPVT

1. **生活方式调整** 限制剧烈活动,避免紧张情绪。

2. **药物治疗** 首选药物是无内在拟交感活性的 β 受体阻滞剂,如纳多洛尔、普萘洛尔、美托洛尔,如仍有晕厥可加用氟卡尼。

3. **LCSD** 适用于对 β 受体阻滞剂不能耐受或无效的患者,但长期疗效还不确定。

4. **ICD** 经充分药物治疗无效、对 LCSD 不适合或无效者可植入 ICD。

(三) BrS

1. **生活方式调整** 避免使用可能诱发右胸导联 ST 段抬高的药物,避免过量饮酒和饱餐,及时退热。

2. **植入 ICD 的指征** ①心脏骤停的生还者和/或记录到自发性持续性室速的患者,伴或不伴晕厥。②有自发性 I 型心电图改变,而且明确有室性心律失常导致的晕厥史。③诊断为 BrS,程序电刺激可诱发室颤。④仅有猝死家族史和药物激发的 I 型心电图改变的无症状 BrS,不应植入 ICD。

3. **奎尼丁的应用指征** ①确诊为 BrS 并有心律失常风暴史(24h 内室速或室颤发作 2

次以上)应使用。②诊断为 BrS 的患者,并且合并下列情况之一者应使用:满足植入 ICD 指征,但有 ICD 禁忌证或拒绝植入 ICD;需治疗的有明确室上性心律失常史。③诊断为 BrS,无症状但有自发性Ⅰ型心电图表现,可考虑使用。

4. 异丙肾上腺素 用于抑制 BrS 患者的心律失常风暴。

5. 导管射频消融 用于诊断为 BrS,有心律失常风暴史或反复 ICD 不恰当电击的患者。

(四) SQTS

治疗目的是延长 QT 间期,降低恶性心律失常和猝死的风险。SQTS 患者,其为心脏骤停幸存者,和/或发生明确的自发性持续性室速,推荐 ICD 植入;SQTS 患者,其适合 ICD 治疗但出现禁忌证或拒绝,可考虑奎尼丁或索他洛尔治疗;无症状的 SQTS,具有 SCD 的家族史,可考虑奎尼丁或索他洛尔治疗。

六、预后

早期诊断、早期药物治疗、及时安装 ICD 等可大大降低患者猝死的风险。

七、最新进展

LQT3 型是因为钠通道基因功能获得性突变导致的晚钠电流增大,钠通道阻滞剂如Ib 类抗心律失常药美西律可以抑制晚钠电流,缩短动作电位时程及 QTc 间期,同时本身具有拮抗室性心律失常的作用,对 LQT3 患者属基因及离子通道特异性的治疗,新型选择性晚钠电流抑制剂药物 eleclazine 正在临床试验中,是 LQT3 药物治疗的新希望。

(冯　林)

第二十一章　威廉姆斯综合征

威廉姆斯综合征(Williams syndrome,WS)是由于7号染色体部分区域缺失所致的多系统异常综合征。临床以特殊面容、主动脉瓣上狭窄、高钙血症、智力发育落后等为特点。

一、病因和流行病学

WS 的发病率1/7 500~1/20 000,是一种罕见的染色体微缺失遗传病,染色体7q11.23区域包含28个基因,在该区域中的弹性蛋白基因(*ELN*基因)所编码的弹性蛋白是各器官结缔组织中弹性纤维的重要成分,也是血管壁结构的主要成分,该基因缺失会导致结缔组织异常、弹性蛋白动脉病变等。目前尚未发现染色体7q11.23区域某一单基因是WS的致病基因,而是该区域包括*ELN*基因在内的相邻基因杂合性微缺失所致,90%~95%的患者缺失片段长1.55Mb,5%~10%的患者缺失约为1.84Mb,不同的基因缺失可能导致不同的临床病变。

二、临床表现

WS 可有多系统受累的表现,最早出现的症状是患儿出生后有喂养困难,原因包括胃食管返流、进食和吞咽障碍等。

1. **特殊面容**　也称小精灵面容:宽额头、鼻梁扁平、鼻尖上翘、人中长、嘴唇厚、牙齿咬合不正以及小下颌。

2. **心血管系统病变**　主动脉瓣上狭窄最常见,占到WS患者的70%,可导致左心室心肌肥厚和心力衰竭,婴儿期常见肺动脉分支狭窄,但随着年龄增长可有改善,成人可出现二尖瓣脱垂和主动脉瓣关闭不全,其他异常包括主动脉弓发育不良、肾动脉狭窄、腹主动脉狭窄、颅内血管异常等,40%~50%患者并发高血压,可能和肾动脉狭窄有关,部分患者 QT 间期延长,有冠状动脉狭窄、周围肺动脉或主动脉狭窄的患者猝死风险较高。

3. **智力发育和认知、性格行为异常**　多数有轻度智力障碍,一半患者表现为严重的学习困难,短期记忆和语言表达能力相对较好,在视觉空间结构性认知方面有明显缺陷,写作、绘画、计算能力差。有独特的性格特点,如过度友好、对陌生人过于亲近、注意力不集中、焦虑、情绪调节异常。

4. **内分泌异常**　高钙血症、糖尿病和甲状腺功能低下,高钙血症易在婴幼儿期出现,表现为易激惹、呕吐和便秘。

5. **神经肌肉发育异常**　婴幼儿肌张力偏低,关节松弛伸展度增大,导致代偿性姿势异常及运动发育落后,精细运动功能受损,年龄较大的儿童和成人肌张力增高,步态僵硬而笨拙,成人会有共济失调和震颤,所有年龄段患者都有使用工具和书写困难。

6. **五官异常**　泪道阻塞、远视和斜视常见;90%的患者对声音的敏感性增加,对某种声音恐惧,多数有轻度至中度听力损失;由于弹力蛋白缺乏引起的声带异常,大多数患者声音嘶哑或声音低沉;可有牙釉质发育不良和错位咬合。

7. 其他　慢性腹痛是常见症状,可能的病因包括胃食管反流、憩室炎、慢性便秘等,WS 患者通常身高偏低、肥胖常见,儿童常见尿频和遗尿症,易并发腹股沟疝、脐疝等,多数患者有睡眠障碍。

三、实验室与辅助检查

血清钙升高,尿钙/肌酐比升高,甲状腺功能减低,心脏超声、血管超声或 CTA 检查可发现心脏大血管异常,对患者的染色体或 DNA 进行遗传学检测,显示染色体 7q11.23 区域 1.5~1.8Mb 杂合微缺失。

四、诊断

根据典型面容、心脏改变(瓣上型主动脉狭窄、周围型肺动脉狭窄)提示 WS 的可能,结合其他典型临床表现、影像学、辅助检查可临床诊断,如检测出染色体 7q11.23 区域1.5~1.8Mb 杂合微缺失,可明确诊断。

五、鉴别诊断

WS 应与其他以发育迟缓、身材矮小、注意力缺陷多动障碍、特殊面容和/或先天性心脏畸形为特征的综合征进行鉴别诊断。

1. Noonan 综合征　是一种常染色体显性遗传性疾病,有特殊面容:眼距增宽、眼角下斜、高腭弓、颈蹼,及先天性心脏病、矮小、精神发育迟滞,并发的心血管畸形以肺动脉狭窄、肥厚型心肌病最常见,基因检测可有 *PTPN11*、*SOS1* 等突变。

2. DiGeorge 综合征　是染色体缺失综合征,大部分患者具有 22q11.2 的杂合缺失,异常的腭弓发育导致甲状旁腺、胸腺和心脏圆锥动脉干的发育缺陷,表现为面部喉部畸形、生长发育迟缓、学习能力低下、精神障碍、低钙血症等。

3. 先天性甲状腺功能低下　可见特殊面容、身材矮小、智力低下等,大多不合并心血管畸形,无染色体缺陷,进行血 T_3、T_4、TSH 测定及 TRH 刺激试验可确诊。

六、治疗

目前对 WS 缺乏根治性治疗方法,主要是对症治疗,确诊后需要进行全面评估,根据患者的特点,制定语言、行为、运动能力的训练和随访方案。

1. 心血管合并症的治疗　对心血管异常的监测和治疗是预防 WS 严重并发症的关键,因 WS 患者血管中层弹力纤维减少或缺如,术后易出现血管壁损伤、撕裂、形成血管瘤,所以对于轻度的主动脉瓣上狭窄或肺动脉分支狭窄可以随访观察,中重度病变首选外科手术或介入予球囊扩张、支架置入术。

2. 新生儿和婴儿高钙血症的治疗　低钙饮食:钙摄入量应小于或等于该患儿年龄段推荐摄入量的一半,食用软水,避免食用含钙的食品添加剂,补充足够的水分,避免食用含有维生素 D 制剂和阳光照射,可口服糖皮质激素进行治疗,连续三个月每月复查,高钙血症治愈后,还需一到两年的时间继续观察。

3. 精神、行为发育异常的治疗　患儿容易轻信他人,需家长监管和训练,避免走失和发生意外,通过早期干预、特殊教育来解决精神发育障碍问题,鼓励学习掌握日常的生活技能。

4. **遗传咨询**　WS 患者的染色体微缺失通常为新发缺失,父母多正常,但生殖细胞存在嵌合突变的可能性,如父母再次生育,还有一定风险,可在妊娠中期做羊水基因检测,确定胎儿是否患病。WS 成年患者将缺失突变遗传给子代的概率为 50%,建议要取羊水对胎儿进行产前诊断。

七、预后

如果对 WS 患者经过良好的训练引导,可使其获得相对正常的生活能力和较好的生活质量。

八、最新进展

WS 患者表型差异性的原因,需今后更广泛的基因筛查与研究。

(冯　林)

第二十二章　肺泡蛋白沉积症

肺泡蛋白沉积症(pulmonary alveolar proteinosis,PAP)是由不同原因导致的罕见的临床综合征,其病理生理特征为肺泡表面活性物质在肺泡以及终末细支气管内的过量沉积,导致限制性通气功能障碍和弥散障碍,患者出现呼吸困难、低氧血症,严重者出现呼吸衰竭。其病因是由于肺泡表面活性物质产生异常和清除异常。PAP 主要表现为进行性的气短呼吸困难,典型的影像学表现为"铺路石征"和"地图征",肺泡灌洗液表现为白色浑浊,静置后有白色沉淀物。病理可见肺泡结构完整,大量过碘酸-希夫染色(periodic acid-Schiff stain,PAS)阳性物质沉积于肺泡。全肺灌洗术是 PAP 首选一线治疗。

一、病因与流行病学

PAP 发病与肺泡表面活性物质的稳态破坏相关,即肺泡表面活性物质产生异常和清除异常,导致肺泡表面活性物质在肺泡内异常蓄积,导致 PAP。根据作用机制的不同,PAP 的病因可分为三类。

(一) 粒-巨噬细胞集落刺激因子信号传导紊乱(原发性 PAP)

肺泡表面活性物质可在肺泡表面产生液气界面,降低肺泡表面张力、防止肺泡萎陷,维持肺脏功能。其由肺泡Ⅱ型上皮细胞合成和分泌,由肺泡巨噬细胞分解代谢。研究表明粒-巨噬细胞集落刺激因子(granulocyte-macrophage colony-stimulating factor,GM-CSF)是促进肺泡巨噬细胞成熟、维持肺泡巨噬细胞吞噬功能的关键因素,可通过巨噬细胞调控肺泡表面活性物质的清除,在维持肺泡表面活性物质稳态中发挥重要作用。GM-CSF 通路紊乱具体包括以下 2 种方式。

1. **自身免疫性 PAP**　自身免疫性 PAP 患者血清及肺泡灌洗液中存在高水平的抗GM-CSF抗体,通过中和 GM-CSF,GM-CSF 信号传导通路水平及作用减弱,导致肺泡巨噬细胞数量减少、功能受损,肺泡表面活性物质清除障碍,引起肺泡表面活性物质在肺泡内蓄积,导致自身免疫性 PAP。

2. **遗传性 PAP**　GM-CSF 通过异二聚体 GM-CSF 受体与细胞结合,这种受体由配基结合 α 链(由 *CSF2RA* 基因编码)和信号转导 β 链(由 *CSF2RB* 基因编码)组成。当 GM-CSF 受体 α 链、β 链发生基因突变,这种突变多为隐性突变,导致 GM-CSF 信号传导通路传导障碍,肺泡表面活性物质清除障碍,肺泡内表面活性物质聚集,导致遗传性 PAP。

(二) 表面活性物质生成障碍(先天性 PAP)

编码表面活性蛋白的基因发生突变,或者编码参与表面活性物脂质代谢的蛋白的基因发生突变,如 *SFTPB*、*SFTPC*、*ABCA3*、*TTF1*(*NKX2. 1*)突变等,导致肺表面活性物质生成明显增加,可达到正常 10 倍,同时由于容量或压力诱导的肺损伤导致机体清除异常表面活性物质的功能受损,导致肺泡巨噬细胞清除系统瘫痪,表面活性物质蓄积,导致先天性 PAP。

（三）继发性 PAP

继发性 PAP 发生于成年人，与多种疾病相关，如血液病（骨髓异常增生综合征、白血病、巨球蛋白血症、多发性骨髓瘤等）、非血液系统恶性肿瘤（肺癌、黑色素瘤等）、感染（结核、奴卡菌感染、卡氏肺孢菌感染等）、免疫缺陷综合征（AIDS、血丙球蛋白缺乏、淀粉样变等）、毒物暴露等。此外，无机尘、有机尘、烟雾等环境因素的暴露也被认为与继发性 PAP 有关。这些原发病损伤肺泡巨噬细胞数量及功能，影响肺表面活性物质的分解代谢，使其在肺泡内蓄积，导致继发性 PAP。其中血液病，特别是骨髓异常增生综合征是主要继发因素，占继发性 PAP 的 75% 以上。

PAP 是一种罕见的呼吸系统疾病，文献报道，其发病率为（0.36~6.2）/1 000 000。其中，自身免疫性 PAP 是最主要的临床类型，占所有 PAP 的 90%，继发性 PAP 占 8%~9%。患者就诊的典型年龄 40~50 岁，男性与女性的患病比例为 2∶1，50%~80% 的自身免疫性 PAP 患者既往或现在有吸烟史。

二、临床特征

PAP 患者起病隐匿，表现为进行性气短呼吸困难（52%~94%），咳嗽（23%~66%），干咳为主，少数患者表现为乏力，体重减轻，低热等。约 1/3 患者无症状。PAP 患者易合并感染，可出现发热、脓痰等。部分患者体格检查没有阳性体征，50% 患者肺部可闻及湿啰音，约 1/4 患者出现杵状指，重症患者出现发绀。

三、实验室与辅助检查

1. **实验室检查** 部分患者可出现血清乳酸脱氢酶、黏蛋白 KL-6、癌胚抗原等升高，为非特异性升高，对 PAP 无诊断意义。

2. **肺功能检查** PAP 患者早期肺功能正常，后期出现一氧化碳弥散量降低，可能单独出现，也可伴有限制性通气障碍。

3. **影像学检查** 典型的 PAP 的 CT 表现为"铺路石征"及"地图征"，即两肺弥漫性磨玻璃影，伴有小叶间隔增厚，多呈多边形。

4. **支气管镜检查** PAP 患者支气管镜检查无特异性，但其肺泡灌洗液呈特征性表现，外观呈白色浑浊，部分呈牛奶样，静置后有明显沉淀物。

5. **病理** 病理诊断是 PAP 诊断的金标准，病理标本来源于肺泡灌洗液及肺组织（通过经支气管镜肺活检或外科肺活检获得）。肺组织病理显示肺泡结构完整，肺泡内细颗粒状或嗜伊红的脂蛋白样物质填充，PAS 染色阳性，可见散在巨噬细胞和针状裂隙。肺泡灌洗液沉渣包埋免疫组化染色光镜下嗜伊红性细颗粒状脂蛋白物质，PAS 染色阳性，黏液卡红染色阴性，透射电镜可见洋葱皮样类圆形板层小体。

6. **不同类型 PAP 的特异性检查**

（1）血清抗 GM-CSF 抗体：自身免疫性 PAP 患者血清抗 GM-CSF 抗体呈阳性，其对自身免疫性 PAP 患者的敏感性和特异性均为 100%。

（2）基因测序：PAP 患者经基因测序证实存在 *CSF2RA* 和 *CSF2RB* 隐性遗传变异的，提示为遗传性 PAP。儿童 PAP 患者检测表面活性物质相关基因 *SFTPB*、*SFTPC*、*ABCA3*、*TTF1*（*NKX2.1*），如以上基因发生突变，提示为先天性 PAP。

四、诊断

（一）诊断标准

目前国际上无 PAP 统一的诊断标准,可参考以下标准诊断。

1. **症状**　进行性气短呼吸困难、干咳,轻症患者可无症状。

2. **体征**　肺部湿啰音、杵状指、发绀,部分患者可无体征。

3. **影像学检查**　可见两肺弥漫性磨玻璃影,呈铺路石征、地图征。

4. **肺泡灌洗液**　外观呈白色浑浊,静置后可见沉淀;肺泡灌洗液沉渣病理嗜伊红性细颗粒状脂蛋白物质,PAS 染色阳性,透射电镜可见洋葱皮样类圆形板层小体。

5. **肺组织病理**　肺泡结构完整,肺泡内细颗粒状或嗜伊红的脂蛋白样物质填充,PAS 染色阳性。

6. **血清抗 GM-CSF 抗体**　阳性。

7. **基因测序**　检测 *CSF2RA*、*CSF2RB*、*SFTPB*、*SFTPC*、*ABCA3*、*TTF1*（*NKX2. 1*）基因突变。

8. **PAP 继发因素**　有无粉尘暴露史、血液系统异常等。

确诊 PAP 需要满足:1~3+(4 或/和5),在确诊 PAP 后根据6~8进一步将 PAP 分为:自身免疫性 PAP、遗传性 PAP、先天性 PAP、继发性 PAP。

（二）严重程度分级

1. **轻度 PAP**　无症状或有轻度临床症状,且无生理学受损或受损轻微(如肺一氧化碳弥散量正常至轻度下降、静息时脉搏血氧饱和度正常且活动时无下降或轻度下降)。

2. **中重度 PAP**　中至重度的临床症状(如极轻微活动或静息时出现呼吸困难),并且有生理学异常(如静息时需要辅助供氧)。

五、鉴别诊断

1. **心源性肺水肿**　此类患者多有心脏病病史,起病急,部分患者咳粉红色泡沫痰,心率明显增快,两肺可闻及湿啰音。心脏彩超提示心脏增大、射血分数减低等,脑钠肽(BNP)升高,通过典型的症状与体征可以鉴别。

2. **肺孢子菌肺炎**　肺孢子菌肺炎一般多发生于人类免疫缺陷病毒(HIV)感染等免疫力低下者,患者多有发热,影像学可以表现为两肺弥漫性磨玻璃影,通过支气管镜肺泡灌洗液检测卡氏肺孢菌阳性可以鉴别。

3. **类脂性肺炎**　类脂性肺炎影像学上也可表现为磨玻璃影、铺路石征,二者不易鉴别,可进一步行支气管镜肺泡灌洗液检测,类脂性肺炎肺泡灌洗液病理为大量充满脂质的巨噬细胞,可与 PAP 鉴别。

六、治疗

（一）支持治疗

1. **戒烟**

2. **接种疫苗**　每年接种流感疫苗及肺炎球菌疫苗。

3. **氧疗**

（二）自身免疫性 PAP 的治疗

1. **轻度 PAP**　先采取观察,定期评估症状、肺功能、血气分析、胸部影像学检查,鉴别有无恶化趋势。

2. **中、重度 PAP**　可予以阶梯式治疗方案,即首选行全肺灌洗术,病情进展或不能耐受全肺灌洗时,予以 GM-CSF 治疗,如治疗效果不佳或出现明显副作用,可试用利妥昔单抗治疗。

（1）全肺灌洗术(whole lung lavage,WLL):是治疗 PAP 首选的一线治疗方法,应用广泛且确切有效。WLL 治疗指征:①静息状态下动脉血氧分压≤65mmHg;②静息状态下肺泡动脉氧压差≥40mmHg;③肺内分流率≥10%～12%;④活动后有严重呼吸困难和低氧血症。WLL 一般在全麻下进行,灌洗液总量一般为 15～20L,分 10～20 次,直至灌洗液澄清。75%～95%的患者灌洗后几天内症状好转,维持时间平均为 15 个月,45%～70%患者在 WLL 后 3 年内出现复发,30%～50%仅需要一次 WLL。进行 WLL 治疗的 PAP 患者 5 年生存率显著高于未进行 WLL 的患者。

（2）GM-CSF 疗法

1）适应证:自身免疫性 PAP 患者,且不能 WLL 或 WLL 治疗失败的患者。GM-CSF 疗法为研究性治疗,用于 PAP 患者属于超适应证应用,研究提示 GM-CSF 疗法的疗效差于 WLL,故不作为 PAP 的一线治疗。

2）用法:包括皮下注射 GM-CSF 和雾化吸入 GM-CSF 两种。研究表明,与皮下注射 GM-CSF 相比,雾化吸入 GM-CSF 用药更方便且疗效相当甚至更佳。

（3）其他疗法:对于经 WLL 及 GM-CSF 治疗后,仍病情进展的难治性病例,目前尚无最佳治疗方案,可采用试验性治疗(利妥昔单抗、血浆置换等)、参加临床试验、肺移植等,需要根据具体情况选择。

（三）继发性 PAP 的治疗

积极治疗原发病为主。WLL 可用于中重度患者。

（四）抗感染治疗

PAP 患者由于存在巨噬细胞功能障碍,易合并感染,特别是机会致病菌的感染,如奴卡菌、肺孢子菌、分枝杆菌、真菌等,需要积极抗感染治疗。

七、预后

30%的 PAP 患者可自行缓解或病情稳定,70%～90%患者经过一次或多次 WLL 病情缓解或稳定。一项 231 例患者的研究显示 PAP 未经治疗的 5 年生存率为85%,经 WLL 治疗后的 5 年生存率为94%。继发性 PAP 患者的预后与原发病密切相关,其较自身免疫性 PAP 预后差。

（段　争）

第二十三章　淋巴管肌瘤病

淋巴管肌瘤病(lymphangioleiomyomatosis,LAM)是一种罕见的、多系统受累的低度恶性肿瘤性疾病,肺部受累为主,特征性的改变为双肺弥漫性囊性变,肺外表现包括肾血管平滑肌脂肪瘤、腹膜后淋巴管平滑肌瘤。LAM 几乎仅见于女性,育龄期妇女多见,主要临床表现为进行性呼吸困难、乏力,可并发气胸、乳糜胸等。LAM 可分为 2 型:散发型 LAM(sporadic LAM,S-LAM)和结节性硬化症(tuberous sclerosis complex,TSC)相关的 LAM(TSC-LAM)。

一、病因与流行病学

LAM 典型的病理表现为多发含气囊腔和非典型的平滑肌样细胞(LAM 细胞)的异常增殖。研究表明 LAM 细胞的过度增殖与以下因素有关。

1. **TSC 基因突变**　主要是 TSC2 基因突变,导致 LAM 细胞过度增殖,在 LAM 的发病中发挥关键作用。S-LAM 患者只有体细胞有 TSC 基因突变(即突变只限于病变部位),因此 S-LAM 不会遗传。

2. **雌激素**　一些证据支持雌激素在 LAM 的发生发展中发挥重要作用。

S-LAM 的真实发病率目前未知,根据现有的流行病学数据估计为(3~5)/1 000 000。LAM 几乎仅见于女性患者,成年女性为主,平均发病年龄 30~40 岁,青春期前女性罕见发病。

二、临床特征

(一) 肺部表现

1. **进行性气短呼吸困难**　是 LAM 最常见症状,逐渐加重,晚期出现呼吸衰竭。

2. **气胸**　约 1/3 的 LAM 以气胸为首发症状而就诊,约 2/3 的患者在疾病发展过程中出现气胸。

3. **胸腔积液**　10%~30%的 LAM 患者出现胸腔积液,以乳糜胸最常见。以单侧最多见,也可见于双侧胸腔积液。

4. **其他少见表现**　咳嗽、咳痰、胸痛、咯血等。

(二) 肺外表现

1. **肾血管平滑肌脂肪瘤(angiomyolipoma,AML)**　AML 为含有血管、肌肉组织和脂肪的良性肿块。约 30%的 S-LAM 患者会出现 AML,而 80%的 TSC-LAM 患者出现 AML。早期 AML 患者可无症状,当 AML 较大时可出现腹痛、肿块等症状。

2. **淋巴管平滑肌瘤**　可在腹膜后、盆腔、纵隔等出现淋巴管平滑肌瘤,表现为充满淋巴液的良性肿瘤。患者可无症状,或表现为恶心、腹痛、腹胀、下肢水肿等。

(三) TSC 表现

TSC-LAM 患者同时具有 TSC 的多系统受损的临床表现。

1. **皮肤改变** 色素减退斑、血管纤维瘤、鲨革样斑等。

2. **神经精神障碍** 癫痫、认知和学习障碍、孤独症等。

3. **脑部病变** 脑错构瘤、室管膜下巨细胞瘤。

4. **心血管表现** 横纹肌瘤等。

5. **眼部表现** 视网膜错构瘤、眼部血管纤维瘤等。

三、实验室与辅助检查

1. **实验室检查** 血管内皮生长因子-D（vascular endothelial growth factor-D，VEGF-D），有诊断价值，且是监测病情进展和治疗反应的生物标志物。研究发现，约 2/3 的 LAM 女性患者血清 VEGF-D 水平升高，并且在 ≥800pg/ml 时能可靠地区分 LAM 与其他肺囊性疾病。

2. **影像学检查** 胸部影像学检查对于 LAM 的诊断具有重要意义。

（1）胸部影像学：LAM 患者典型的影像学表现为胸部 HRCT 显示双肺弥漫性薄壁囊状改变。囊状改变呈双肺散在分布，各个肺叶受累程度无差异。囊状病变的大小和性状差异较大，直径 2~40mm，多为 2~5mm，为薄壁，一般囊壁厚度为 0.2~2mm。对于囊状病变的数量，一般认为典型囊状病变 ≥10 个，高度怀疑 LAM 的诊断，囊状病变较少（在 2~9 个之间），考虑 LAM 可能性较低。36% 的 LAM 患者有气胸的表现。

（2）腹部影像学：合并 AML 的 LAM 患者，肾脏 CT 可见肾脏肿瘤，伴有脂肪影。

3. **肺功能检测** 早期 LAM 患者肺功能正常，随着疾病的发展，出现阻塞性通气功能障碍、弥散功能减低，肺容积增加等改变。约 30% 的 LAM 患者支气管舒张试验阳性，提示存在可逆的气流阻塞。

4. **经支气管肺活检术** 因其取得的肺组织小，检出率低，一项小规模的研究显示经支气管镜肺活检术 LAM 的检出率为 60%，同时注意医源性气胸的风险。

5. **外科肺活检** 外科肺活检可通过外科胸腔镜手术或外科开胸手术进行。该手段检出率高，达 100%，是诊断 LAM 的金标准。

6. **病理** 病理诊断是诊断 LAM 的金标准，但不是临床诊断的必需检查。典型肺部病理表现为两肺多发含气囊腔和异常增生的平滑肌样细胞（LAM 细胞）。免疫组化染色显示抗平滑肌肌动蛋白抗体和黑色素瘤相关抗原 HMB45 阳性，雌激素和孕激素受体多为阳性。

四、诊断

1. **诊断流程** 病理是诊断 LAM 的金标准，但是并不是所有患者均需要进行肺活检（图 23-1）。

2. **诊断标准** 确诊 LAM，符合 LAM 的临床表现和 HRCT 典型的 LAM 特征，同时具有以下一项或者多项特征：

（1）结节性硬化症（TSC）。

（2）肾血管平滑肌脂肪瘤（AML）。

（3）血清 VEGF-D≥800pg/ml。

（4）乳糜性胸腔积液或乳糜性腹腔积液。

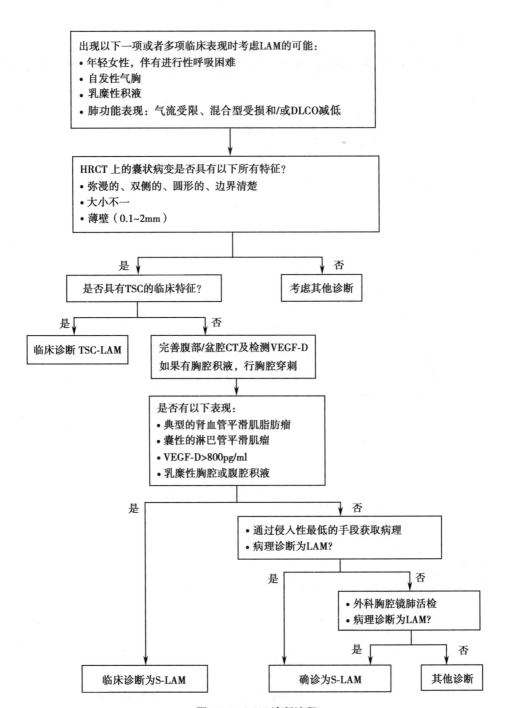

出现以下一项或者多项临床表现时考虑LAM的可能：
- 年轻女性，伴有进行性呼吸困难
- 自发性气胸
- 乳糜性积液
- 肺功能表现：气流受限、混合型受损和/或DLCO减低

HRCT 上的囊状病变是否具有以下所有特征？
- 弥漫的、双侧的、圆形的、边界清楚
- 大小不一
- 薄壁（0.1~2mm）

是   否

是否具有TSC的临床特征？   考虑其他诊断

是   否

临床诊断 TSC-LAM

完善腹部/盆腔CT及检测VEGF-D
如果有胸腔积液，行胸腔穿刺

是否有以下表现：
- 典型的肾血管平滑肌脂肪瘤
- 囊性的淋巴管平滑肌瘤
- VEGF-D>800pg/ml
- 乳糜性胸腔或腹腔积液

是   否

- 通过侵入性最低的手段获取病理
- 病理诊断为LAM?

是   否

- 外科胸腔镜肺活检
- 病理诊断为LAM?

是   否

临床诊断为S-LAM   确诊为S-LAM   其他诊断

图 23-1 LAM 诊断流程

（5）淋巴管肌瘤。

（6）在浆膜腔积液或者淋巴结中发现 LAM 细胞。

（7）肺或腹膜后/盆腔组织病理证实为 LAM。

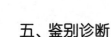

五、鉴别诊断

1. **肺气肿** 与 LAM 的囊肿不同,肺气肿的囊肿可含有间隔或小叶中心性血管,常边界不清,主要位于上叶。吸烟史及肺 CT 可诊断。

2. **肺朗格汉斯细胞组织细胞增生症** 肺朗格汉斯细胞组织细胞增生症与吸烟密切相关,并不好发于女性,病变分布以上叶为主,不累及肋膈角。囊性病变位于细支气管周围,形态不规则,且壁厚,部分患者可见结节样改变。

六、治疗

(一) 一般治疗

1. **避免吸烟**

2. **接种流感疫苗和肺炎球菌疫苗**

3. **氧疗** 氧分压≤55mmHg 或者血氧饱和度≤88% 的患者,建议长期氧疗。有肺动脉高压、心功能不全、红细胞增多症的患者氧疗的标准为氧分压≤60mmHg。

4. **运动和肺康复**

5. **心理社会支持**

(二) 吸入支气管扩张剂

支气管扩张剂吸入可改善患者症状。可尝试吸入 β 受体激动剂或者抗胆碱能药物,吸入性糖皮质激素治疗仅用于合并哮喘的患者。

(三) 其他需要注意的问题

1. 尽量避免应用外源性雌激素,如口服避孕药、激素替代治疗、辅助生殖的诱导排卵剂等。

2. 妊娠增加急性加重和并发症出现的风险,需要个体化评估与讨论。

3. 深海潜水与爬山会加重气胸风险,应该避免。航空旅行可使 LAM 患者气胸的风险增加 2%~4%。

(四) LAM 特异性治疗

西罗莫司是 mTOR 靶点抑制剂,现已经被美国、日本等多个国家用于治疗 LAM。我国西罗莫司的适应证为移植后抗排斥,用于 LAM 属于超药品说明书用药。

1. **西罗莫司用于 LAM 适应证**

(1)FEV_1 肺功能下降(FEV_1 占预计值%<70%)。

(2)肺功能下降速度过快(FEV_1 下降速度≥90ml/年)。

(3)出现有症状的乳糜胸或者乳糜性腹腔积液。

(4)出现肾 AML 或者腹膜后或盆腔淋巴管肌瘤(最大单一肿瘤直径大于 3cm)。

(5)TSC-LAM。

2. **西罗莫司剂量** 1~2mg,每日 1 次。目标血药浓度 5~10μg/L。

3. **疗程** 西罗莫司是一种抑制性治疗而非治愈性治疗;停药后通常会重新回到治疗前的肺功能下降速率,如果治疗有效且可以耐受的情况下,推荐长期应用。出现以下情况,建议停药:①明确或可疑药物过敏;②严重或重度不良反应;③重度感染;④新出现的间质性肺炎;⑤择期手术前 14d 或者急诊手术前停药至手术创伤完全愈合;⑥计划妊娠前 12 周或者诊断妊娠、妊娠中、产后哺乳期。

4. **西罗莫司不良反应** 常见的不良反应包括口腔溃疡、腹泻、高脂血症、消化不良、恶心及痤疮样皮疹、月经紊乱等。副作用往往在启动治疗后数月内最常见,然后逐渐减少。

（五）肺移植

有研究显示 LAM 肺移植后 1 年生存率为 86%,5 年生存率为 65%。

七、预后

一项纵向 LAM 研究显示,LAM 患者估计的 5 年、10 年、15 年和 20 年无移植生存率分别为 95%、85%、75% 和 64%。

（段　争）

第二十四章　特发性肺纤维化

特发性肺纤维化(idiopathic pulmonary fibrosis,IPF)是一种慢性的、进行性发展的纤维化性间质性肺炎,其发病原因与发病机制尚不明确,病理类型为寻常型间质性肺炎(usual interstitial pneumonia,UIP),是特发性间质性肺炎的最常见类型。临床以进行性气短、呼吸困难、咳嗽为主要表现,查体两肺可闻及爆裂音,典型的高分辨CT(high resolution computed tomography,HRCT)表现为主要分布于两肺胸膜下及肺底部的网格状影和蜂窝肺。主要治疗药物包括吡非尼酮、尼达尼布。

一、病因与流行病学

IPF的病因不明,吸烟、环境中各种粉尘的暴露、胃食管反流导致的慢性微量误吸诱发肺损伤等与IPF发病密切相关。

IPF的发病率尚缺乏大规模流行病学数据,各个研究报道各异。一项系统评价发现,研究报道的IPF患病率介于(0.5~27.9)/100 000,发病率介于(0.22~8.8)/100 000。IPF的发病率在全世界范围内有增长趋势,随年龄增长IPF发病率增加,50~60岁人群为IPF高发人群,男性发病率高于女性,大多数患者有吸烟史。

二、临床特征

IPF患者一般起病隐袭,主要表现为咳嗽,无痰,活动后胸闷气短、呼吸困难,进行性加重。周身乏力,活动耐力减低。如合并感染时,IPF患者可出现发热、咳黄痰等表现。部分早期患者无症状,在检查影像学时偶然发现。体格检查发现吸气相两肺底细湿啰音及爆裂音,45%~75%的IPF患者出现杵状指,晚期患者出现口唇发绀、肺动脉高压、右心衰竭的表现。

三、实验室与辅助检查

1. **实验室检查**　目前尚无特异性的实验室检查对IPF有特异性诊断价值。血清学检查有助于鉴别诊断,排除结缔组织病相关性间质性肺炎,包括血沉、抗核抗体、类风湿因子、肌酶、肌炎抗体谱等。

2. **影像学检查**　肺HRCT是诊断IPF的必要手段,IPF典型的HRCT表现为两肺胸膜下及肺底部分布为主的线状、网格状影以及蜂窝肺,伴有或不伴有牵拉性支气管扩张,磨玻璃病变不明显。蜂窝肺是指直径3~10mm囊性空腔成簇出现,通常出现于胸膜下,是HRCT确定UIP所必需的。UIP可能出现磨玻璃样阴影伴细网状影,但若出现磨玻璃样阴影不伴网状影,或者出现比网状影更明显的广泛磨玻璃样阴影,则不符合UIP。但IPF急性加重时,在UIP的基础上可能还有双侧磨玻璃样阴影和/或实变。2018年美国胸科学会、欧洲呼吸学会等联合发表指南,描述IPF的特征性HRCT表现(表24-1)。

表 24-1　HRCT 表现与 UIP 诊断

UIP	可能 UIP	不确定 UIP	其他提示诊断
以胸膜下或基底部分布为主；分布通常不均	以胸膜下或基底部分布为主；分布通常不均	以胸膜下或基底部分布为主	CT 表现： 　囊性病变 　显著的马赛克征 　磨玻璃密度占优势 　大量微小结节
蜂窝肺伴或不伴有外周牵拉性支气管扩张或细支气管扩张	网格影伴有外周牵拉性支气管扩张或细支气管扩张	细网格影；可有轻度磨玻璃密度影或者结构扭曲（早期 UIP 类型）	小叶中心性结节 　结节 　实变 病变优势分布： 　支气管血管束周围
	可有轻度磨玻璃密度影	CT 特征和/或肺纤维化分布无任何特异性病因的提示	淋巴管周围 　上肺或中肺 其他： 　胸膜斑（考虑石棉肺） 　食管扩张（考虑结缔组织病） 　锁骨远端骨质破坏（考虑类风湿关节炎） 　广泛淋巴结增大（考虑其他病因） 　胸腔积液、胸膜肥厚（考虑结缔组织病/药物所致）

3. **肺功能检查**　肺功能检测对于评价 IPF 病情及预后有重要意义。IPF 患者表现为限制性通气功能障碍及弥散功能障碍。随病情进展，出现 6min 步行距离下降，低氧血症及 I 型呼吸衰竭。

4. **支气管镜检查**

(1)支气管肺泡灌洗：用于评估 IPF 的作用有限。美国胸科协会及欧洲呼吸协会指南建议，临床符合 IPF，且 HRCT 表现为 UIP，则不需要进行支气管肺泡灌洗；如临床提示 IPF，HRCT 显示为可能 UIP、不确定 UIP 或者其他诊断型，则建议支气管肺泡灌洗细胞分析，除外嗜酸细胞性肺炎、结节病或者感染。

(2)经支气管肺活检：取材的肺组织标本量小，不能诊断 IPF。一般仅限于 HRCT 怀疑非 UIP 患者。

(3)经支气管冷冻活检：对诊断间质性肺疾病有应用前景，但是需要进一步规范化。

5. **肺活检**　对于 HRCT 呈不典型 UIP，诊断不清时，需要组织病理学确诊的患者，应选择外科肺活检。肺活检前需要权衡明确诊断的益处与相关手术操作的风险，经多学科讨论后再决定是否肺活检。

6. **组织病理学**　IPF 典型的组织病理学表现为 UIP，而肺组织病理表现为 UIP 者，还可见于其他疾病，如结缔组织病相关的间质性肺疾病、过敏性肺炎、尘肺、药物性肺损伤等，需要进行鉴别。典型 UIP 病理学表现为病变斑片状分布，主要累及两肺胸膜下和旁间隔肺实质，不同时相病变（纤维化、成纤维细胞灶、蜂窝肺）交替分布、共存，病变间可见正常肺组织。纤维化区域由致密的胶原纤维组成，可见散在分布的成纤维细胞灶。蜂窝肺由囊性纤维化的气腔组成,衬附细支气管上皮细胞。UIP 病理分为四个等级:典型 UIP、可能 UIP(probable UIP)、疑似 UIP(possible UIP)和非 UIP。

四、诊断

(一)IPF 诊断标准

1. 除外已知原因的间质性肺疾病　①药物:胺碘酮、博来霉素、呋喃妥因及生物药物等;②接触可导致过敏性肺炎的物质:养鸽子、种植蘑菇等;③工作接触二氧化硅、石棉、其他烟雾、蒸汽、粉尘、霉菌等;④结缔组织病;⑤家族史:如隐源性肝硬化、再生障碍性贫血等。

2. HRCT 表现为 UIP 型　此类型患者不建议进行外科肺活检。

3. 已经行外科肺活检患者　根据 HRCT 表现以及肺活检病理结果,建议多学科讨论(表 24-2)。

表 24-2　基于 HRCT 和肺活检的 IPF 的诊断

疑诊 IPF		肺组织病理			
		UIP	可能 UIP	不确定 UIP	其他诊断
HRCT	UIP	IPF	IPF	IPF	非 IPF
	可能 UIP	IPF	IPF	可能 IPF	非 IPF
	不确定 UIP	IPF	可能 IPF	不确定 IPF	非 IPF
	其他诊断	可能 IPF	非 IPF	非 IPF	非 IPF

(二)IPF 严重程度评估(表 24-3)。

表 24-3　IPF 严重程度评估表

分类	症状	肺功能	影像学	肺泡动脉氧压差
轻度 IPF	无症状或干咳;剧烈活动后呼吸困难	正常或 FVC、DLCO、6MWD 轻度减少	网格影及蜂窝肺局限于胸膜下及基底部,受累区域小于肺实质的 10%	正常或轻微增大(<20mmHg)
中度 IPF	中度的活动后呼吸困难、干咳	肺功能轻中度异常:FVC 占预计值百分比在 50%~70% DLCO 占预计值百分比 45%~65%	网格影累及肺部 20%~30% 蜂窝病变<5%肺实质	增大(21~31mmHg)
重度 IPF	轻微活动出现呼吸困难,且静息和/或活动时需要辅助供氧	肺功能中重度受损:FVC 占预计值百分比<50% DLCO 占预计值百分比<50% 6MWD 期间血氧饱和度下降>4%	广泛蜂窝状改变,至少累及 3 个肺区,范围>5%肺实质	血氧饱和度<88% $P_{(A-a)}O_2$ 增大(>30mmHg)

　　FVC(forced vital capacity),用力肺活量;DLCO(diffusing capacity for carbon monoxide),一氧化碳弥散量;6MWD(six-minute walk distance),6min 步行距离;$P_{(A-a)}O_2$(alveolar to arterial oxygen gradient),肺泡动脉氧压差。

（三）IPF 急性加重的诊断

1. 既往有 IPF 病史，或者目前临床、影像学和/或组织病理学符合 IPF 诊断。

2. 近 30d 呼吸困难加重或肺功能恶化，不能用其他原因解释。

3. HRCT 符合网格影、蜂窝影，符合 UIP 表现；在此基础上出现了磨玻璃影和/或实变影。

4. 支气管分泌物或肺泡灌洗液检查无肺部感染的证据。

5. 排除其他原因，如心衰、肺栓塞、其他急性肺损伤的原因。

五、鉴别诊断

1. **结缔组织病相关肺纤维化** 如系统性红斑狼疮继发性肺纤维化、系统性硬化症继发性肺纤维化等。鉴别主要依靠病史、特殊的体征及特异性血清学指标的异常，如雷诺现象、皮肤改变、肌无力、食管动力异常等。在 HRCT 中提示结缔组织病而在 IPF 中不典型的表现包括胸腔、心包积液和食管异常。

2. **药物性肺损伤** 通过胺碘酮等药物的用药史进行鉴别。

3. **放射性肺炎** 通过放射治疗的病史进行鉴别。

4. **过敏性肺炎** 过敏性肺炎患者一般有吸入导致过敏物质的病史，典型 HRCT 为小叶中心性结节及小叶区域的灌注下降，但有时影像学表现不典型。确诊依靠病理发现肺组织中肉芽肿性病变。

六、治疗

（一）非药物治疗

1. **戒烟**

2. **氧疗** 氧疗可以改善患者缺氧状态，预防或者延缓缺氧性肺动脉高压。氧疗指征：静息状态下动脉血氧分压≤55mmHg 或者血氧饱和度≤88%。氧疗时间>15h/d，目标血氧饱和度维持在 90%~92%。

3. **肺康复**

4. **接种疫苗** 如无禁忌证，建议接种流感疫苗及肺炎球菌疫苗。

5. **肺移植** 肺移植是各种终末期肺病的主要治疗手段之一，IPF 是肺移植的第二常见原因。文献报道 IPF 患者肺移植后 5 年生存率为 40%~50%。

（二）药物治疗

1. **抗肺纤维化药物** 目前上没有治疗 IPF 显著有效的药物，根据目前临床实验研究显示，以下药物似乎可以延缓疾病进展，降低死亡风险。

（1）尼达尼布：是一种针对酪氨酸激酶的受体阻滞剂，其主要作用是可以延缓肺功能下降和延迟肺功能首次急性加重。尼达尼布的适应证是：轻到中度的 IPF 患者。推荐剂量 150mg，每日 2 次。其主要副作用包括腹泻和肝功能异常。中、重度肝功能损伤者禁用，同时，应用过程中需要监测肝功能。

（2）吡非尼酮：是一种多效性的吡啶化合物，吡非尼酮适应证：轻到中度 IPF 患者，其对于中度 IPF 患者的研究有限。其副作用包括：皮疹、光过敏、恶心、腹泻等。

2. **抑酸药物** IPF 易合并胃食管反流，慢性微量吸入是继发肺部炎症的因素之一。建议 IPF 患者规律应用质子泵抑制剂等抑酸药物。

3. **N-乙酰半胱氨酸**　高剂量时,有抗氧化的作用,可改善 IPF 患者咳嗽症状,但单药治疗无改善肺功能的作用,可用于维持治疗。

4. **不推荐用于 IPF 的药物及方案**　①激素联合硫唑嘌呤、N-乙酰半胱氨酸。②抗凝药物。③西地那非、波生坦、马西替坦。④伊马替尼。

5. **IPF 急性加重的治疗**　可使用大剂量激素治疗、免疫抑制剂治疗。氧疗、机械通气、支持治疗是 IPF 急性加重主要的治疗手段。

七、预后

IFP 是一种慢性、进行性发展的疾病,这种进展通常是隐匿的,肺功能进行性下降,研究显示未经治疗的情况下,用力肺活量下降速率为 150~200ml/年。IPF 的病程存在明显的异质性,难以预测,大多数患者呈缓慢进展,病情可稳定几年,少数患者在经历稳定期后出现急性加重,进展为呼吸衰竭而死亡。

（段　争）

第二十五章　特发性肺动脉高压

特发性肺动脉高压(idiopathic pulmonary arterial hypertension,IPAH),也称为特发性肺高血压,指一类无明确原因、以肺血管阻力进行性升高为主要特征的恶性肺血管疾病,血流动力学符合肺动脉高压(PAH)诊断标准。患者往往早期无特殊临床表现,严重时合并不同程度右心功能衰竭,可导致患者死亡。

一、病因和流行病学

IPAH 病因尚未清楚。遗传学研究表明基因突变是部分 IPAH 的最根本原因,目前已发现 9 个 IPAH 致病基因,*BMPR2* 和 *BMP9* 是中国 IPAH 人群最常见的 2 个致病基因。IPAH 的发病与肺血管重构密切相关。肺血管中膜肥厚、内膜及外膜增殖或纤维化导致肺动脉管腔进行性狭窄、闭塞,肺血管阻力升高,进而导致右心功能衰竭甚至死亡。

欧美成年人群中 IPAH 患病率估计不低于(5~10)/1 000 000,我国缺乏 IPAH 流行病学数据,患者以中青年女性为主,平均诊断年龄约为 36 岁。

二、临床特征

1. **症状**　症状无明显特异性,往往以活动后胸闷气短为主要特征,还可出现乏力、头晕、黑矇、晕厥、胸痛、心悸等症状,合并严重右心衰竭可出现纳差、腹胀、腹泻、肝区疼痛和下肢水肿等。少数患者肺动脉扩张可压迫相邻器官导致干咳、声音嘶哑及心绞痛等症状。

2. **体征**　可出现肺动脉瓣第二心音亢进,三尖瓣关闭不全引起三尖瓣区收缩期杂音;右心室肥厚可出现剑突下抬举性搏动,听诊闻及第三心音提示右心室舒张压升高,部分患者可闻及右心室第四心音。右心衰竭体征包括黄疸和发绀、颈静脉充盈或怒张、心前区隆起、肝脏肿大、多浆膜腔积液、下肢水肿等。

三、实验室与辅助检查

1. **血液学检查**　血常规、生化指标、甲状腺功能、风湿病自身抗体、易栓症筛查、同型半胱氨酸等检查除外继发原因。B 型利钠肽或氨基末端 B 型利钠肽前体检测评估病情。

2. **心电图**　IPAH 心电图显示右心房扩大和右心室肥厚征象,典型表现为电轴右偏、I 导联S 波振幅>0.21mV,QRS 波增宽(≥120ms)。

3. **超声心动图**　是肺动脉高压筛查、诊断及病情评估最常用的方法,能够估算肺动脉收缩压以及评价右心大小和功能。

4. **右心导管检查**　是确诊 IPAH 的金标准,同时也是病情判断、鉴别诊断和疗效评估的重要手段。推荐使用带有球囊的漂浮导管来完成右心导管检查。

5. **胸部 X 线**　胸部 X 线可见肺动脉段凸出及右下肺动脉扩张,伴外周肺血管稀疏,右心房及右心室扩大。

6. **胸部 CT**　用于 IPAH 病因诊断、影像学评估以及判断预后。CT 可见:肺动脉直径≥

29mm；主肺动脉直径/升主动脉直径比值≥1.0；大于3~4个亚段的肺动脉直径/支气管直径比值>1。

7. 肺功能　大部分IPAH患者通常有轻至中度外周小气道功能障碍及弥散功能下降，肺功能检测有助于发现潜在的肺及支气管疾病。

8. 心脏MRI　心脏MRI可以准确评价右心形态、大小和功能，因此推荐IPAH患者行心脏MRI检查，尤其碘对比剂过敏、孕妇、肾功能不全的患者。

9. 肺动脉造影　可评估肺血管形态及血流分布，结合肺动脉CT及肺通气灌注显像可排除肺动脉/静脉狭窄性疾病或肺血管畸形所致PAH。

10. 肺通气/灌注显像　是筛查慢性血栓栓塞性PAH的重要诊断手段，敏感度比肺动脉CT更高。

四、诊断

IPAH是指孤立性肺动脉压力升高，且左心房与肺静脉压力正常，主要由肺小动脉本身病变导致肺血管阻力增加，且不合并慢性呼吸系统疾病、慢性血栓栓塞性疾病等已知因素等导致的肺动脉高血压。

IPAH必须符合肺动脉高压的血流动力学诊断标准，即右心导管测量肺动脉平均压（mean pulmonary artery pressure, mPAP）≥25mmHg，同时肺小动脉楔压≤15mmHg及肺血管阻力>3Wood单位。正常人mPAP为（14±3）mmHg，最高为20mmHg。

五、鉴别诊断

需与其他可能导致PAH的疾病进行鉴别，包括肺部疾病、左心疾病、先天性分流性心脏病、肝脏疾病、感染性疾病、结缔组织病、血液性疾病等。出现活动后气短和肢端水肿需与左心衰、心包疾病、腔静脉病变及肝脏疾病进行鉴别。

六、治疗

IPAH主要治疗目的在于改善右心功能，提高患者生活质量，延长生存时间。

1. 一般治疗　严格避孕、适度运动、康复训练、预防感染、心理支持等；谨慎选择择期手术，尽可能采用局部麻醉，避免全身麻醉。

2. 支持性治疗　IPAH患者无抗凝禁忌建议抗凝治疗；失代偿右心功能衰竭时可给予利尿剂；低氧时给予氧疗；房性心律失常可给予地高辛控制心室率。

3. 靶向药物治疗

（1）内皮素受体拮抗剂：可阻断内皮素-内皮素受体信号通路治疗肺动脉高压，常用药物有波生坦、安立生坦和马昔腾坦。

（2）5-磷酸二酯酶抑制剂：可通过抑制一氧化氮/环磷酸鸟苷酸通路发挥血管舒张作用。常用药物有西地那非、伐地那非和他达拉非。

（3）前列环素类药物：可刺激腺苷酸环化酶，使平滑肌细胞内cAMP浓度升高，从而达到扩张血管的目的。此类药物包括伊洛前列素、贝前列素等。

（4）鸟苷酸环化酶激动剂：利奥西呱可通过提高血浆中cGMP水平扩张肺动脉。利奥西呱禁忌与5-磷酸二酯酶抑制剂联用，既往反复咯血的患者慎用。

（5）靶向药物联合治疗：IPAH 患者靶向药物单药治疗效果欠佳时可考虑联合治疗，起始联合治疗和序贯联合治疗两种策略均可显著减少严重并发症。

七、预后

2011 年我国 IPAH 的 1 年和 3 年生存率分别为 92.1% 和 75.1%。影响预后因素主要有：肺动脉压增高的程度；病情的严重等级；右心房压力、心脏射血分数、有无心包积液等。

八、最新进展

重组抗人内皮素受体 A 人源化单克隆抗体是我国自主开发的全球首个靶向内皮素受体 A 的抗体新药，拟用于 IPAH 治疗，突破了此领域没有生物抗体药物的治疗格局。

（彭晨星）

第六篇 消化系统疾病

第二十六章 进行性家族性肝内胆汁淤积症

进行性家族性肝内胆汁淤积症（progressive familial intrahepatic cholestasis，PFIC）是一组常染色体隐性遗传性疾病，临床以肝内胆汁淤积为主要表现。是由于基因突变导致胆汁排泌障碍形成的综合征，通常在新生儿期和1岁内发病，随着病情进展，最终发展为肝纤维化、肝硬化和肝功能衰竭。根据其致病基因不同，PFIC可分为1~6型。目前尚无确切的PFIC发病率报道，有研究显示PFIC在婴儿和儿童胆汁淤积症中占12%~13%，男女发病率无差异。

一、病因和流行病学

该病是一类常染色体隐性遗传疾病，存在基因突变。根据致病基因不同，PFIC分为1~6型，其中1~3型最为多见。PFIC-1型源于 *ATP8B1* 基因突变，*ATP8B1* 位于常染色体18q21-22，其编码的P型ATP酶——FIC1缺陷，FIC1蛋白位于肝细胞毛细胆管膜，它负责向细胞内转入氨基磷脂，维持毛细胆管膜双分子层内膜高浓度的氨基磷脂。其功能异常可间接干扰胆管胆汁酸分泌。PFIC-2型由 *ABCB11* 突变导致，该基因位于常染色体2q24，编码肝细胞毛细胆管膜胆盐转运蛋白——胆盐排泄泵蛋白（bile salt export pump，BSEP），BSEP蛋白缺陷可降低胆盐分泌，减少胆流，使胆盐在肝细胞内淤积进而造成肝损伤。PFIC-3型由 *ABCB4* 基因突变引起，该基因位于常染色体7q21区域，编码多药耐药糖蛋白3（multidrug resistance protein 3，MDR3）。该蛋白是位于肝细胞毛细胆管膜的磷脂输出泵，将磷脂从肝细胞转运到胆管，MDR3表达减少或功能损害导致胆汁中磷脂减少或缺乏，促进胆固醇结晶，胆石形成增加，继而阻塞小胆管等。此外，PFIC 4~6型分别由编码紧密连接蛋白2（tight junction protein 2，TJP2）的 *TJP2* 基因、编码法尼醇受体（farnesoid X receptor，FXR）的 *NR1H4* 基因及编码MYO5B蛋白的 *MYO5B* 基因突变所致，目前MYO5B缺陷所致胆汁淤积的具体机制尚未明确。

PFIC为罕见病，呈世界性分布，无性别差异，其确切发病率目前不明，估计新生儿发病率约1/100 000~1/50 000。有文献报道PFIC占儿童胆汁淤积性疾病及儿童肝移植的10%~15%。

二、临床表现

PFIC以持续性黄疸伴瘙痒为主要特征。各型PFIC发病年龄稍有差异。PFIC-1型多在1岁之前发病，部分到青少年期才出现胆汁淤积；PFIC-2型通常在新生儿期起病且病情进展较PFIC-1剧烈；PFIC-3型发病早晚不一，从1个月龄至20.5岁不等，以婴幼儿发病多见，多以黄疸、瘙痒、陶土样大便为首发症状;PFIC 4~6 型起病年龄多在婴幼儿期,其中 PFIC-5 型进展迅速,患儿在发病早期即死亡。

1. **黄疸伴瘙痒** 胆汁淤积症引起的黄疸和皮肤瘙痒是 PFIC 最为典型的临床表现。瘙痒严重与否与黄疸程度并不完全一致,瘙痒严重者影响夜间睡眠。

2. **胆结石** 以 PFIC-2 型和 PFIC-3 型多见,其他类型 PFIC 少见。

3. **肝硬化、肝癌** PFIC-2 型多在 10 岁前发生肝硬化,甚至肝功能衰竭,同时该型发生肝细胞癌和胆管癌的风险较大;PFIC-3 型常在儿童期进展为肝硬化且需接受肝移植,而年龄较大儿童首发症状多为肝脾肿大、胃肠道出血等门静脉高压表现。

4. **肝外表现** PFIC-1 型的肝外表现是其特征所在,最常见的肝外表现包括复发性胰腺炎、腹泻、感音神经性听力损害、慢性咳嗽或喘息、甲状腺功能低下等。PFIC-2 型多无肝胆外症状。而 PFIC-4 型可伴有耳聋等。目前已报道的 FXR 缺陷病例均在早期死亡。

5. **其他** 多数 PFIC 患儿身材矮小,对于未经移植而存活至青少年期的患者,可出现青春期及性征发育落后。同时由于长期胆汁淤积,PFIC 患儿多有脂溶性维生素吸收障碍,可出现维生素 E 缺乏性神经肌肉功能异常、维生素 K 缺乏性出血等。

三、实验室及辅助检查

1. **实验室检查** PFIC 各型的共同生化特征为血清转氨酶和胆汁酸升高,多数伴血清结合胆红素及碱性磷酸酶水平升高,血胆固醇多正常。血清 γ-谷氨酰基转肽酶(gamma glutamyltransferase,γ-GT)水平除 PFIC-3 型显著升高外,其余各型多正常或大致正常。此外,多数 PFIC 患儿发现血清维生素 D、K 及 E 水平降低。

2. **影像学检查** 除 PFIC-2 型和 PFIC-3 型在影像学上表现为胆结石外,肝脏超声、MRI 或 CT 检查一般显示胆管无扩张,肝胆系统无畸形。

3. **病理学检查** 对 PFIC 患者肝组织穿刺活检,在显微镜下可有不同的发现。PFIC-1 型电镜下最特征表现为毛细胆管内粗颗粒状胆汁,即"Byler bile"。部分肝细胞出现空泡变形、轻微炎性细胞浸润、毛细胆管内胆汁淤积、汇管区轻微小管增生和纤维化等。PFIC-2 型特征性病理表现在于明显的肝巨细胞形成,电镜下微绒毛缺失、毛细胆管内细颗粒状或细丝状胆汁。免疫组化染色显示 BSEP 表达缺乏或显著下降。PFIC-3 型与肝外胆道闭锁者肝组织病理类似,有胆管增生和纤维化两个突出表现。免疫组化染色显示肝细胞毛细胆管膜 MDR3 表达缺失。PFIC-4 型肝组织免疫组化可见 TJP2 表达缺失,电镜可见紧密连接异常。PFIC-5 型病理显示为肝细胞巨细胞变伴胆汁淤积及胆管增生,免疫组化可见 FXR 及 BSEP 表达缺失。PFIC-6 型光镜下的表现与 PFIC-2 型相似,免疫组化可见 MYO5B 颗粒粗大及 BSEP 表达减少或缺失。

4. **基因检测** 应用 DNA 测序检测 *ATP8B1*、*ABCB11*、*ABCB4* 等基因外显子,必要时可采用逆转录-PCR 和测序检测非编码序列和内含子的突变以及剪接错误,或者进行全基因测序。

四、诊断

PFIC 的诊断依靠临床表现、血生化、肝组织病理学检查以及基因检测等综合判断,并需要排除其他原因所致的胆汁淤积性肝病,诊疗流程见图 26-1。

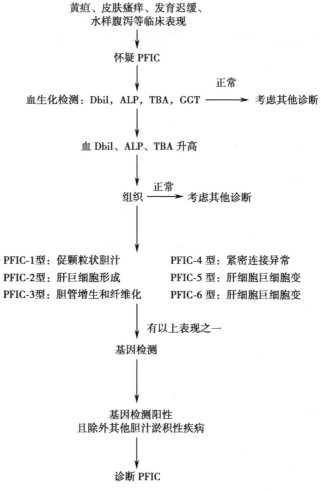

图 26-1　进行性家族性肝内胆汁淤积症(PFIC)诊疗流程

Dbil,结合胆红素;ALP,碱性磷酸酶;TBA,总胆汁酸。

五、鉴别诊断

1. 良性复发性肝内胆汁淤积(benign recurrent intrahepatic cholestasis,BRIC)　BRIC 为 PFIC 的良性表现形式,分为两型,分别为 BRIC1(突变基因为 *ATP8B1*)及 BRIC2(突变基因为 *ABCB11*),与 PFIC 不同之处在于,BRIC 突变发生在相对非保守区段,仅可导致 FIC1 蛋白功能部分失活,故 BRIC 多发生在成人期,临床表现为间断性胆汁淤积发作,预后良好。

2. 妊娠肝内胆汁淤积症　病因与 *ATP8B1* 和 *ABCB11* 基因杂合子突变有关。多在妊娠后半期发病,分娩后可完全缓解,口服避孕药后可发生。

3. 先天性胆汁酸合成障碍　是胆汁酸合成过程中酶缺乏导致的一种常染色体隐性遗传病,该患儿血清中虽有异常的胆汁酸前体,但无初级胆汁酸,血清总胆汁酸水平降低或与结合胆红素升高程度明显不成比例,而 PFIC 患儿的血清初级胆汁酸水平明显升高。由基因 *HSD3B7*、*AKRID*、*CYP7B1*、*AMACR*、*CYP27A1* 突变可导致不同的亚型,明确诊断需进行基因检测。

4. **Alagille 综合征** 致病基因 *JAG1* 位于染色体 20p12。临床表现为黄疸、生长迟滞和心血管症状等。查体可见面部畸形，包括宽鼻梁、三角形脸和眼深凹，眼部后胚胎环。慢性胆汁淤积可伴有血清胆红素、γ-GT 和碱性磷酸酶升高，需注意与 PFIC-3 型相鉴别。

5. **其他** 药物性胆汁淤积、新生儿一过性胆汁淤积等也可发生 *ABCB11* 和 *MDR3* 突变，需注意与 PFIC-1、PFIC-3 型鉴别。

六、治疗

PFIC 治疗包括对症治疗、药物治疗、外科手术治疗和肝移植。目的是缓解症状，改善营养状态，纠正维生素缺乏以及腹腔积液、食管静脉曲张破裂出血等并发症。

1. **对症治疗** 膳食提供中链甘油三酯，改善患儿营养状态。服用脂溶性维生素和水溶性维生素。保证充足的阳光照射和钙摄入。

2. **药物治疗** 熊去氧胆酸是所有类型 PFIC 患者的初始治疗选择，剂量 10~30mg/（kg·d）。其作用机制是促进胆汁排出，进而缓解胆汁淤积对肝细胞的损害。对 PFIC-2 型疗效欠佳，对 PFIC-3 型也无效。考来烯胺可用来缓解胆汁淤积导致的皮肤瘙痒。

3. **外科治疗** 胆汁分流术是主要术式，包括部分胆汁分流术和回肠旁路手术两大类，部分 PFIC-1 型和 PFIC-2 型患者可受益。

4. **肝移植** 目前认为肝移植是治疗 PFIC 最有效、也是最后考虑的方法。但是肝移植本身又涉及很多问题，比如供体问题、免疫排斥的问题等。PFIC-2 型肝癌发生率高且无肝外病变，因此对于 PFIC-2 型终末期肝病患儿最佳治疗方法是肝移植。但是 PFIC-1 型患儿常有肝外表现，有报道显示肝移植后症状非但无改善反而恶化，且移植肝可发生严重的脂肪性肝病，甚至发展为肝硬化，所以肝移植一般不推荐用于 PFIC-1 型。目前尚乏有关 PFIC 4~6 型治疗的文献报道。

七、预后

PFIC 预后取决于其亚型及基因缺陷的严重程度。也与是否在早期得到适当的干预有关。如果在患儿发生肝硬化之前尽早治疗，熊去氧胆酸和部分胆汁分流术的治疗有效率分别为 30% 和 70%~80%。PFIC-2 型 BSEP 缺乏患者，特别是双等位基因截断突变的，其进展为肝癌、胆管癌等恶性肿瘤风险明显增加，因此 PFIC-2 型患者在 1 岁内至少每 6 个月检测甲胎蛋白，每年行肝脏超声检查以密切监测肝癌的发生。PFIC-3 型患者也要对肝脏肿瘤进行监测。

八、最新进展

随着对基因突变谱的不断认识和基因突变对蛋白功能影响的深入研究，依据基因型进行个体化治疗将成为未来趋势。4-苯基丁酸（4-phenylbutyrate，4-PB）是新近发现的一种分子伴侣药物，有临床资料显示 4-PB 用于 PFIC-1 型患儿可明显改善瘙痒症状，而对于 PFIC-2 型，经过 4-PB 治疗不但可改善其肝功能指标及瘙痒症状，还能改善部分肝组织病理。

胆汁酸自胆囊进入肠道后，大部分通过顶膜钠离子依赖性胆汁酸转运体（apical sodium-dependent bile acid transporter inhibitor，ASBT）被肠黏膜吸收，后经肠肝循环进入肝脏。因此,阻断肠肝循环成为近年来减轻 PFIC-2 型患者肝内胆汁淤积的有效方法。有研究利用 MDR-2 敲除小鼠作为 PFIC-3 动物模型,分别给予小分子 ASBT 抑制剂 SC-425 和 A4250 进行治疗,结果能显著降低肠道对胆汁酸的吸收,改善小鼠肝纤维化和炎症反应。此外,A4250 已经通过了 Ⅱ 期临床试验,目前正在进行 Ⅲ 期临床试验,应用于临床指日可待。随着研究的不断深入,势必将会产生新的治疗手段与更有效的治疗药物。

（刘　蕾）

第二十七章 先天性胆汁酸合成障碍

先天性胆汁酸合成障碍(inborn errors of bile acid synthesis,IEBAS)是由于合成胆汁酸所必需的某种或某些酶存在先天性遗传缺陷而导致胆汁酸合成障碍的一类疾病。其病因包括母核、侧链修饰作用中的酶缺陷以及胆汁酸合成过程中的酰化作用缺陷。该病主要临床表现为进行性胆汁淤积性肝病、神经系统病变及脂溶性维生素吸收不良等。

一、病因和流行病学

先天性胆汁酸合成障碍是一类罕见的常染色隐性遗传病,是由于合成两种主要胆汁酸(胆酸和鹅去氧胆酸)所必需的酶存在遗传缺陷所致。胆汁酸合成有两种途径:经典途径(又称中性途径)和替代途径(又称酸性途径)。经典途径合成胆酸(cholic acid,CA)和鹅脱氧胆酸(chenodeoxycholic acid,cDCA)。替代途径合成鹅脱氧胆酸(cDCA)。成人以经典途径为主,新生儿替代途径更为重要,胆汁酸合成的两个途径中参与的酶的情况如图 27-1 所示。

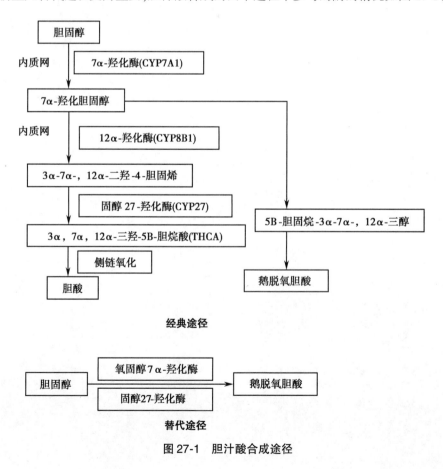

图 27-1 胆汁酸合成途径

这类疾病占所有胆汁淤积性疾病的2.1%,占婴儿胆汁淤积性疾病的1%~2%。其中因固醇27-羟化酶缺陷引起的先天性胆汁酸合成障碍发病率约为1/70 000。

二、临床特征

该类疾病存在先天性胆汁酸合成障碍,胆汁生成减少、肝脏中毒性和异常固醇中间产物聚积,导致胆汁淤积,甚至肝硬化。临床主要表现为高结合胆红素血症、脂溶性维生素缺乏和神经系统病变。高胆红素血症通常表现为皮肤巩膜黄染、白陶土或浅黄色大便、脂肪吸收障碍所致的脂肪泻、皮肤瘙痒,甚至可出现肝脾肿大、凝血功能障碍。脂溶性维生素缺乏常可致佝偻病、低钙抽搐等。神经系统病变可表现为癫痫、脑和肌腱部出现黄瘤样病变、智力障碍、运动功能障碍。下面详细介绍几个酶缺陷所导致的疾病。

1. **3β-羟基类固醇-Δ^5-C27-类固醇脱氢酶(HSD3B7)缺陷** 又称为先天性胆汁酸合成障碍1型,是先天性胆汁酸合成障碍中最常见的类型,由 *HSD3B7* 基因突变引起,该基因位于染色体16p11.2,含有6个外显子,DNA全长3kb,编码369个氨基酸。1987年英国的Clayton等首次报道了阿拉伯籍患者。该酶缺陷引起肝细胞中7α-羟基胆固醇的积聚,最终产生C24胆汁酸,导致胆汁淤积相关的临床表现及体征。发病年龄在3月龄到成人期,大部分在3岁之前发病,临床上以新生儿高胆红素血症、脂溶性维生素缺乏为主要特点。

2. **Δ^4-3-氧固醇 5β-还原酶(AKR1D1)缺陷** 由 *AKR1D1* 基因突变引起,该基因位于染色体7q33,又称为先天性胆汁酸合成障碍2型。1988年 Setchell 等首次报道,因初级胆汁酸合成减少,溶解度低的肝毒性产物 Δ^4-3-氧-胆汁酸在肝脏异常堆积,引起严重的肝损伤甚至肝衰竭,在新生儿期就可出现严重的胆汁淤积症。临床上以高结合胆红素血症、脂溶性维生素缺乏为主要特点,实验室检查中血清转氨酶升高,但血清胆汁酸及γ-谷胺酰转肽酶正常。如未能有效治疗,新生儿期多因暴发性肝衰竭或多脏器功能衰竭而死亡。

3. **氧固醇 7α-羟化酶(CYP7B1)缺陷** 是由 *CYP7B1* 基因突变引起,该基因位于染色体8q12.3上。临床上分两型:先天性胆汁酸合成障碍3型和常染色体隐性遗传痉挛性截瘫。1998年 Setchell 等首次报道,此酶缺陷可使初级胆汁酸缺乏,引起3β-羟基-Δ^5-羟基-胆汁酸在肝脏积聚,产生严重的肝损伤。新生儿期患儿均表现出严重的胆汁淤积表现。

4. **α-甲酰辅酶 A 消旋酶(AMACR)缺陷** 是由 *AMACR* 基因发生突变所致,该基因位于染色体5p13.2上,成人进行性感觉神经病变,临床上又称为先天性胆汁酸合成障碍4型,2000年 Ferdinandusse 等首次报道该疾病,该酶缺陷将会引起支链脂肪酸升高。新生儿期即可出现脂溶性维生素25-羟维生素 D 和维生素 E 缺乏、血便、轻度胆汁淤积性肝病。

5. **固醇 27-羟化酶(CYP27A1)缺陷** 是由 *CYP27A1* 基因发生突变所致,该基因位于2q35上。CYP27A1 主要参与胆汁酸合成过程中侧链的修饰,若缺乏会导致脂质蓄积,进而引起肝脏进行性损害,所导致的疾病又称之为脑腱黄瘤病,通常在20岁或30岁发病,儿童期很少发病。临床表现为顽固性腹泻以及脂类吸收不良、早发性白内障、脑和肌腱部出现黄瘤样病变、智力障碍、运动功能障碍。

6. **胆汁酸结合作用中的酶缺陷** 胆汁酸合成的最终步骤为初级胆汁酸、甘氨酸和牛磺酸结合形成结合胆汁酸。该过程主要由胆汁酸-CoA 连接酶(BACL)和胆汁酸-CoA 氨基酸 N-乙酰转移酶(BAAT)两种酶催化胆汁酸的酰化。染色体位点分别是19q13.43和9q31.1。1997年,Setchell 等首次报道,该酶存在于肝脏特异性微粒体中,其活性对于胆酸和鹅脱氧胆酸的比例和合成速度起决定作用,胆汁酸酰化功能障碍表现为佝偻病、脂溶性维生素吸收障碍及维生素 K 缺乏导致的凝血功能障碍。

三、实验室与辅助检查

1. 实验室检查

(1)血生化检测:通常在出生后几个月内发病,出现谷丙转氨酶、结合胆红素增高及总胆汁酸增高,而谷氨酰转肽酶正常,胆固醇降低或在正常低限。

(2)尿胆汁酸检测:串联质谱分析尿胆汁酸,尿液中检测到异常的胆汁酸、胆汁醇则可证实存在胆汁酸合成障碍。

(3)氧固醇检测:对样本进行预处理后,以衍生化及电荷标记色相质谱仪进行定性、定量分析。

2. 病理检查　肝脏组织活检显示肝细胞内胆汁淤积、桥接纤维化、肝脂肪变性、肝巨细胞样变、部分胆管紊乱、肝细胞坏死、少量胆管增生。

3. 基因检测　可通过基因突变检测(*CYP7A1*、*AMACR*、*AKR1D1*、*BACL*、*BAAT*、*CYP7B1*、*CYP8B1*、*CYP27A1*、*CH25H*、*EHHADH*、*HSD3B7*、*SLC27A5*、*PEX*、*DHCR7* 等)明确 IEBAS 酶缺陷类型。

四、诊断

先天性胆汁酸合成障碍需要综合临床症状、辅助检查和病理活检来诊断,尿胆汁酸及基因检测可确诊。该病临床表现主要为进行性胆汁淤积性肝病、神经系统病变及脂溶性维生素吸收不良等。实验室检查可见肝功能损伤,肝组织活检可见巨细胞肝炎。串联质谱分析尿胆汁酸(包括胆汁酸及胆汁醇)是确诊胆汁酸合成障碍最简单的方法。另外,也可通过质谱仪进行定性及定量分析氧固醇和异常胆汁酸。疾病分型需依靠基因诊断,包括 *CYP7A1*、*HSD3B7*、*AKR1D1*、*CYP7B1*、*CYP8B1*、*CYP27A1*、*CH25H*、*AMACR*、*EHHADH*、*SLC27A5*、*BAAT* 等检测。

五、鉴别诊断

1. 进行性家族性肝内胆汁淤积症　是常染色体隐性遗传病。通常 1 岁以内起病,主要表现以黄疸、严重瘙痒、肝肿大、脂肪肝、生长及智力发育迟缓,由于脂溶性维生素吸收障碍引起凝血功能障碍,骨质疏松、眼干燥症和周围神经炎等。如果未及时给予足够的治疗,该病将快速进展为肝硬化,甚至肝衰竭而死亡。其致病基因包括 *ATP8B1*、*ABCB11*、*ABCB4*、*TJP2*、*NR1H4*、*MYO5B* 等。实验室检查提示谷氨酰转肽酶降低,总胆汁酸升高,该病多有波动性、反复发作的特点。

2. 过氧化物酶体病　过氧化物酶体至少有 40 种酶,包括脂肪酸和胆汁酸 β 氧化以及催化胆汁酸共轭所需酶,过氧化物酶功能缺陷可引起继发性胆汁酸合成障碍,是一类常染色体隐性遗传病。例如 Zellweger 综合征,也称为脑肝肾综合征,其特征是存在与肝脏、肾脏或是脑部的细胞中过氧化物酶体减少或缺乏。所有患者均有肝病,表现为一过性黄疸、肝大、肝硬化、门静脉高压等。

六、治疗

1. **药物治疗**　在患儿尚未出现严重器官功能障碍之前,通过口服初级胆汁酸如胆酸、熊去氧胆酸、鹅脱氧胆酸等药物,某些临床表现和化验指标可明显改善,甚至长期无病生存。因此早诊早治是非常必要的。

治疗过程中可依据尿液质谱方法分析异常代谢产物的量判断治疗效果;同时针对不同酶缺陷的患者注意个体化治疗,如 α-甲酰辅酶 A 消旋酶缺陷患者新生儿期即可表现出脂溶性维生素 25-羟维生素 D 和维生素 E 缺乏,在口服初级胆汁酸的同时注意脂溶性维生素的补充,同时该酶缺陷时支链氨基酸降植烷酸含量上升,故建议限制植醇的摄入,减少体内支链氨基酸累积对肝脏及神经系统的损害。Δ⁴-3-氧固醇 5β-还原酶缺陷所致的 IEBAS 患者鹅脱氧胆酸和胆酸的疗效优于熊去氧胆酸。固醇 27-羟化酶缺乏患者应用鹅脱氧胆酸治疗能减少血浆中的胆烷醇,减少尿胆汁醇的排泄,降低神经系统及心血管系统的不可逆损害,熊去氧胆酸则无效。

2. **肝移植**　对于口服治疗不佳或者病情严重者,可考虑肝移植。

七、预后

大部分先天性胆汁酸合成障碍患者,若早期确诊,并给予合适的治疗,预后多较好。如果确诊时已有严重的肝损害,通常需肝移植,严重者死于肝衰竭。

（刘　丽）

第二十八章　波伊茨-耶格综合征

波伊茨-耶格综合征(Peutz-Jeghers syndrome,PJS),也称黑斑息肉综合征,是一类伴有黏膜、皮肤色素沉着的全胃肠道多发性息肉病。该病由 Peutz 教授于 1921 年首次报道,1949年 Jeghers 等又进行了系统描述,故命名"Peutz-Jeghers 综合征"。PJS 被认为是一种罕见的常染色体显性遗传病,约 50% 的患者有明显家族史。目前认为该病的发生与丝氨酸/苏氨酸激酶 11(serine/threonine kinase 11,STK11)基因突变密切相关。PJS 严重影响患者的生活质量并增加发生胃肠道和非胃肠道肿瘤的风险。

一、病因和流行病学

PJS 的致病基因精确定位于 19q13.3 区带,该基因编码一种新的 STK11。*STK11* 被认为是一种肿瘤抑制基因,总长度为 23kb,具有 9 个编码外显子及 1 个非编码外显子,基因突变影响了激酶的活性。有研究显示,50%~80%该疾病患者可检测到 *STK11* 基因突变,其功能可能与参与细胞周期 G1 期停滞有关,可能参与信号传导通路有关。由于该疾病可能通过单个显性多效基因遗传,外显率很高,同一家族患病者较多,患者子女约 50% 发病,所以家系中有发病者,其他人应该注意监测。

PJS 发病率约 1/200 000,患病率 1/200 000~1/8 000,其发病可能与患者生存的地理环境有关,与性别和种族关系不密切。

二、临床表现

PJS 临床表现不一,个体差异很大。主要症状是皮肤黏膜色素沉着,并伴反复发作的痉挛性腹痛。痉挛性腹痛以肠套叠多见,严重时可伴胃肠道出血,腹痛时可触及腊肠样肿物。特征性表现为色素沉着、胃肠道多发息肉和肿瘤易感性。

1. **色素沉着**　黑色素斑分布于口唇、颊黏膜、舌、齿龈、硬腭、手掌、趾底、手指、足趾表面,颜色可呈褐色、棕褐色、灰色和蓝色等,边界清楚,不突出于皮肤。通常发生于出生后至 2 岁前,大小 1~5mm,随着年龄的增长,部分色素沉着可随年龄增长而褪色。

2. **胃肠道息肉**　息肉多发生于 11~13 岁,分布于全胃肠道,尤小肠最为多见,其次是胃和结肠。这些息肉大小不一,小者仅为针头样大小,大者直径可达 10.0cm,多为 0.2~0.5cm,表面光滑,质硬,蒂粗细、长短不一。较大息肉可呈菜花样。

3. **肿瘤易感性**　该类疾病癌变风险升高,有报道可达 81%~93%,其中胃肠道癌约 70%,乳腺癌约 50%,胰腺癌 11%~36%,其他部位(如肺、子宫、卵巢、睾丸)癌也常见。

三、实验室与辅助检查

1. **实验室检查**　无特殊实验室化验指标。如果 PJS 发生胃肠道息肉或癌症导致隐匿性出血,可发生缺铁性贫血。

2. **影像学检查**　一般影像学检查包括腹部 B 超、CT、MRI,胃肠钡餐造影和钡剂灌肠双重对比造影有助于消化道息肉的检出。对于较难发现的小肠息肉,可通过 CT 小肠造影(CT enterography,CTE)、磁共振小肠造影(MR enterography,MRE)来完成。有研究报道胶囊内镜与 MRE 比较对 PJS 中胃肠道息肉检出效能,结果显示 MRE 有更高的阳性预测值。

3. **内镜检查**　PJS 患者发生胃、小肠和结直肠多发息肉以及胃肠道癌症的风险升高,基线筛查和随访筛查需要定期进行内镜检查,包括胃肠镜、胶囊内镜或小肠镜检查,如发现息肉和可疑组织应取活组织检查。

4. **病理学检查**　黏膜、皮肤色素斑为真皮基底内黑色素细胞数量增加,黑色素沉着。胃肠道息肉的病理类型多为错构瘤,少数为腺瘤,增生性、炎性、幼年性息肉或多种类型息肉并存。

5. **基因检测**　PJS 主要致病基因是 *STK11*,其突变的结果是氨基酸的改变和/或终止信号的提前出现。聚合酶链式反应——单链构象多态技术、多重连接探针扩增技术、DNA 芯片技术及 DNA 直接测序等可用于检测基因突变。

四、诊断

PJS 主要通过家族遗传史、临床特征、影像学以及内镜下胃肠道息肉进行综合诊断。公认的诊断标准是 2007 年欧洲共识,符合以下任意一条标准即可诊断:

1. 两处或以上经组织学检查证实的 PJ 息肉。
2. 发现某一个体有任意数量的 PJ 息肉,且其近亲中有 PJS 家族史。
3. 发现某一个体有特征性皮肤黏膜色素沉着,且其近亲中有 PJS 家族史。
4. 有特征性皮肤黏膜色素沉着的个体出现任意数量的 PJ 息肉。

对于符合上述临床诊断标准的个体,应进行基因检测确定是否出现 *STK11* 基因突变,对于没有基因突变家族,不能排除 PJS 的诊断。值得注意的是,部分 PJS 患者不会出现特征性皮肤色素沉着。

五、鉴别诊断

PJS 需要与表现为皮肤黏膜色素斑或胃肠道多发息肉的疾病进行鉴别诊断。

1. **Cowden 综合征**　也称多发性错构瘤综合征,与 *PTEN1* 基因突变有关,特征性色素沉着出现在男性阴茎头,表现为毛根鞘瘤、肢端角化、面部丘疹和口部乳头瘤等。

2. **幼年性息肉病综合征**　主要特征是多发性青少年结直肠息肉,由 2 个单独的基因突变引起,*SMAD4/DPC4* 位于染色体 18q21 或 *BMPR1A/ALK3* 位于染色体 10q21-22。一般不出现皮肤黏膜色素沉着。

3. **Laugier-Hunziker 综合征**　一种获得性、散发性、良性疾病,以唇、硬腭和软腭以及颊黏膜出现色素沉着为特点,多发生在出生后数年,不会出现胃肠道错构瘤性息肉或 *STK11* 基因致病性突变。

4. **Cronkhite-Canada 综合征**　该病发生胃结肠多发息肉,中老年人多见,表现为腹泻、指(趾)甲异常、毛发脱落、色素沉着、味觉异常等,多无息肉病家族史。

六、治疗

PJS 尚无有效根治方法,早诊断、早治疗及规律随访可降低其发病率与病死率。治疗主要是针对胃肠道息肉的治疗,以期达到缓解症状、提高生活质量、避免严重并发症的目标。而皮肤色素沉着不引起临床症状及无恶变可能,可以不予处理。

(一) 胃肠道息肉的处理

1. **内镜治疗** 小于 0.5cm 息肉可考虑随诊观察,每隔 1~2 年做消化道内镜检查。0.5cm 以上符合内镜切除指征者,考虑胃镜、大肠镜和/或小肠镜镜下切除。气囊辅助小肠镜技术是目前治疗小肠息肉的主要治疗手段。出血、穿孔是内镜治疗息肉的主要并发症。

2. **手术治疗**

(1)经常有阵发性腹部绞痛、经保守治疗症状不能缓解,影响患儿生长发育。

(2)结直肠内息肉较大且密集丛生无法逐个摘除者。

(3)并发肠套叠和肠梗阻患者不能自行缓解。

(4)大量失血或长期慢性失血,保守治疗不能抑制或贫血不能改善。

(5)不能排除息肉恶变可能。

患者如有以上情况,可考虑手术治疗,手术术式包括肠段切开息肉摘除术,如息肉数量较多的肠段可行部分肠段切除术,需要注意保留足够长度的小肠,避免术后短肠综合征的发生。

(二) 癌症筛查和处理

1. **癌症筛查** PJS 患者患癌风险较高,因此定期随访和筛查有利于早期干预及发现潜在的恶变。CTE、MRE、胶囊内镜和小肠造影在小肠息肉的筛查中都有一定的准确性,其中胶囊内镜可行、安全、敏感性高,且可以观察整个小肠,可以早期诊断。

2. **癌症处理** 根据患者所患癌症进行相应治疗。

七、预后

PJS 癌变风险较高,且胃肠道息肉可导致肠套叠、肠梗阻、消化道出血等并发症,可影响生命质量和导致病死率增加,因此需要定期监测、规律随诊以及时对症处理。对于无家族病史的患者,建议也应对其一级亲属进行规律随访。

(刘 蕾)

第七篇　血液系统疾病

第二十九章　原发性轻链型淀粉样变

原发性轻链型淀粉样变(primary light chain amyloidosis,pAL)是由于细胞外纤维样淀粉变性蛋白沉积,导致多器官损害而出现全身系统性病变的克隆性恶性浆细胞病。可合并大多数克隆性 B 细胞淋巴增殖性疾病,特别是骨髓瘤、瓦氏巨球蛋白血症、意义未明的单克隆丙种球蛋白血症和淋巴瘤。

一、病因与流行病学

pAL 的发病机制仍不明确,目前认为与患者体内单克隆浆细胞异常增殖有关,这些细胞分泌产生的单克隆免疫球蛋白轻链的可变区和氨基葡聚糖以及由正常的浆细胞来源的淀粉样 P 物质组成纤维样沉积物,通常为 λ 型轻链,这些淀粉样纤维在内脏进行性沉积,特别是在肾脏、心脏、肝脏和周围神经系统,导致脏器功能进行性损害。

pAL 罕见,估计发病率为(1~5)/1 000 000,男性稍高于女性。中老年患者多见,60~79岁为发病的高峰年龄,年龄低于 50 岁的患者不超过 10%,年龄低于 40 岁的不足 1%。

二、临床特征

1. **肾脏受累**　是最显著的特征,33%的患者表现为肾炎综合征,如水肿、疲乏和嗜睡等,部分患者可有肾功能的轻度损伤。

2. **心脏受累**　在诊断时,40%~50%的患者发现有心脏的淀粉样变,死亡率达 90%。由于缺乏特异性,是诊断最具挑战性的症状。表现为限制性心肌病造成的慢性充血性心力衰竭,特别是中心静脉压升高、周围性水肿和肝大等右心衰竭的表现。

3. **周围神经病变**　见于 20%的患者,10%~15%表现为孤立的神经系统症状,典型的是对称性的感觉神经异常如疼痛,腕部综合征可发生于 40%的患者,自主神经病变可导致直立性低血压、性无能和胃肠功能紊乱。

4. **胃肠道**　胃肠道受累可以是局部的或者弥漫性的,如吸收不良、肠穿孔、肠出血和肠梗阻均可发生;肝大发生率为 5%;巨舌症发生率为 10%。

5. **凝血功能异常**　出血发生率高达 33%,通常表现为非血小板减少性紫癜,熊猫眼征。

6. **其他脏器受累**　声带的浸润可导致发音困难;肾上腺和胸腺的浸润可引起内分泌紊乱;头面部和躯干可出现斑点和结节;肺浸润罕见。

三、实验室与辅助检查

(一)单克隆免疫球蛋白的鉴定

患者出现肾炎综合征、心肌病、周围神经病变、肝大或自主神经病时高度怀疑 pAL。对怀疑淀粉样变的患者最好的初始评估筛查是免疫固定电泳和血清及尿液免疫球蛋白游离轻链(含 κ 和 λ)检测。99%的患者在这三种检查中至少有一个可检测到的异常,其中血清游离轻链的检测尤为重要,不仅帮助诊断 pAL,还影响患者的分期,同时还参与疗效监测评价。

(二)器官受累严重程度评估

1. **肾脏** 包括肾小球滤过率(eGFR)和 24h 尿蛋白定量测定,评估肾功能损伤程度。

2. **心脏** 包括血清肌钙蛋白 T/I(cTnT/I)、N 末端前体脑钠肽(NT-proBNP)、心电图、超声心动图、心脏 MRI 检查。肌钙蛋白和 N 末端前体脑钠肽水平可预测淀粉样变患者的预后,并且是疾病分期系统的重要组成部分。所有出现淀粉样变性的患者,无论是否怀疑心脏疾病,都应该进行这两种心脏标志物检测。心电图示低血压;心脏超声显示心室肥厚、心腔正常或缩小、射血分数正常或轻度降低。

3. **肝脏** 包括肝功能、肝脏影像学检查。

4. **周围神经** 包括肌电图和神经传导速度检查。

(三)组织活检

本病的确诊依赖于活体组织检查证实。受累器官(肾脏、唇腺等)活检或皮下脂肪抽吸(腹壁脂肪)标本应用刚果红染色,偏振光显微镜下可确诊。

(四)淀粉样蛋白的鉴定

确诊后还需进一步确定是 κ 还是 λ 型轻链的 pAL。

四、诊断

1. **诊断标准** 患者需满足以下 5 条标准:

(1)具有受累器官的典型临床表现和体征。

(2)血、尿中存在单克隆免疫球蛋白和/或轻链。

(3)确诊依赖于组织活检证实,受累器官或皮下脂肪抽吸、肾脏、唇腺活组织检查标本应用刚果红染色后在偏振光镜下呈绿色的双折线阳性结果。

(4)免疫组化、免疫荧光、免疫电镜或质谱分析确定单克隆免疫球蛋白轻链(κ、λ)沉积,且轻链类型与血、尿检测结果一致。

(5)除外多发性骨髓瘤、继发性淀粉样变性和家族性淀粉样变性。

2. **危险分层** pAL 患者的预后与心脏受累严重程度关系密切。目前淀粉样变危险分层主要采用梅奥分期和修正分期(表 29-1)。

表 29-1 原发性轻链型淀粉样变的梅奥分期

分期标准	危险因素	危险因素数量	分期
梅奥诊所 2004 分期	cTnT(I)≥0.035ng/ml	0	I 期
	NT-proBNP≥332ng/L	1	II 期
		2	III 期
梅奥诊所 2012 分期	cTnT(I)≥0.025ng/ml	0	1 期
	NT-proBNP≥1 800ng/L	1	2 期
	dFLC≥180mg/L	2	3 期
		3	4 期

cTnT(I),血清肌钙蛋白 T/I;NT-proBNP,N 末端前体脑钠肽;dFLC,血清游离轻链差值。

五、鉴别诊断

pAL 需与两类疾病鉴别：一类是其他类型的淀粉样变性，另一类是其他可出现 M 蛋白的疾病。

需鉴别的其他类型淀粉样变性主要有血清淀粉样蛋白 A 型淀粉样变性（AA 型）、局灶性轻链型淀粉样变性（AL 型）和遗传性淀粉样变性。鉴别依赖于对致淀粉样变沉积物类型的鉴定和突变基因的检测。心、肾受累患者需与免疫球蛋白沉积症鉴别；单纯心脏受累的原发性轻链型淀粉样变还需与肥厚型心肌病相鉴别；单纯肾脏受累的 pAL 需与其他原因导致的蛋白尿或肾病综合征相鉴别，如自身免疫性疾病或代谢性疾病等。

需鉴别的可出现 M 蛋白的疾病包括：多发性骨髓瘤、华氏巨球蛋白血症和其他淋巴浆细胞肿瘤。10%~15% 的多发性骨髓瘤患者可合并轻链型淀粉样变，华氏巨球蛋白血症或惰性淋巴瘤（如边缘区淋巴瘤）患者也可以出现继发性轻链型淀粉样变性。pAL 与继发性轻链型淀粉样变的主要鉴别在于患者是否能够达到相关疾病的诊断标准。

六、治疗

治疗目标：靶向克隆性浆细胞，降低异常蛋白的生成，减少蛋白沉积并使原有的沉积降解，使已损害的器官功能得以改善。

（一）支持治疗

1. **肾炎综合征** 限制钠水摄入，使用袢利尿剂。
2. **肾衰竭** 如条件允许进行血液或腹膜透析，严格控制高血压。
3. **慢性充血性心力衰竭** 可使用利尿剂和 ACEI 类药物；地高辛往往反应强烈；钙离子拮抗剂和 β 受体阻滞剂禁忌使用；适合的患者可进行心脏移植。
4. **伴有凝血因子 X 缺乏的出血** 可输注凝血因子复合物、重组 FⅦ、冷沉淀或新鲜血浆支持。

（二）化疗

1. **基于蛋白酶体抑制剂的方案** 含蛋白酶体抑制剂的方案可作为新确诊或者复发患者的一线治疗方案以及干细胞移植后的巩固治疗，起效快，血液学及器官缓解率较高。根据患者的心功能酌情调整剂量及用药间隔。

2. **基于美法仑的化疗方案** 起效相对较慢，有效率低，对不适合自体造血干细胞移植的患者可应用。

3. **基于免疫调节剂的方案** 沙利度胺或来那度胺都可以用于治疗，可以联用地塞米松，或者联用环磷酰胺和地塞米松对 pAL 具有较好的疗效。血清白蛋白小于 25g/L 的患者应慎用免疫调节剂，同时接受严格的预防性抗凝。梅奥 2004 分期Ⅲ期的患者应避免使用沙利度胺。

（三）自体外周血造血干细胞移植（APBSCT）

高达 60% 生存者的器官功能能得到改善，治疗相关死亡率高达 40%。小于 2 个器官受累患者可较好耐受 APBSCT 治疗；心肾功能良好、体力状态良好的年轻患者是 APBSCT 治疗的最佳适用者。心脏受累和肌酐升高是预后不良的指标。

（四）新药研究

1. **靶向淀粉样变性浆细胞的药物** 抗 CD38 单克隆抗体达雷妥尤单抗（daratumumab）、靶向嵌合抗原受体 T 细胞疗法还在探索中。

2. **靶向淀粉样轻链及淀粉样蛋白的药物** 多西环素能减少低聚体的产生，分解淀粉样纤维，并防止淀粉样物质的进一步沉积，改善 pAL 患者的器官缓解率及预后。

七、预后

本病的预后与心脏受累的程度密切相关。若及时、合理地治疗，可改善患者的远期生存。如诊断时已有慢性心力衰竭，平均生存期仅 4~6 个月。最常见为心源性死亡，可因进行性充血性心肌病或心室扑动或骤停造成猝死，其他可死于尿毒症或其他并发症。

（杨　琳）

第三十章　镰刀型细胞贫血病

镰刀型细胞贫血病(sickle cell disease,SCD)是一种常染色体显性遗传的血红蛋白病,可导致血红蛋白 S(hemoglobin S,HbS)的产生。临床表现为慢性溶血性贫血、慢性局部缺血导致器官组织损害、易感染和反复发作性疼痛危象(也称镰状细胞危象)。

一、病因与流行病学

SCD 患者因血红蛋白的 β 链第 6 位氨基酸谷氨酸被缬氨酸所代替,形成了异常 HbS,取代了正常血红蛋白(HbA),含 HbS 的红细胞在低氧条件下变形(拉长),从而形成特征性的镰状细胞,不能顺利地通过小血管,而且比正常红细胞更易黏附于血管内皮,从而导致血管栓塞和镰状细胞危象。SCD 患者的父母双方均携带 $β^s$ 基因,也就是他们都常有镰状细胞特征,而异常 $β^s$ 基因的纯合子表现出慢性红细胞溶血和组织梗死的特点。

SCD 的发病率为 8/100 000,该疾病广泛分布于非洲、中东、印度的部分地区和地中海,在我国的南方地区也发现有这类病例。

二、临床特征

患者出生后半年内血红蛋白主要是血红蛋白 F(hemoglobin F,HbF),故临床症状通常不明显。半年后 HbF 逐渐由 HbS 替代,症状和体征逐渐显现,可概括为四大特征。

1. **慢性溶血性贫血**　除贫血相关症状外,胆红素升高可引起皮肤、巩膜轻中度黄染、色素性胆石症,当寒冷、感染、脱水时症状可能加重。婴幼儿可出现脾大,随年龄增长,脾脏可因脾梗死、纤维化而缩小。

2. **血管阻塞**　由于毛细血管微血栓而引起反复发作的血管阻塞性疼痛。在婴幼儿出现指(趾)、手(足)关节肿胀、充血、疼痛时称手足综合征,2 岁内患儿 50%有手足综合征,儿童和成人多表现为四肢肌痛、大关节疼痛和腰背疼痛,严重者可出现剧烈腹痛(常见原因为脾梗死)、头痛,甚至肢体瘫痪、昏迷。随着时间的推移,血管阻塞几乎可发生于任何器官,可以出现周期性疼痛,患者瘦弱、易疲劳、易感染、营养不良。各种原因引起的内脏缺氧使更多的红细胞镰变导致慢性器官损害,也可引起心、肺、肾、肝、脑栓塞等严重并发症,从而导致与该疾病相关的急慢性多脏器功能衰竭。如感染微小病毒,则可能引起骨髓增生低下、贫血突然加重、网织红细胞显著减少。眼部可能因为眼底视网膜血管栓塞引起眼底出血、视网膜脱离。另外,也可影响神经系统的发育而出现智力低下。

超过 25%的患者以急性疼痛为疾病的首发症状。在大于 2 岁的患儿中是最常见的症状。急性疼痛这一并发症也是 SCD 患者通常寻求医疗救助的原因,疼痛的频率在 19~39 岁间达到高峰;大于 19 岁的患者疼痛越频繁,则病死率越高。疼痛可能会由以下原因诱发,如脱水、代谢性酸中毒、感染、应激、月经、饮酒、低氧。然而,大多数疼痛发作没有明确的原因。

3. **重症感染**　高发病率和病死率归因于细菌和病毒感染。由于脾内红细胞镰变导致脾功能障碍以及脾脏不能从血流中过滤微生物,患者很容易因荚膜微生物(特别是肺炎链球

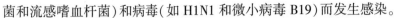

菌和流感嗜血杆菌)和病毒(如 H1N1 和微小病毒 B19)而发生感染。

4. **急性脾脏扣压征**　大量红细胞滞留在肝、脾,将会出现肝脾进行性肿大而发生低血容量性休克,又称为滞留型危象。

三、实验室与辅助检查

1. **外周血检查**　血红蛋白降低,白细胞及血小板一般正常,网织红细胞升高,多在 10% 以上;血涂片可见红细胞大小不均,嗜多色、嗜碱性点彩细胞增多,可见有核红细胞、靶形红细胞、异型红细胞、Howell-Jolly 小体,镰状红细胞并不多见,若发现则有助于诊断,通常采用"镰变试验"检查有无镰状红细胞。

2. **骨髓象检查**　骨髓象具有一般慢性溶血的共同征象,红系显著代偿性增生。叶酸缺乏可出现巨幼细胞变,如有病毒感染,可引起红系增生低下或再生障碍性贫血骨髓象表现。

3. **生化检查**　血胆红素轻中度升高,乳酸脱氢酶升高,溶血加重时显著增高。本病的溶血以血管外溶血为主。

4. **血红蛋白电泳**　此为确诊试验。血红蛋白电泳显示 HbS 占 80% 以上,HbF 增多至 2%～15%,父/母有镰状细胞特性的特点。

四、诊断

SCD 的诊断标准如下:①临床表现(黄疸、贫血、肝脾肿大、骨关节及胸腹疼痛等)。②红细胞镰变试验阳性。③遗传史。④种族地区发病。⑤血红蛋白电泳分析显示主要成分为 HbS。

在胎儿期或新生儿期血红蛋白以 HbF 为主,可能难以鉴定成人血红蛋白,容易混淆对 HbS 的检测结果。

如有条件,可进行氨基酸分析或基因检测。如在流行区或高发人群中有下列情况之一应想到本病的可能:①儿童贫血伴有生长发育迟缓;②阳性家族史伴有贫血;③小儿反复出现手足肿痛;④不明原因反复感染与肝脾肿大。

五、鉴别诊断

SCD 是一种标志性特征为血管阻塞现象和溶血性贫血的遗传性疾病,需要与其他血红蛋白病(如 HbC 病、HbD 病、HbE 病)进行鉴别。通过血红蛋白电泳和家系研究进行鉴别诊断。

六、遗传咨询与产前诊断

SCD 是严重影响日常活动能力的慢性疾病,甚至危及生命。当 HbS 来源于一个镰状 β 珠蛋白基因突变而其他 β 珠蛋白基因正常时,称为镰状细胞性。这是一种良性携带状态而非疾病,其特征为杂合性镰状血红蛋白突变。SCD 只会出现于夫妇两人皆为镰状细胞性携带者的家庭,因此,建议所有的携带者均应接受遗传咨询,避免携带者之间联姻。应在妊娠早期向有风险的夫妇提供血红蛋白病检测,并在合适的情况下提供产前诊断的机会。目前,胎儿 DNA 样本是通过在妊娠 8～10 周行绒毛膜绒毛取样获得,也是很有效的产前诊断方法。对父母均系 HbAS 者,行孕妇羊水层细胞核内酶检测,分析 DNA 碎片来确定胎儿是否患 SCD

的方法安全、可靠。

七、治疗

目前无病因治疗,对症治疗可以减轻患者症状与痛苦。治疗的一般原则包含良好的患者教育、感染预防和处理、营养支持、疼痛管理,减少器官损伤及并发症。治疗目的在于预防缺氧、脱水、感染,初始预防措施还包括新生儿期开始的青霉素预防性使用,恰当的免疫接种以及对特殊情况(手术前准备、症状性贫血、急性脑卒中、多器官功能衰竭等)患者的输血治疗。

1. **一般治疗**　目前预防 SCD 疼痛发作或症状性的 SCD 患者的治疗常使用羟基脲,在严重发作病例,羟基脲可适当提高 HbF 的产生而减少镰状细胞血红蛋白的聚合过程,从而减少疼痛危象和需要输血的次数。尽早使用止痛药物,红细胞生成素也有一定效果。本病主要是因缺氧使红细胞镰变阻碍毛细血管而造成疼痛危象,宜氧气吸入和应用血管扩张药物。叶酸的补充能改善血管内皮的功能。对于脑卒中、红细胞再生障碍性贫血危象、急性胸痛综合征、脾肿大,以及急性血红蛋白下降可考虑换血治疗,目的使 HbS 降到 30% 以下。

2. **造血干细胞移植**　也有进行造血干细胞移植以拯救患者和提高生存质量,这种治疗主要仅限于 16 岁以下的患者,且神经系统后遗症似有增加。

3. **新型药物**

(1) Adakveo(Crizanlizumab):又名 SEG101,是一款靶向 P 选择素的单克隆抗体。P 选择素是一种在血管内皮细胞和血小板上发现的粘接分子,有助于细胞间的相互作用(包括内皮细胞、血小板、红细胞、镰状红细胞和白细胞),从而造成多细胞粘连和聚集,进而阻塞血管。Adakevo 通过与 P 选择素结合可预防血管阻塞危象的发生。

(2) Oxbryta(Voxelotor):2019 年美国 FDA 批准了 HbS 聚合抑制剂 Voxelotor 用于治疗成人和 12 岁以上青少年患者的 SCD,该药通过增加血红蛋白对氧的亲和力达到疗效。Voxelotor 有着恢复正常血红蛋白功能和改善氧气输送的潜力。

八、预后

SCD 是一种严重疾病,大多因感染和反复发作于幼年即亡,只有 14% 的患者生存至成年,幸存者 30 岁以上不多,活到老年者罕见。感染、心力衰竭、猝死、肾衰竭、肺部及中枢神经系统并发症、梗死危象引起的休克为常见的死因。妊娠容易加速疾病的恶化,且易发生流产和死胎。

(杨　琳)

第三十一章 血 友 病

血友病(hemophilia)是最常见的遗传性出血性疾病。血友病主要有两种类型,A 型和 B 型,分别是由凝血因子Ⅷ(FⅧ)或者凝血因子Ⅸ(FⅨ)生成缺陷导致的先天性出血性疾病,为 X 性连锁隐性遗传。女性携带者很少出现症状。C 型血友病是由凝血因子Ⅺ缺乏引起,更加罕见。

一、病因与流行病学

FⅧ由凝血酶激活,FⅨ由 TF/Ⅶa 因子复合物激活,二者共同激活因子 X,导致凝血酶的生成,并使可溶性纤维蛋白原转换成不可溶的纤维蛋白。A 型和 B 型血友病缺陷的特点,就是不能生成细胞表面相关的因子 Xa,导致凝血级联的内在途径不能活化。基因的异常包括:FⅧ基因的 22 号内含子的倒转(占 50%)、点突变以及缺失。全基因的改变在 A 型血友病中常见,但 B 型血友病少见。1/3 的 B 型血友病患者有功能缺陷的分子。现在可直接通过基因突变检查明确携带者,进行产前诊断。

血友病无种族或地区差异。A 型血友病比 B 型更为普遍(占血友病总数的 80% ~ 85%)。女性血友病患者极其罕见。我国血友病的发病率为 2.73/100 000。

二、临床特征

A 型和 B 型血友病临床表现无区别,症状依赖于因子的水平。肌肉内出血见于手臂、腿、髂腰肌或者任何部位(可能导致神经压迫、间隔综合征、肌肉挛缩),血尿常见,腹膜后和中枢神经系统的出血威胁生命(表 31-1)。

表 31-1　A 型和 B 型血友病的临床分型

临床分型	因子活性水平/(IU/dl)	出血症状
轻型	>5~40	大手术或外伤可致严重出血,罕见自发性出血
中间型	1~5	介于轻型和重型之间
重型	<1	自幼肌肉或关节自发性出血

三、实验室与辅助检查

1. **筛选试验**　血常规血小板计数正常;活化部分凝血活酶时间(APTT)的延长依赖于凝血因子缺乏的程度(注意 APTT 正常不能排除轻型)。

2. **确诊试验**　首先检测 FⅧ,然后检测 FⅨ。

3. **基因诊断**　建议对患者进行基因检测,以便确定致病基因,为同一家族中的携带者检测和产前诊断提供依据。

4. **放射学检查**　急性出血时如果诊断困难,行 B 超或者 CT 扫描明确出血部位。

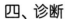

四、诊断

1. **诊断依据** 临床上如存在婴幼儿期易出现瘀伤、自发性出血(无明显/已知原因的出血,特别是关节、肌肉和软组织)、手术或外伤后过量出血等病史,应考虑到血友病的可能。对疑诊患者需追问家族史,同时行相关实验室检查,如结果血小板计数正常,凝血酶原时间(PT)、凝血酶时间(TT)正常,纤维蛋白原正常,APTT 延长则高度怀疑,需进行确诊试验。A 型血友病患者 FⅧ活性减低或缺乏,血管性血友病因子(von Willebrand factor,vWF)抗原正常;B 型血友病患者 FⅨ活性减低或缺乏。

2. **遗传咨询与产前诊断** 通过基因检测确定致病基因,可明确患者家系中的携带者,为产前诊断提供依据。羊膜穿刺术和绒毛膜取样技术是产前诊断的主要手段,对羊水、羊水细胞及绒毛膜进行遗传学分析,来判断胎儿基因是否正常。

3. **新生儿筛查** 对于那些怀疑血友病或有明确家族史的新生儿,通过脐带或静脉血进行血友病的检测。需要特别注意的是,新生儿要经过大约六个月的时间 FⅨ才能达到正常水平。因此,脐带血样本在诊断 A 型血友病方面更准确,而脐带血样本在出生时的 FⅨ水平较低并不表明存在 B 型血友病。

五、鉴别诊断

1. **血管性血友病** 患者的出血病史和临床症状无特异性,以黏膜出血为常见,其主要缺陷在于 vWF 的活性下降。通过检测 vWF 抗原或 vWF 活性下降可与 A 型血友病鉴别。

2. **获得性血友病** 体内产生抗Ⅷ因子的特异性自身抗体所致的出血性疾病。患者多成年发病,关节出血少见,无家族史,常见于老年和妊娠期。40%~50%的患者有基础疾病,如自身免疫性疾病、恶性肿瘤、多种皮肤病(银屑病、天疱疮、多形红斑),或有用药史(青霉素、氨基糖苷类、吩噻嗪类等)。

3. **其他 APTT 延长的遗传性凝血因子缺乏症** 包括因子 Ⅴ、Ⅶ、Ⅹ或纤维蛋白原缺乏。相应凝血因子检测可以明确诊断。

六、治疗

血友病的治疗策略主要分为两部分:急性出血的处理和预防治疗。

1. **急性出血的处理** 如果发生急性出血,应尽早、有效地处理血友病患者的出血,减少疼痛、功能障碍及远期残疾,患者需住院治疗。出现任何严重急性出血事件的血友病患者都需要快速识别出血的部位和严重性,然后必须立即给予 FⅧ或 FⅨ的高剂量凝血因子浓缩物进行替代治疗。浓缩因子的剂量应为 FⅧ 50IU/kg 或 FⅨ 100~120IU/kg。如果没有 FⅨ浓缩物,则可以输注 70~80IU/kg 的凝血酶原复合物浓缩物。尽量避免各种手术和有创操作。必须手术的患者如颅内出血、咽喉出血或颈部血肿、大量腹腔或胸腔出血等,应进行充分的替代治疗。应进行适当的影像学检查以确定出血部位,然后根据出血的部位和严重程度进行适当的专科协助诊治。即使出血减慢或停止,仍需要给予凝血因子浓缩物以便愈合。血友病患者应该避免使用阿司匹林、非甾体类抗炎药物以及其他影响血小板聚集的药物。避免肌内注射。

2. **预防治疗** 对多数严重血友病患者来说,预防比治疗更重要。建议从 12~18 月龄开始预防可明显减少出血。可能需要每周一到两次预防治疗。

　　FⅧ和FⅨ剂量计算和目标水平：A型血友病的替代治疗首选人基因重组FⅧ制剂或病毒灭活血浆来源性FⅧ制剂，无上述条件时可选用新鲜冷冻血浆和冷沉淀。1IU/kg的FⅧ输注量可将FⅧ活性水平提高2%。B型血友病的替代治疗首选人基因重组FⅨ制剂或病毒灭活的血源性凝血酶原复合物，若无条件者可选用新鲜冰冻血浆。1IU/kg的FⅨ输注量可使血浆FⅨ活性水平提升1%。

　　3. 物理治疗和康复训练　理疗对关节出血或手术后的治疗至关重要。患者应与专业人士沟通在理疗之前是否需要预防性治疗以预防出血。

七、预后

　　若能获得充分的替代治疗，患者可像正常人一样生活和工作。

（杨　琳）

第三十二章 阵发性睡眠性血红蛋白尿症

阵发性睡眠性血红蛋白尿症(paroxysmal nocturnal hemoglobinuria, PNH)是一种罕见的获得性非恶性造血干细胞克隆性疾病,为造血干细胞 X 染色体上的 *PIGA* 基因突变所致,而 *PIGA* 是合成将某些蛋白锚定在细胞表面的糖基磷脂酰肌醇(glycosylphosphatidylinositol, GPI)所必需的。因此造血干细胞及其后代缺乏 GPI 锚蛋白(包括 CD55、CD59 等),导致血细胞对补体敏感,细胞容易被破坏,发生溶血。临床主要表现为血管内溶血性贫血、血红蛋白尿和血栓形成倾向。

一、病因与流行病学

造血干细胞中发生 *PIGA* 基因(位于 Xp22.1)突变,导致 GPI 锚定蛋白合成缺乏,进一步导致细胞表面 GPI 锚定蛋白家族的缺失。其中 GPI 锚蛋白 CD55 和 CD59 属于补体调节蛋白,在 PNH 发病中具有重要作用。CD55 和 CD59 缺乏导致机体对补体敏感并造成血管内溶血是 PNH 的标志性特征。

PNH 发病率小于 1/200 000,PNH 可发生于各年龄组,从 2 岁至 80 岁以上,但发病高峰年龄为 20~40 岁。男女均可发病。

二、临床特征

1. **血管内溶血** 经典表现为周期性阵发性晨起深色尿,但也可以表现为持续性红细胞破坏但没有血红蛋白尿。

2. **不常见部位发生静脉血栓** 特别是肝、肠系膜、门静脉和颅内静脉血栓,是 PNH 中最常见的死亡原因。亚洲患者群体的血栓事件发生率(11%)明显低于欧美国家。

3. **骨髓衰竭** 直接表现为再生障碍性贫血或尽管增生尚可但骨髓功能很差。

三、实验室检查

1. **PNH 的常规检测项目** 包括全血细胞计数、网织红细胞计数、血清乳酸脱氢酶、胆红素和结合珠蛋白、铁储备量、骨髓穿刺和活检、细胞遗传学和尿常规检测及含铁血黄素试验、风湿免疫疾病相关抗体检测等。

2. **流式细胞术对 PNH 异常血细胞的检测和定量** 流式细胞术可以对 PNH 血细胞进行定量分析,是 PNH 诊断的金标准。最常用的抗 CD55 及 CD59 抗体,可以与细胞表面 CD55 及 CD59 特异性结合,而未被 CD55 及 CD59 结合的细胞即为 PNH 细胞。

骨髓增生异常综合征(myelodysplastic syndrome, MDS)、细胞发育不良或炎症反应等都有可能导致膜蛋白的缺失,如 CD55、CD59 等不表达,此时若采用传统的流式细胞术会出现误诊。气单胞菌溶素前体变异体(FLAER)白细胞分析法能特异地与细胞膜上的 GPI 锚蛋白结合,从而直接反映锚蛋白的缺失情况。与检测 CD55、CD59 相比,FLAER 检测结果更敏感和特异,也更加准确,且不受溶血与输血影响。对于临床上高度怀疑,而检测 CD55、CD59

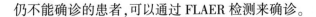

仍不能确诊的患者,可以通过 FLAER 检测来确诊。

四、诊断

1. 临床表现符合 PNH　有以下情况建议进行 PNH 筛查。

(1)发作性血红蛋白尿史。

(2)有非球形红细胞,Coombs 试验阴性血管内溶血的证据(必须有血清乳酸脱氢酶的异常增高)。

(3)再生障碍性贫血患者(即使无血管内溶血的表现也应该在诊断时即予筛查并每年筛查一次)。

(4)难治性贫血或骨髓增生异常综合征的变异型难治性血小板减少伴多系发育异常。

(5)静脉血栓形成累及少见部位(通常有血管内溶血的证据):①Budd-Chiari 综合征;②其他腹腔内部位;③脑静脉;④皮肤静脉。

2. 实验室检查　应用流式细胞术检测和定量分析缺乏 GPI 锚蛋白的红细胞和白细胞(比如中性粒细胞和单核细胞)比例,可以明确 PNH 诊断。

五、鉴别诊断

1. 再生障碍性贫血　典型 PNH 有血红蛋白尿发作,易鉴别。不典型者无血红蛋白尿发作,全血细胞减少,骨髓可增生减低,易误诊为再生障碍性贫血。再生障碍性贫血常有较重的出血,多伴感染,无巩膜黄染。网织红细胞绝对值低,无含铁血黄素尿。通过流式细胞术检测 CD55 和 CD59 能发现 PNH 造血克隆。

2. 阵发性寒冷性血红蛋白尿　典型表现为寒冷季节在室外活动,回至温度较高的室内后,几分钟至 8h 内先出现腰腿酸痛、腹痛、寒战、高热、全身乏力、恶心呕吐等表现,接着突然出现暗红色或酱油色尿。如发作频繁或发作特别严重时,可出现血红蛋白下降,网织红细胞计数增高。冷溶血试验(D-L 溶血试验)阳性。

3. 行军性血红蛋白尿　典型表现为患者在行军、赛跑、走路、打篮球等体力活动后,突然出现暗红色尿,一般持续仅数小时,大都没有全身症状,偶尔可有恶心、呕吐、腹痛及腰背酸痛等轻微症状。由于溶血时间很短,一般很少发生贫血。即使在血红蛋白尿发作时,红细胞的形态仍正常。

六、治疗

1. 对症支持治疗　红细胞输注可以维持血红蛋白水平。PNH 由于长期的反复的血红蛋白尿和含铁血黄素尿引起缺铁,补铁可能是需要的。

2. 糖皮质激素治疗　糖皮质激素在 PNH 的治疗中尚有争议。国外由于补体抑制剂的使用,不主张采用糖皮质激素。我国在引入补体抑制剂之前,糖皮质激素的主要价值可能在于改善急性溶血的恶化。短周期应用泼尼松龙可能可以减轻溶血危象的严重程度和持续时间。如无禁忌,可尝试肾上腺糖皮质激素[如泼尼松龙 0.25～1mg/(kg·d)],然后逐渐减量直至最小用量。

雄激素无论单用或与糖皮质激素合用,均已被成功应用于 PNH 贫血的治疗。推荐人工合成的雄激素如达那唑,起始剂量为 400mg,每日 2 次,在控制慢性溶血时可采用较低剂量

（100~400mg/d）。

3. 血栓栓塞的治疗　静脉血栓栓塞是 PNH 发病和死亡的主要原因,建议中性粒细胞中 PNH 克隆超过 50%~60%的患者应给予预防性抗凝治疗,推荐使用华法林治疗,维持国际标准化比值在 2.0~3.0 之间。急性血栓事件需用肝素抗凝。Budd-Chiari 综合征急性发作时应给予系统性溶栓治疗或针对血栓部位的介入性溶栓治疗。

4. 异基因造血干细胞移植　是目前唯一可治愈本病的手段。造血干细胞移植一般仅限于难治性、糖皮质激素耐药或有激素禁忌证的 PNH 患者,适应证为有 HLA 相合的同胞供者,且满足以下条件:①合并骨髓衰竭;②难治性 PNH,输血依赖性溶血性贫血;③反复出现危及生命的血栓栓塞事件。

5. 依库珠单抗（Eculizumab,Soliris）　依库珠单抗是一种针对活化补体 C5 的单抗,已经被 FDA 批准用于治疗 PNH。该药可以阻断血管内溶血,明显改善临床贫血症状,减少输血,提高生活质量。特别注意的是该药还能降低 PNH 患者血栓形成风险,而血栓形成正是该病发病和死亡的主要原因。依库珠单抗价格昂贵,且对潜在的干细胞异常和相关的骨髓衰竭均无效,必须持续治疗。

七、预后

PNH 临床病程多变,大多数患者呈慢性病程。最常见的致死性事件是血栓发作,如 Budd-Chiari 综合征;全血细胞减少引起的各种并发症也可导致死亡。依库珠单抗通过抑制血管内溶血,真正消除血栓栓塞并发症从而改变了 PNH 的自然病程。

（杨　琳）

第三十三章　朗格汉斯细胞组织细胞增生症

朗格汉斯细胞组织细胞增生症（Langerhans cell histiocytosis, LCH）是一种组织细胞病，以克隆性病理组织细胞组成的肉芽肿病变为特征，常见累及骨骼、皮肤、淋巴结、肝脾等。临床上将 LCH 分为单系统单病灶 LCH、单系统多病灶 LCH、多系统 LCH。

一、病因与流行病学

LCH 病因尚不明确，其发病可能与吸烟、病毒感染、基因突变及免疫微环境的改变相关。目前认为 LCH 是一种以丝裂原活化蛋白激酶信号通路激活为主要特征的炎性髓系肿瘤，约 50% 的 LCH 患者发现 *BRAF*^{V600E} 基因突变，*MAP2K1*、*ERBB3* 和 *ARAF* 基因突变也有报道。

LCH 所有年龄组均可发病，1~3 岁的儿童多见。年发病率估计为（0.5~5.4）/100 000。

二、临床特征

LCH 患者起病情况不一，临床表现多样，可表现为自发性消退、数年慢性反复发作或迅速恶化导致死亡。

1. **骨骼**　最常见，以单发性或多发性溶骨性病变为特征，出现骨痛或病理性骨折。眼眶骨质病变所致突眼为儿童患者典型表现之一。

2. **皮肤病变**　主要分布于躯干、头皮和发际。初期为头皮的湿疹、脂溢性皮炎继而出现脱屑结痂，最后遗留色素白斑，三期皮疹同时存在为其特征性病变。

3. **淋巴结和骨髓**　颈部淋巴结最常受累，质软并相互粘连。骨髓受累表现为血细胞异常，常见于多系统疾病的儿童，单纯骨髓受累较少见。

4. **肝脾**　肝脾受累一般提示预后较差。肝脏受累包括肿瘤样/囊性病变、硬化性胆管炎、肝功能异常、门静脉高压等。脾脏受累表现为脾大、腹胀、气促及脾功能亢进等。

5. **口腔及眼耳鼻咽喉病变**　表现为口腔内肿块、牙龈炎、黏膜溃疡和牙齿松动、突眼、顽固性中耳炎伴外耳道皮疹等。

6. **肺部**　成人多见，表现为干咳、呼吸困难、反复自发性气胸。肺部体征通常不明显。

7. **其他**　还可出现中枢性尿崩症、学习和情感障碍、消化道症状及其他内分泌系统受累表现等。

三、实验室与辅助检查

1. **实验室检查**　累及骨髓时可出现贫血（多为正细胞正色素性）、血小板降低。累及肝脏出现肝酶和胆红素增高、低蛋白血症、凝血异常。尿崩症可有血钠升高，尿液渗透压低于血浆渗透压。影响到胰腺可出现血糖升高。

2. **骨质评价**　X 线和全身低剂量 CT 均可作为首选方法。全身骨质均可发生溶骨性或"穿凿样"骨质破坏，颅骨最为常见。

3. **肺部检查**　高分辨 CT 特征性表现为肺中部及上部为主的多发性囊肿与结节，以及间质增厚。支气管肺泡灌洗液中 CD1a 阳性细胞>5% 支持诊断。

4. **病理检查**　受累组织活检通常显示伴嗜酸性粒细胞、中性粒细胞、小淋巴细胞和组织细胞(可形成多核巨细胞)的朗格汉斯细胞聚集。可出现嗜酸性脓肿,增生中心可有出血和坏死。免疫组化可见表达组织细胞标志物 CD68、CD1a、S100 和 CD207(langerin 蛋白)阳性。电镜检查可见朗格汉斯巨细胞,胞质中可见被称为朗格汉斯颗粒或者 Birbeck 颗粒。

5. **其他检查**　内分泌激素测定评估腺体功能。垂体 MRI 可见神经垂体高信号消失。腹部 B 超评估肝脾、门静脉情况。PET-CT 有助于评价疾病全身受累范围。

四、诊断

1. **病理诊断是 LCH 诊断的金标准**　如患者出现无其他病因的中枢性尿崩症和骨痛,应考虑到 LCH,溶骨性病变提示本病,病理诊断是金标准。优先选择骨病变或皮肤病变,光镜下可见朗格汉斯细胞。免疫组化示 CD68、CD1a、langerin(CD207)及 S100 阳性。电镜下可找到朗格汉斯颗粒或者 Birbeck 颗粒。

2. **基因检测**　约 50% 的 LCH 患者病变组织中存在 $BRAF^{V600E}$ 基因突变。对于孤立性垂体病变,可考虑在脑脊液或外周血中检测。

五、鉴别诊断

Erdheim-Chester 病(ECD)是一种罕见的非朗格汉斯细胞组织细胞增生症,最常见于成人。组织细胞浸润导致多器官出现黄色肉芽肿性病变。组织活检显示非 LCH 特征的组织细胞,CD1a 和 CD207 蛋白阴性,电镜下无 Birbeck 颗粒。

六、治疗

单系统 LCH 患者,通常根据受累部位选择治疗,如单独肺 LCH 部分患者通过戒烟可以改善,单独垂体 LCH 部分患者放疗有效。多系统 LCH 则以全身治疗为主。采用长春新碱+泼尼松龙或阿糖胞苷单药作为初始诱导化疗,后续治疗取决于 6 周时的疾病缓解情况。存在 $BRAF^{V600E}$ 突变患者可以选用 BRAF 抑制剂维莫非尼、索拉非尼等治疗。

对症治疗,如中枢性尿崩症患者使用醋酸去氨加压素控制尿量;如有其他垂体-下丘脑受累导致的内分泌指标改变,可行相应的替代治疗等。

七、预后

通常单系统 LCH 预后较好。多系统 LCH 如累及血液系统、肝脾、肺,复发或致死的风险较大。

(李　杰)

第三十四章　重症先天性粒细胞缺乏症

重症先天性中性粒细胞缺乏症(severe congenital neutropenia, SCN)又名 Kostmann 综合征,为一种先天性骨髓衰竭的遗传性综合征,以外周血成熟中性粒细胞绝对值(absolute neutrophil count ANC)持续性明显减少,低于<0.5×10⁹/L,出生后即出现反复严重感染为特征。

一、病因和流行病学

SCN 的发病率为(2~3)/1 000 000,是由于一些基因突变导致分化成熟障碍,髓系祖细胞停滞在早幼粒细胞/中幼粒细胞阶段,髓系细胞凋亡增加,导致中性粒细胞减少。与 SCN 相关的异常基因目前发现 100 余种,呈常染色体隐性遗传、常染色体显性遗传、X 连锁隐性遗传和散发等多种遗传方式,其中中性粒细胞弹性酶基因(ELANE)是 SCN 最常见的致病基因,其突变为常染色体显性遗传,见于 50%~60% 的患者。此外,HAX1、GFI-1、G6PC3、AK2、WAS、CSF3R 等多种基因突变均可导致 SCN。SCN 是一种异质性遗传综合征,除中性粒细胞减少外,患者可有不同的临床表现。

二、临床特征

SCN 发生在婴儿期,易反复发生侵袭性细菌感染,如脐炎、中耳炎、口腔溃疡、牙龈炎、皮肤脓肿、肺炎、败血症等,患儿感染症状可以不典型,仅局部炎症,无化脓、无坏死倾向,最常由葡萄球菌及链球菌所致。长期中性粒细胞缺乏患者还易罹患侵袭性霉菌感染,除感染外,患者可并发骨质疏松、神经系统损害、心脏及泌尿生殖系统畸形,这些畸形无特征性,此外,SCN 还具有向骨髓增生异常综合征(myelodysplastic syndrome, MDS)或急性髓细胞白血病(acute myelocytic leukemia, AML)转化的风险。

三、实验室及辅助检查

患者平均 ANC<0.2×10⁹/L,常伴单核细胞数量增加、嗜酸性粒细胞增多等。骨髓检查的典型表现为粒系细胞成熟障碍,多停滞在早幼粒细胞/中幼粒细胞阶段,成熟粒细胞显著减少甚至缺如。染色体核型分析正常。

四、诊断

自婴儿期甚至新生儿期即出现反复感染的倾向、多次血常规检查(出生 3 个月后,至少 3 次检测 ANC<0.5×10⁹/L),结合骨髓检测可初步诊断,同时需排除病毒感染、恶性血液病、放射性损伤、化学生物毒素或自身免疫性疾病及其他类型中性粒细胞减少症、免疫缺陷病。多数病例的最终诊断取决于相关基因突变的识别。

如果先证者基因型已经明确,可进行产前诊断。遗传咨询至关重要,应考虑家族史和基因突变类型,不同突变类型的遗传方式不同,比如 ELANE 和 GFI-1 是常染色体显性遗传,HAX1、AK2、G6PC3 是常染色体隐性遗传,WAS 是 X 连锁隐性遗传。

五、鉴别诊断

1. 周期性中性粒细胞减少症 周期性中性粒细胞减少症(cyclic neutropenia,CN)多为常染色体显性遗传,*ELANE* 基因突变是 SCN 和 CN 的共同致病基因,CN 以周期性中性粒细胞减少伴反复感染为特征,通常在 1 岁内发病,外周血 ANC 以平均 21d 为一个周期呈现波动,一般每个周期中会持续 1 周的重度中性粒细胞减少,病情严重程度差异大,与中性粒细胞减少的严重程度相符,可无症状,也可发生危及生命的感染,主要表现为反复急性口腔疾病,如口疮和口腔溃疡,CN 一般不会恶变为急性髓细胞白血病。诊断 CN 时需满足:在 3 个有规律间隔的周期中,每个周期至少有连续 3~5d,ANC 计数小于 0.2×10⁹/L,骨髓检查对诊断 CN 没有帮助。

2. 自身免疫性中性粒细胞减少 是由于机体中存在抗粒细胞特异性抗体,这些抗体针对多种中性粒细胞特异性抗原,介导外周血中粒细胞破坏,或作用于髓系祖细胞致粒细胞减少所致。一种为新生儿同族免疫性中性粒细胞减少,患儿可表现为脓毒症或无症状,粒细胞减少持续数周至数月,待抗体消除后自然缓解。另一种为原发性,多在婴儿期发病,往往是在感染时行血细胞计数检查发现中性粒细胞减少,无严重和少见类型感染,常以自发性的缓解伴自身抗体消失为特点,90% 的患儿到 5 岁时康复,检测抗自身粒细胞抗体可鉴别。

六、治疗

SCN 的治疗包括抗感染治疗、粒细胞集落刺激因子(granulocyte colony stimulating factor,G-CSF)及造血干细胞移植治疗。

1. G-CSF 是治疗 SCN 的首选药物,可降低患者严重感染的发生率,极大改善预后。起始剂量推荐每日 5μg/kg 皮下注射,如果治疗 15d 后没有反应,每日再增加 5μg/kg。G-CSF治疗有很大的异质性,需依照个体情况调整使用剂量和频率,维持 ANC>1×10⁹/L。长期持续使用高剂量 G-CSF 超过 20μg/(kg·d)可能诱发白血病,因此,若需连续高剂量治疗,应考虑进行造血干细胞移植。

2. 造血干细胞移植 造血干细胞移植是目前彻底治愈 SCN 的唯一手段,G-CSF 治疗无效的 SCN 患者发生 MDS/AML 的风险明显高于 G-CSF 敏感者,应尽早进行移植治疗,已经进展为 MDS/AML、对 G-CSF 剂量要求高如>8~10μg/(kg·d)、不耐受 G-CSF 的患者均需移植。

七、预后

长期 G-CSF 治疗可引起血小板减少、骨质疏松及增大向 MDS/AML 转化的风险,需监测骨密度以及血 25-羟维生素 D 水平,必要时积极治疗骨质疏松,定期做骨髓涂片。

八、最新进展

中性粒细胞弹性蛋白酶抑制剂——西维来司钠在细胞生物学实验中显示了药物靶向治疗的良好作用,但仍需进一步临床研究。

(冯 林)

第三十五章　POEMS 综合征

POEMS 综合征又称为 Crow-Fukase 综合征,是一组罕见的单克隆浆细胞异常增生为主的临床症候群,主要临床表现包括:多发性周围神经病变(polyneuropathy,P)、脏器肿大(organomegaly,O)、内分泌病变(endocrinopathy,E)、单克隆性浆细胞疾病(monoclonal plasma cell disorder,M)和皮肤改变(skin changes,S)。

一、病因和流行病学

POEMS 综合征的病因及发病机制尚不清楚,但是成骨细胞、巨噬细胞、巨核细胞、骨髓单克隆及多克隆浆细胞分泌的高水平血清血管内皮生长因子(vascular endothelial growth factor,VEGF)可能是造成 POEMS 综合征中多种症状的关键细胞因子。

POEMS 综合征的患病率约为 0.3/100 000,男性发病率稍高于女性,高发年龄段为 50~70 岁。我国男女比例约为 2.23∶1,发病年龄 10~81 岁,平均(46.39±12.10)岁。

二、临床特征

POEMS 综合征常见的临床表现包括:

1. **多发性神经病变**　往往表现为对称性四肢感觉和/或运动性周围神经病变,逐步由远端向近端发展,伴肌无力。见于所有患者,多为首发症状。部分患者可伴有自主神经功能障碍,表现为低血压、多汗、阳痿、腹泻或便秘等。

2. **脏器肿大**　主要表现为肝脾或淋巴结肿大,淋巴结活检常提示 Castleman 病。

3. **内分泌异常**　内分泌系统异常是 POEMS 综合征的特征性表现,常见症状包括性功能减退、甲状腺功能减退、糖代谢异常、肾上腺功能不全。

4. **硬化性骨病**　典型表现为骨痛,是 POEMS 综合征的重要临床表现。

5. **皮肤改变**　局灶性或全身性皮肤色素沉着最常见,其他皮肤改变有手足发绀、白甲、多血质、多毛症和肾小球样血管瘤等。

6. **水钠潴留**　包括视乳头水肿、胸腔积液、心包积液、腹腔积液、肢体水肿等。

7. **肺动脉高压**　表现为活动后气短、胸闷、头晕、黑矇等。

三、实验室与辅助检查

1. **血液学检查**　血清蛋白电泳、血清及尿免疫固定电泳、血清游离轻链了解有无单克隆免疫球蛋白及其分型。

2. **VEGF 检测**　VEGF 是 POEMS 综合征的重要诊断标志物,当血清 VEGF 水平>1 920pg/ml 或血浆>200pg/ml 时,可以考虑 POEMS 综合征。

3. **激素水平检测**　包括促甲状腺激素、甲状旁腺素、血皮质醇、促肾上腺皮质激素、睾酮、糖化血红蛋白、雌二醇、促黄体生成素、促卵泡激素、催乳素等。

4. **影像学检查**　胸腹盆 CT 检查评估脏器肿大及浆膜腔积液情况,全身低剂量 CT 骨窗或 PET/CT 检查评估骨骼破坏情况,心脏超声评估右心功能及肺动脉压力。

5. **神经系统检查**　完善肌电图和神经传导速度了解神经受累情况。腰椎穿刺检查可见脑脊液压力和细胞计数正常或轻度增高,蛋白定量常增高,出现蛋白-细胞分离现象但无特异性。腰椎穿刺可以鉴别感染性或恶性细胞增殖性疾病。

6. **组织活检**　骨髓穿刺及活检了解骨髓有无克隆性浆细胞浸润;淋巴结活检明确淋巴结肿大性质;腓肠神经活检在高度怀疑淀粉样变和血管炎性周围神经病时有鉴别意义。

四、诊断

目前主要依据 2017 年国际骨髓瘤协作组更新的 POEMS 综合征诊断标准(表 35-1)。

表 35-1　POEMS 综合征诊断标准

强制性标准(2 条均满足)
多发性周围神经病
单克隆浆细胞增殖性疾病
主要标准(满足至少 1 条)
Castleman 病
骨硬化病或囊性骨硬化性病
血清或血浆血管内皮生长因子升高
次要标准(满足至少 1 条)
器官肿大(肝肿大、脾肿大或淋巴结肿大)
血容量增加(周围性水肿、腹腔积液、胸腔积液)
内分泌病变(肾上腺、甲状腺、垂体、性腺、甲状旁腺、糖尿病以外的胰腺功能紊乱,甲状腺功能减退)
皮肤改变(色素沉着、肾小球血管样瘤、手足发绀、指尖发白)
视乳头水肿
血小板增多症/红细胞增多症
其他症状或体征(杵状指、消瘦、多汗症、肺动脉高压/阻塞性肺病、血栓体质、腹泻、维生素 B_{12} 降低)

确诊 POEMS 综合征需要满足 2 条强制性标准、1 条主要标准以及 2 条次要标准。

五、鉴别诊断

1. **慢性炎性脱髓鞘性多发性神经根神经病**　通过临床表现、血清 VEGF 水平、神经传导速度、肌电图和神经活检有助于两者鉴别。

2. **糖尿病周围神经病**　可有糖尿病典型临床表现,神经电生理检查常显示损伤程度下肢神经重于上肢,感觉神经重于运动神经,感觉和运动神经损伤均以轴索为主。

3. **多发性骨髓瘤**　多见溶骨性病变,且多伴有贫血、高钙血症、肾功能不全等。

4. **原发性淀粉样变**　除周围神经病外,常伴有限制性心肌病和蛋白尿,组织活检可见刚果红染色阳性。

六、治疗

目前 POEMS 综合征的治疗以抗浆细胞异常增殖为主,并根据病情辅以对症及支持治疗。

1. **一般治疗** 加强营养,以高蛋白饮食为主,白蛋白降低明显者给予输注白蛋白。对高血糖患者控制血糖。对水肿及浆膜腔积液患者限制水及钠盐摄入。对于激素减退患者,可适当给予激素替代治疗。根据病情选择合理的康复训练和心理疏导。

2. **外周血自体造血干细胞移植** 对于年龄≤65 岁,无器官功能衰竭及大量浆膜腔积液的患者,首选外周血自体造血干细胞移植且治疗效果明确。

3. **化疗** 对于年龄>65 岁、一般情况较差或者不愿意接受自体移植的患者,可采用糖皮质激素、美法仑、来那度胺或硼替佐米等药物治疗。

4. **放疗** 对于合并显性硬化性浆细胞病的 POEMS 综合征患者,放射治疗是一线治疗。弥漫性硬化病变或播散性骨髓受累的患者,以及在完成放射治疗 3~6 个月后病情恶化的患者均应接受全身放射治疗。

5. **抗 VEGF 单克隆抗体** 贝伐单抗作为抗 VEGF 的单克隆抗体,在治疗 POEMS 综合征时,可缓解神经症状,降低血清 VEGF 水平。

七、预后

随着新药的应用和移植的开展,POEMS 综合征的预后有极大的改善。预后不良因素包括血清白蛋白低、年龄>50 岁、胸腔积液、肺动脉高压和 eGFR<30ml/(min · 1.73m^2)。POEMS综合征中位生存期为 97 个月,5 年生存率为 60%。死因主要为疾病进展、感染、卒中、急性髓细胞白血病和多发性骨髓瘤。

八、最新进展

达雷木单抗靶向作用于多发性骨髓瘤细胞表面的 CD38 分子,该药已应用于抗骨髓瘤治疗,有望治疗 POEMS 综合征所致浆细胞增殖性病变。

(彭晨星)

第八篇 罕见病诊断和遗传咨询

第三十六章 罕见病的诊断方法与临床应用原则

第一节 罕见病诊断方法

罕见病是指发病率极低的疾病,各国对罕见病的定义不同。我国将罕见病界定为患病率低于 1/500 000,新生儿发病率低于 1/10 000 的遗传病。研究表明罕见病发病与遗传关系密切,罕见病中绝大多数为单基因遗传病,其余包括基因组病、自身免疫性疾病等,且几乎所有的单基因遗传病均属于罕见病。罕见病由于其发病率低,病种繁多且表型复杂,导致临床上难以进行及时和准确地诊断。世界各地,尤其是发展中国家,相关医学知识缺乏,不具备及时、正确判断此类疾病的能力,造成了误诊、漏诊率高,诊疗困难的局面。目前国内对罕见病的诊疗不容乐观,诊断周期约 5~30 年。

罕见病多是由于遗传物质不同水平的变异导致的遗传性疾病。目前已知单基因遗传病有 5 602 种,其中 5 226 种遗传病的致病基因位于常染色体,338 种位于 X 染色体,5 种位于 Y 染色体,及 33 种位于线粒体。随着分子诊断学、分子遗传学、基因测序技术的不断发展,罕见病的诊断取得了重大进步。由于传统的酶学检测技术在罕见病诊断中已不能满足疾病研究需求,以传统基因检测技术为基础的二、三代测序技术迅速发展,展现了其在罕见病研究中的应用价值。同时随着蛋白质组学、代谢组学的崛起,罕见病的诊断也更加准确、高效。此外结合分子影像和生物信息的计算机辅助诊断技术也在罕见病诊断中展露出潜在应用价值。目前罕见病诊断的常见技术手段有如下几种。

一、染色体核型分析

染色体核型分析是一种使用显微显带技术辨别区分细胞分裂中期的染色体的技术。该技术通过在显微镜下分析比较染色体的各项特征指标,进行染色体的排序和编号,最终可得到染色体核型图谱。

二、基因检测

(一)荧光原位杂交(fluorescence in situ hybridization,FISH)

FISH 是主要且常用的经典基因检测手段,是对经典细胞遗传学方法的补充。与单纯染色体显带方法相比,经典基因检测手段不仅可以检出染色体数目异常,还可以发现微畸变和异常片段。但由于一种探针只能检测一种染色体异常,因此 FISH 仅能提供有限的信息。

(二)染色体微阵列芯片分析(chromosome microarray analysis,CMA)

即基因芯片技术,又被称为分子核型分析。该技术通过对全基因组进行检测,扫描出染色体不平衡的拷贝数变异(copy number variant,CNV),其突出优势在于可检测染色体组微小缺失、重复等不平衡性重组。按照检测原理及芯片设计不同,CMA 可分为比较基因组杂交(comparative genomic hybridization,CGH)技术和基于单个核苷酸多态性(single nucleotide polymorphism,SNP)基因型技术。CGH 的检测是由待检样本基因组 DNA 与同性别正常对照样本基因组 DNA 竞争性杂交最终获得定量的拷贝数。而后者只需将待测样本基因组 DNA 与一整套正常对照样本基因组进行对比即可获得检测结果。

(三) 多重连接依赖的探针扩增(multiplex ligation-dependent probe amplification, MLPA)

MLPA 是一种灵敏度较高的基因序列定性和相对定量检测技术,其通过靶序列 DNA 与特异探针杂交、连接、PCR 扩增,经毛细管电泳分离扩增产物,完成对 DNA 序列的定性及半定量检测。

经典基因检测方法的比较见表 36-1。

(四) 二代测序技术

1. **基因组测序**　最早提出的基因测序是指对基因全序列进行测定,为一代测序技术。该技术弥补了经典细胞遗传学检测方法的不足,但其也存在操作耗时且价格昂贵等缺点。

随着医疗界对于罕见疾病的广泛关注,新一代测序技术(next generation sequencing,NGS)即二代测序技术,又称高通量测序技术,以快速、高效、准确、经济以及产出巨大等特点,逐渐用于检测罕见疾病的致病基因。该技术测序结果能够显示致病基因的位置及类型等重要信息。全外显子组测序(whole exome sequencing,WES)、全基因组测序(whole genomes sequencing,WGS)及靶向目标基因测序均属于二代基因组测序技术。

(1)WES:基因组中的外显子占人类基因组的 1%,全部外显子称为外显子组。外显子是基因组中蛋白质的编码区域。由外显子碱基突变引起的基因变异在人类致病基因中占比高达 85%。WES 依靠目标序列捕获,可通过探针捕获并富集外显子区域的 DNA 序列,进而利用高通量测序技术发现与蛋白质功能变异相关遗传突变。不同于 WGS,WES 仅检测与疾病最相关的蛋白编码区便可发现与蛋白变异相关的基因突变,其测序耗费更低、更高效、更准确;周期更短;相对于普通测序,WES 为针对外显子组区域高深度测序,对罕见病的诊断更灵敏;覆盖率更广。但目前因捕获技术本身的不可控性,仍然需要 Sanger 技术去验证 WES 检测结果的准确性。WES 适用人群:临床表现具有不典型病症特征的患者;多系统异常的患者,存在多种诊断可能,但高度怀疑与遗传相关;具有明确家族史,但不清楚是何种疾病的患者;已做过多种其他医学检测未查明病因的患者;不明原因的发育迟缓、智力低下、严重精神状态异常的患者。

(2)WGS:细胞或生物体中一套完整的遗传物质的总和称为基因组。作为生物主要遗传物质的 DNA 由外显子和内含子组成。内含子调控基因的活性和蛋白的表达。WGS 即全基因组测序,该技术通过生物信息手段,运用新一代的高通量 DNA 测序仪来分析不同机体基因组间的结构差异,同时完成对单核苷酸多态性及基因组结构的注释。WGS 既对外显子又对内含子进行检测,可以发现 WES 不能检出的内含子水平的基因突变。WGS 检测可更加有效地辨认多拷贝数、内含子、单碱基程度的变异。WGS 可以在全基因组范围内全面检测到与人类疾病相关的单核苷酸的突变信息。能够分析样品基因组中大片段的结构和基因组

表 36-1　经典基因检测方法比较

测序技术	原理	检测范围	精确度（bp）	测序	灵敏度	优点	缺点	用途	成本
染色体核型分析	镜下分析细胞分裂中期的染色体的数目,形态特征	46条染色体	$\geq 5\times10^6$	10~21d	低	检测设备依赖性低,检测结果的确定性好	分辨率低,不能发现"微缺失、微重复"	遗传诊断的金标准;可检测染色体数目和大片段结构异常	低
FISH	通过荧光探针与细胞核内DNA靶序列杂交检测染色体数目和结构异常	常见变异的5对染色体(如13、18、21、性染色体)	$(4\sim25)\times10^4$	1~2h	高	明显缩短检测时间,取材少	只能对有限的已知染色体异常进行诊断	用于常见的非整倍体染色体异常检测;产前诊断	较高
CMA中CGH	由待检样本基因组DNA与参照DNA竞争性杂交最终获得定量的拷贝数	全基因组	$1\times10^3\sim1\times10^8$	短	高	高准确率,自动化,高分辨率,高通量	不能检测染色体平衡易位及单多倍性	可检测整个基因组内染色体DNA拷贝数变异	较高
CMA中SNP	利用基因组DNA单核苷酸存在多态性,获得高密度SNP微阵列	全基因组	$(1\sim2)\times10^6$	短	高	检测染色体不平衡改变,有检测位点等的优势	不能检出染色体平衡易位携带者	检测染色体DNA拷贝数变异及异常断裂点,多用于胚胎植入前遗传学诊断	较高
MLPA	通过靶序列DNA与特异探针杂交完成对DNA序列的定性及半定量检测	核苷酸序列	>400	短	较高	准确率高,检测通量高,检测稳定性	不能用于检测单个细胞,未知的点突变,染色体平衡易位	特异鉴定基因外显子水平的拷贝数变异	较高

拷贝数变异;可发现新型、罕见遗传变异。相比于 WES,WGS 检测更便捷,广泛,快速,高效,偏倚更小,一致性更好;但正是由于其获得数据量更广,与 WES 的结果准确性和价格差距将稳定存在,所以临床应用不如 WES 广泛。

（3）靶向目标基因测序:是利用 PCR 或探针杂交的方法对目标基因组区域进行捕获和富集并进行高通量测序获得指定目标区域的变异信息的一种技术手段。相对于传统的一代测序、全基因组和全外显子测序,目标区域测序覆盖度更深,检测更高效,数据更准确。该技术适用于大样本研究时,能够缩短研究周期,降低测序成本,有助于从病因学角度发现致病候选基因,对临床诊断和药物开发意义重大。靶向目的基因测序可在一次检测中发现多种突变方式引起的致病突变,提高了诊断效能。该技术可应用于已知病因的罕见病的检测。

2. RNA 测序(RNA sequencing,RNA-Seq)　即转录组测序,通过对 mRNA 反转录形成的 cDNA 片段进行测序,获取生物体在特定的生理环境下的全部转录本信息。RNA-Seq 技术在单核苷酸水平上即可实现对细胞的全部转录活动中序列和表达量的高效测定。RNA-Seq 可用于诊断特定 RNA 及蛋白质异常引起的罕见病。对 WES 检测阴性样本,RNA-Seq 技术对发现新的罕见病基因提供了新思路。例如:可用荧光毛细管电泳技术检测 CAG 重复所致 *SBMA* 基因突变引起的脊髓小脑性共济失调和脊肌萎缩症,*FMR1* 基因 CGG 重复所致脆性 X 综合征等罕见病。

微小非编码 RNA(microRNA,miRNA)作为一种信号分子也参与生命活动的调节过程。miRNA 是一类小的非编码 RNA,通过碱基配对与靶信使 RNA 形成复合物,可抑制或减少蛋白质合成。miRNA 可作为罕见病诊断的标志物,如致命的 X 连锁疾病 Duchenne 肌营养不良症被证明与血清中肌肉特异性 miR(miR-1, miR-133, miR-206)的水平变化相关。由于 miRNA 在基因表达调控中的关键作用,特别是在细胞分化和组织发生过程中,miRNA 可能在罕见病的发生和发展中起重要作用,但需要更多的研究来探索它们作为疾病诊断、预后和治疗反应预测的临床生物标志物的影响。

长非编码 RNA(long noncodingRNAs,lncRNA)是一种无蛋白质编码潜力的低保守 RNA 转录本,lncRNA 可通过与 DNA/RNA 结合或与蛋白结合而行使其功能。一些 lncRNA 实际上是某些调控 RNA(如 miRNA)的前体。与 miRNA 不同的是,lncRNA 没有一种普遍的作用模式,它以许多不同的方式来调控基因表达和蛋白合成。lncRNA 在疾病发展过程中对基因表达的影响是建立在多种作用机制的基础之上,被认为对罕见病有调控作用。lncRNA 也将成为一个罕见病潜在的诊断指标。

环状 RNA(circular RNA,circRNA)是一种新近被认识的存在于真核生物中的内源性非编码 RNA。circRNA 可通过与靶向 miRNA 结合,改变 miRNA 对其靶基因的调控能力,从而上调靶基因的表达水平,影响疾病的发生。研究证明 circRNA 与某些罕见病发病相关,如强直性肌营养不良的发生与 circMbl 功能缺失有关。

（五）三代测序技术

三代测序技术(从头测序)指在单细胞、单分子水平上对基因组进行测序。技术原理主要分为单分子荧光测序和纳米孔测序。三代测序不涉及 PCR 扩增,可避免引入错误碱基,测序过程不受序列中 GC 含量影响,能够获得许多珍贵的下游基因信息,有效检测到低频罕见突变。

一、二、三代测序技术比较见表 36-2。

表 36-2　一、二、三代测序技术比较

技术比较	一代测序	二代测序	三代测序
原理	Sanger 双脱氧法	边合成边测序,可逆终止法	单分子合成测序
检测范围	一个基因	全基因组,但不能检测长片段的缺失	单个细胞、单分子水平上进行测序
测序通量	0.2Mb	400Mb~1.8T	0.2~30Gb
测序时间	1.6 个月	2h~3d	2h
准确率	>99%	>99%	<90%
读长/bp	600~1 000	50~300	>1 000
优点	高读长、高精确、一次性达标率高	高通量、低成本、高准确性、高灵敏度、高度自动化	高通量、高读长、低成本、小型化
缺点	只能逐段测序 成本高、速度慢、非自动化、低通量、高成本	模板扩展和序列读长有缺陷	不适用单个基因位点的检测如单基因病等;依赖 DNA 聚合酶的活性
用途	基因诊断的金标准,单基因病的基因诊断、产前基因诊断、PGT 等	目前应用最广泛的技术	研发阶段,未真正商业应用
成本	低	较高	高

三、蛋白质检测技术

1. **经典的蛋白质检测技术**　特征性蛋白质作为生物标志物,在许多疾病的发生发展,某些罕见病的诊断中至关重要。许多经典的蛋白质检测技术,如蛋白质印迹法(Western blot)、ELISA 检测等在发病机制较明确的罕见病的诊断方面发挥重要作用。晚发型 Pompe 病(late onset pompe disease,LOPD)是一种常染色体隐性遗传病,利用蛋白质印迹法可证明糖噬标志物淀粉结合域蛋白在 LOPD 肌肉组织中的表达含量上调,为疾病的病因诊断提供了新思路。

2. **蛋白质组学**　蛋白质组(proteome)指一个基因组所表达的全套蛋白质,即包括一种细胞乃至一种生物所表达的全部蛋白质。蛋白质组学(proteomics),是以蛋白质组为研究对象,研究细胞、组织或生物体蛋白质组成及其变化规律的科学。蛋白质组学本质上指的是通过对蛋白质的表达,翻译后修饰及蛋白间相互作用的深入研究,更加深刻地认识蛋白质在疾病发生,细胞代谢等过程中的作用。蛋白质组学作为一门学科,更有利于科学家研究基因组学。

相比于常规检测手段,蛋白质组学能够有效检测某些与罕见病相关的微量的蛋白变化。目前以质谱法和基于亲和力的蛋白分析法为基础的蛋白质组学已经在部分罕见病的诊断中表现出显著优势。例如有研究者采用质谱分析对肌营养不良患者的血浆和血清蛋白进行分析,识别了 9 个与疾病进展和严重程度相关的蛋白质谱。

3. **代谢组学**　代谢组学是对体液、细胞和组织中小分子代谢物的分析,通常被当作发现生物标志物的工具。由于代谢组学固有的敏感性,可以检测到细胞、组织甚至器官中的细微代谢变化,洞察各种生理条件和异常过程(包括疾病)背后的机制,因此可为一些罕见遗传代谢病的诊断提供新思路。例如,在由多酶复合体基因突变引起的枫糖尿症患者体内,某些氨基酸及支链含氧酸表达异常,这些代谢分子可作为生物标志物协助疾病诊断。

代谢组学目前最常用的方法是串联质谱法。对于难以诊断的罕见病,串联质谱法通过同时测量多种不同的生物学标志物,在一次试验中即可实现对多种疾病的高效筛查,非常实用。此外,核磁共振波谱也可用来检测代谢产物。核磁共振波谱基于原子中心的核相互作用来量化代谢分子结构。核磁共振波谱价格便宜,能够高通量分析,重复性高,但缺乏灵敏度,通常只能定量中到高丰度的代谢物。因此在代谢样本较少时该方法对疾病诊断效果欠佳。

第二节　罕见病诊断方法的临床应用原则

目前没有一种方法具备检测所有遗传性疾病的能力。实际工作中可遵循以下原则。

1. **了解某些疾病的优选检测方法**　如脊肌萎缩症、Pralli/Angelman 综合征、DiGeorge 综合征等首选 MLPA 技术检测;三核苷酸重复序列动态突变疾病,如脆性 X 综合征首选荧光毛细管电泳技术检测。

2. **注重 Sanger 测序的应用**　Sanger 测序既有自己独特优势,同时也可联合其他方法协助疾病诊断,更加准确、高效地检测突变位点。

3. **了解基因的变异谱选择相应的检测技术**　如 *FANCA* 基因,因其约 20% 的变异为外显子水平的大缺失,需要采用测序结合 MLPA 技术进行检测。

4. **染色体拷贝数变异的检测**　CMA 是检测染色体拷贝数变异的首选检测方法,但随着测序成本的下降,逐渐以 WES、WGS 为主要技术的 NGS 极大地提升了检出染色体拷贝数变异的能力。虽然 CMA 在病因不明的智力发育落后、自闭症及先天性多发畸形检测方面优势明显,但上述疾病也可由单基因变异引起,NGS 技术对染色体拷贝数变异的检测也对这些疾病的诊断提供了新思路。

5. **合理选择 NGS 技术**　针对当前测序成本的降低和基因组更新的需要,目前 WGS 以及 WES 是绝大部分遗传性疾病的优选检测方式。WES 的性能对序列(GC)含量以及捕获、设计和富集都是敏感的。WGS 提供了前所未有的完整覆盖外显子和其他临床相关的基因组序列。因此,WGS 的优点不仅包括非编码致病变异的识别,而且鉴于其更完整的覆盖深度,它是更好的 WES。因此,无聚合酶链反应的 WGS 被认为是较为全面的第二代基因组测试。随着测序成本的进一步下降,通过使用适当的虚拟面板,WGS 在以后甚至有可能取代WES 和其他涉及选择性捕获目标序列的技术。

6. **合理选择检测对象**　先证者模式是只对家系中第一个发现该病的患者(先证者)进行检测,若数据分析后有疑似致病性位点,再进行父母或其他患病成员的家系 Sanger 测序验证。通常情况下,内分泌遗传代谢疾病可采用先证者模式。核心家系模式(父母加先证者)是对先证者及其父母三个人全部进行 NGS 测序,对于神经肌肉疾病应选择父母加先证者模式。分子检测过程需面对复杂的数据分析,临床上通过对核心家系进行 NGS 检测既可一定程度上解决该难题,同时也降低了检测的成本费用。合理的检测方法的确定需要临床与分子诊断实验室共同协作,力求提高诊断效率的同时,减轻患者的经济负担。

(王 玮)

第三十七章 罕见病的遗传咨询

一、遗传咨询概况和发展

遗传咨询是咨询医师和咨询者就其家庭中遗传病的病因、遗传方式、诊断、治疗、预防、复发风险等所面临的全部问题进行讨论和商谈,最后做出恰当的对策和选择,并在咨询医师的帮助下付诸实施,以达到防治效果的过程。

随着基因技术的不断进步,遗传咨询发展迅速,成为指导预防和治疗罕见病的重要手段。人类基因组序列确定后遗传咨询才得以迅速发展。1975 年,美国人类遗传协会首次对遗传咨询进行明确定义,指定遗传咨询过程中的五大内容;2006 年 5 月,美国国家遗传咨询协会重新将遗传咨询定义为帮助人们理解和适应遗传因素对疾病的作用及其对医学、心理和家庭影响的程序。这一程序包括:通过解释家庭史来评估疾病发生和再发的风险率;对相关疾病进行遗传、实验室检查、治疗处理及预防教育,提供与疾病有关的各种可能求助的渠道及研究方向;辅导促进知情选择、提高人们对所患疾病及其再发风险的逐步认识和接受。

二、遗传咨询的原则

1. **自主自愿原则** 即咨询者在有能力作出自主决策的情况下,完全遵循自己的意愿做出决策。目前普遍实行的办法是被检查者和家人对包含相关遗传学检查和再生育在内的问题有自主决定权,当事者必须知情。咨询者接受任何遗传学检查必须在知情同意的前提下进行,咨询过程中医疗机构或遗传咨询服务者不应以任何方式向咨询者施加压力和暗示。

2. **平等原则** 对于所有需要并接受遗传咨询服务的人,遗传咨询服务者及机构应提供平等的咨询服务和诊疗。

3. **遗传咨询服务者必须经过严格的专业训练** 遗传咨询过程中会涉及咨询者的婚姻、家庭和个人健康等个人隐私问题,遗传咨询可能会对咨询者产生十分深远的影响,咨询过程中服务者的建议是咨询者决策的重要依据。提供遗传咨询的服务者必须经过严格的专业训练,具备合格的咨询资质,这既是开展咨询服务的先决条件,同时也是对咨询者负责的重要体现。

4. **公开信息原则** 公开信息是指向咨询者公开他们易于理解甚至是难以接受的信息。遗传咨询者享有充分的知情权,向他们公开这些信息有利于帮其认清自身情况,做出决定。对于遗传咨询服务者是否有必要告知不相关的潜在的遗传信息尚存争论。

5. **恰当处理非指导性的咨询原则和指导性遗传咨询原则的关系** 非指导性咨询是咨询医生采取中立态度,没有偏好的陈述信息,仅就再发风险、病程、预后等向患者进行阐明,由他们自己做出决定,不帮助、不暗示咨询者选择,不评价其所做的决定。非指导性原则被视为遗传咨询的基本原则。指导性咨询是指咨询医师对患者和家庭所采取的对策提出指导性或暗示性的建议,帮助他们做出决定。咨询者希望咨询师在某些情况下提供指导,特别是在复杂的遗传学和医学情况下,面对矛盾的数据或存在道德问题的选择时。这时,咨询师应进行综合分析,指出重点问题,最后由咨询者作出选择。

6. 关注和消解咨询者的心理、社会和情感消极影响　在咨询过程中,当咨询者得知某些负面信息时,如得知孕育存在遗传病风险时,咨询者往往出现焦虑和丧失自信心的情绪,心理社会压力骤增。咨询医师仅仅提供信息不一定能帮助咨询者做出自己的选择。为了帮助咨询者有能力应对遗传病、再发风险,或做出困难的选择,咨询师应鼓励咨询者相信自己的能力并帮助他们一起设想各种可能选择的影响程度。在咨询过程中,咨询医师在提供专业建议前应从咨询者的社会地位、文化水平、经济能力等实际情况出发,给予咨询者心理支持和鼓励,帮助其树立应对遗传疾病的信心。同时也应注意咨询技巧的应用,例如:有关先天畸形的咨询,需要给咨询者有关畸形的教育,注意对咨询者的尊重;对肿瘤患者及其家属的遗传咨询服务,心理咨询尤为重要。

7. 信任和保护隐私原则　遗传咨询必然涉及信任和隐私保护问题。在建立信任的基础上,咨询者将个人现病史,家族遗传病携带者发病情况等告知遗传咨询师,这些信息一方面可为咨询师诊断和治疗提供思路,但另一方面这些遗传信息可能成为雇主或保险公司歧视当事人不给予雇用或不予保险的理由,故遗传咨询师严格遵守信息保密原则是非常重要的。但当咨询者的有关信息同时对其本人及家人具有重要意义时,在预防信息进一步扩散的前提下,咨询师有责任告知患者家属相关的遗传信息。当咨询者不愿与亲属分享基因测试结果或希望与某些亲属(但不是所有亲属)共享遗传测试结果时,可能会出现伦理争议。然而,一些研究人员指出,医生的保密义务并不是绝对的。在某些非常特殊的情况下,为了公众利益或为了防止对其他个人的伤害或严重的健康损害,保密可能被否决。

8. 产前诊断的伦理道德　产前诊断在遗传诊断中占有重要位置。产前诊断可能严重影响个体生存和生存的质量,许多遗传病缺乏有效的治疗方法,可能给个体和家庭带来极大的痛苦和负担。同时产前诊断也涉及敏感的伦理问题,需遗传咨询服务者慎重地给出处理建议。对于某些不影响个体生存或造成家庭社会额外负担的遗传疾病,如多指、单纯唇腭裂,遗传咨询师和妇产科医师应严格把控其流产指征,这些胎儿也有生存的权利。对于有生育问题的父母,如果草率流产,可能再也不能有自己的孩子。面对这些情况,咨询师必须耐心疏导。

三、遗传咨询的一般指征

1. 遗传筛查阳性者。
2. 高龄孕妇,即孕妇年龄≥35周岁。
3. 曾怀过有遗传病的胎儿或生育过有遗传病的孩子。
4. 父母中任一方患有遗传病。
5. 有反复的自发性流产或不孕不育病史。
6. 父母为遗传病基因的携带者。
7. 夫妇双方任一方有遗传病家族史。
8. 近亲婚配。
9. 外环境致畸物质接触史。
10. 肿瘤和具有明确遗传因素的常见病。

四、遗传咨询的内容

遗传咨询的内容是随着基因和遗传领域研究的深入和技术的进步不断扩大的,现今遗传咨询的内容主要涉及以下五个方面。

1. **优生咨询**　这是传统遗传咨询的重要组成部分,医生根据对患者病史的回顾,对有先证者或有出生缺陷生育史的夫妇提供结婚、生育、避孕、绝育、领养、遗传学检测、人工流产等专业咨询。随着遗传学的发展和遗传咨询内容的扩展,目前遗传咨询多面向在孕前或产前筛查中就已发现携带某种遗传病基因的夫妇双方或其任一方。此外,遗传咨询的情况主要还包括在产前母血清筛查时发现胎儿患染色体病或神经管缺陷风险增高;孕期胎儿超声发现胎儿存在某些异常表现;具有不孕不育或反复流产病史并在进一步检查过程中发现染色体异常等。

随着辅助生殖技术的发展,遗传咨询还包括对供精(卵)者的遗传病筛查,以及备孕阶段(即受孕或受精前)预防性的咨询。对于再生育相关的遗传咨询,要求必须由相关夫妇双方共同参与进行。

2. **复杂性疾病的风险预警及评估**　包括复杂性疾病的遗传学基础、遗传度、易感性及疾病风险的评估等。

3. **基因组学指导下的高风险遗传病的健康管理建议**　复杂性疾病的发生由机体内外环境两方面共同影响。一方面基因突变引起蛋白质改变,影响代谢过程,进而导致机体出现遗传病的相关临床表现。另一方面外环境通过基因也可介导疾病的发生发展。随着基因组学研究的进步与细化,环境基因组学、营养基因组学、毒素基因组学逐渐兴起,基因与环境交互作用的研究成果也不断进入人们的视野,使得临床医生能够在基因组学指导下开展疾病健康管理。基因组学指导下的基因检测可发现基因变异,评估疾病风险,进而做到对高风险疾病的早发现、早预防、早诊断、早治疗。通过调节外界因素,找到影响致病基因所调控蛋白质表达的因素是饮食、环境还是心理因素,作针对性、预防性措施,以避免或延缓疾病的发生。所以进行基因组学检测在高风险疾病预防上有重大意义。

4. **根据亲属疾病的转归及复发情况对咨询者所患疾病进行科学预测**　根据疾病的发展规律和预测的相关理论基础,为患者亲属及患者本身的疾病复发风险及转归、患者畸形可能或病情的严重程度及其与性别及年龄是否相关等提供咨询。

5. **预测或给出患有复杂疾病或有复杂疾病风险的咨询者亲属发病概率**　咨询者亲属发病概率的估计规律较少,但仍有一定规律可循,如亲属发病率高于一般群体发病率和疾病具有家族聚集性特点等,这些规律均可为咨询者提供建议。

五、遗传咨询的流程

1. **收集信息**　进行遗传咨询要全面掌握咨询者的具体情况,询问并回顾咨询者的一般情况如年龄、民族、职业、居住地,还有家族史、既往史、孕产史(流产、死胎、死产、早产等)、婚姻史(婚龄、婚姻次数、配偶健康状况)、外界毒物和特殊化学物质接触史。家族史对于遗传咨询至关重要,应包括种族、不孕不育、胎儿异常、出生缺陷、智力障碍等。采集先证者的家族内发病情况,详细了解先证者及其亲属的关系,描述并记录与疾病诊断相关的特殊表型,同时做出系谱图。

2. **遗传病诊断及确定遗传方式**　根据咨询者的家系分析、病史资料和相关化验检查结果,遗传咨询人员要对咨询对象所患病进行诊断或确定与何种遗传病相关,单基因遗传病应明确遗传方式。遗传病的产前诊断需医生协助获取标本,随着遗传学的进步,细胞及分子遗传的实验室检查进一步开展,帮助了医师对遗传病患者和携带者进行诊断和识别,并提供疾病的发展和预后及严重程度方面的重要信息(如已知的基因型和相关表型,遗传与表观遗传学信息)。

3. **遗传病再现的风险估计**　遗传咨询的对象主要关注再生育或本身患遗传病的风险。此时需要遗传咨询人员通过结合家系分析和相关病史对咨询者作出疾病风险评估。鉴于染色体病和多基因遗传病遗传方式不确定,其发病风险需参考群体发病率进行经验性评估,单基因遗传病需结合遗传方式和家系分析,对发病风险及子代患病风险进行估计。

4. **产前诊断方法的咨询**　遗传咨询人员在充分考虑诊断方法对母儿双方的影响后,根据遗传病再现风险估计对产前诊断方法给予具体建议。目前临床上产前诊断获取标本的方法主要有羊膜腔穿刺、绒毛膜穿刺及脐静脉穿刺术等。诊断方法包括胎儿影像诊断、生化检测、细胞及分子遗传学诊断等。

5. **提供建议**　咨询师应对咨询者的结婚和生育提出具体建议、对孕妇给予产前诊断后再考虑是否终止妊娠或进一步治疗的建议等。

六、胚胎植入前遗传学检测在阻断罕见病发生中的作用

1. **胚胎植入前遗传学检测的概述与发展**　早在 1990 年就已诞生世界首例经植入前遗传学诊断的试管婴儿,这是人类辅助生殖技术史上的一次重要进步,标志着此技术进入临床应用。此后,胚胎植入前遗传学检测逐步应用于临床诊疗,其内容主要包括两方面,即植入前遗传学诊断(preimplantation genetic diagnosis,PGD)和植入前遗传学筛查(preimplantation genetic screening,PGS)。2017 年,由国际辅助生殖技术监控委员会(ICMART)组织并由美国生殖医学学会(ASRM)等多个国际学术组织参与讨论,建议统一使用"植入前遗传学检测"(preimplantation genetic testing,PGT)代替"植入前遗传学诊断/植入前遗传学筛查"(PGD/PGS),并进一步分为 3 类,分别为植入前单基因检测(PGT for monogenic defects,PGT-M)、染色体结构变异检测(PGT for structural rearrangements,PGT-SR)及非整倍体检测(PGT for aneuploidies,PGT-A)。统一的命名与划分有助于医护人员、遗传学检测相关人员及患者之间的交流,并能更好的理解 PGT 的内涵。

2. **PGT 的临床应用**　PGT 在阻断遗传病、减少出生缺陷方面发挥主要作用。PGT 的应用使得子代的遗传学诊断在孕前就能够实现,是 21 世纪遗传学诊断领域最伟大的成就。PGT 的主要内容为在植入前对配子或胚胎进行基因及染色体的检测,以排除具有如单基因遗传缺陷、致病基因突变、染色体数目异常等情况的个体,并筛选出无遗传缺陷的胚胎进行植入。孕期产前诊断技术如母体血清学检测、羊膜及绒毛膜穿刺、脐血穿刺等,虽可对遗传缺陷进行诊断,但其有创性可能造成流产。此外,确诊后的终止妊娠及反复流产也给母体身心健康带来巨大损害。PGT 的出现可在胚胎发育的源头阻断遗传病的传递,弥补了传统产前诊断的不足,患者的接受度也更高。

人类遗传病多为单基因遗传,又称孟德尔疾病,PGT-M 可对其进行预测性诊断,孟德尔疾病遵循孟德尔遗传规律,包括常染色体显性/隐性遗传和 X/Y 连锁的性染色体遗传。

2018 年发布的《胚胎植入前遗传学诊断/筛查技术专家共识》提出 PGT-M 的适用范围是:经过规范化的遗传咨询并通过遗传学检测确定存在单基因遗传病高风险的患者,如血红蛋白病和亨廷顿舞蹈症等;夫妇双方/任一方携带肿瘤等严重疾病的遗传易感基因的致病突变,如 *BRCA1/2* 基因突变,可导致遗传性乳腺癌-卵巢癌综合征;人类白细胞抗原(human leucocyte antigen,HLA)配型,用于挽救患有血液病(如 Fanconi 贫血)的同胞患儿。2003 年人类基因组测序计划(human genome project,HGP)完成,明确的单基因遗传病的数量呈指数型增长。随着基因检测技术的发展,PGT-M 的适用范围也在扩展,已逐渐用于新发突变和家系不完整人群的检测,从理论上讲,在明确致病基因变异序列的基础上,PGT-M 适用于所有遵循孟德尔遗传规律的疾病,阻断其在子代中的遗传。

七、产前诊断对预防罕见病的作用

1. 产前诊断的概述 产前诊断(即宫内诊断)是指对胚胎或胎儿的发育状态、是否患有遗传疾病、是否存在先天缺陷等方面进行胎儿出生前检测诊断。从而选择适当时机对可治性疾病进行宫内干预;对不可治疗性疾病,能够做到提早知情选择。因为先天性缺陷而死亡的围生儿占所有围生儿死亡的 20%~25%。既往,患有遗传物质异常的高危夫妇常无路可走,直到 1966 年,因发现孕妇高龄与 21 三体综合征具有相关性,促进了产前诊断的迅速发展。

狭义的产前诊断仅限于在出生前发现胎儿异常以便终止妊娠,目前产前诊断的目的如下:①把握适当的时机对经过产前诊断的胎儿或新生儿进行出生前或出生后药物或手术治疗;②父母能够在知晓本次妊娠状况下做出选择;③父母知情后,面对可能发生的宫内或新生儿期出现的健康问题,有机会做好心理、社会、经济、医疗各方面的准备。仅就细胞遗传学而言,并基于 2010 年我国卫生部推出的《胎儿染色体异常的细胞遗传学产前诊断技术标准》,产前诊断的指征包括:①高龄孕妇(35 岁以上);②产检发现的胎儿染色体异常高风险的孕妇;③曾生育过染色体异常患儿的孕妇;④产检时 B 超提示胎儿疑似存在染色体异常的孕妇;⑤夫妇中任意一方为染色体异常携带者;⑥医师认为产前诊断是必要检查项目的其他情形。

此外,广义的产前诊断对象还应包括:父母近亲;曾暴露于药物、病毒、环境危害;妊娠合并 1 型糖尿病、高血压、癫痫、哮喘;神经管缺陷家族史;家族分子遗传病史;既往出生缺陷病史;反复早孕期自然流产。

2. 产前诊断方法及临床应用 目前常用的产前诊断方法包括有创及无创两种类型。

(1)有创产前诊断:有创性产前诊断技术目前包括绒毛取材术、羊膜腔穿刺术、经皮脐血管穿刺术、胎儿镜。由于绒毛组织与胚胎具有相同的遗传性且位于胚囊之外,故绒毛活检被认为是产前诊断的一项内容。绒毛取材术多主张于孕早期妊娠 9~11 周,通过经阴道或经腹部超声引导,抽取需要量的绒毛标本。其优点在于,如果早孕期通过绒毛取材术能够尽早发现并诊断胚胎染色体异常,如 21 三体综合征(Down syndrome)、18 三体综合征、特纳综合征(Turner's syndrome)等染色体数目和结构异常,此时如需终止妊娠,对孕妇损伤较小。但该方法缺点在于,手术合并的流产风险达 2%~3%,还存在母体细胞混杂污染的问题。此外如在孕 9 周前进行,可能出现胎儿肢端发育异常,且于孕 9~11 周神经管缺陷和其他结构异常还不能得到诊断。羊膜腔穿刺术为最常用的鉴别染色体异常的侵入性产前诊断技术。基于羊水内富含不同类型胎儿脱落细胞,在孕 16~22 周时,通过超声引导下,经腹抽取 10~20ml 的羊水,常用于以下项目的检测:①18 三体综合征;②21 三体综合征;③特纳综合征;④宫内感染,如巨细胞病毒(cytomegavirus,CMV)感染,通过对羊水的病毒培养、PCR 检测,明确是否存在胎儿感染。经皮脐血管穿刺术在妊娠 17 周至足月均可进行,但目前认为,妊娠 20~24 周为最佳穿刺时期。其除可诊断染色体异常外,还可用于胎儿溶血性贫血的宫内输血治疗。胎儿镜是羊膜腔镜或宫腔镜,为一种很细的光学纤维内镜,还可进行简单操作的胎儿产前诊断方法。

(2)无创产前诊断:近年来产前诊断技术在逐步地朝着早期、快速、准确、无创的方向发展,非有创性产前诊断包括宫颈脱落的滋养细胞检查、孕妇外周血中胎儿细胞及胎儿游离 DNA 的检测(NIPT)、超声检查及胎儿 MRI。超声检查应用最广泛,可用于评估孕龄、确定宫内妊娠的性别、胎盘定位、多胎妊娠的确定、发现与染色体、代谢、分子遗传相关的结构异常。胎儿 MRI 为影像学的二线检查手段,可以补充超声在某些特殊情况下的不足并进行特殊部位检查,如孕妇存在肥胖、合并子宫肌瘤、羊水过少、多胎等影响胎儿超声检查效果的特殊情况,MRI 还在胎儿中枢神经系统异常的诊断方面具有显著优势。

八、新生儿疾病筛查对及早发现罕见病的作用

新生儿疾病筛查是指用敏感、精确、快速的实验室方法对新生儿群体中某些严重的遗传性疾病、遗传代谢病及先天性内分泌异常进行筛查的总称。新生儿疾病筛查为新生儿时期一些症状尚未显现的疾病提供了早期诊断、干预的方法,可避免因为延误治疗而对新生儿造成的不可逆的损害甚至死亡。其标本一般为新生儿出生后 3d 所采集的足跟血。新生儿筛查选择的病种应考虑下列条件:①发病率较高;②会导致严重后果如致愚、致残、致死;③目前已存在明确而实用的检测方法;④可进行防治;⑤符合经济效益。目前认为苯丙酮尿症、枫糖尿症、同型胱氨酸尿症、组氨酸血症、半乳糖血症、胰腺纤维囊肿、先天性甲状腺功能低下、听力障碍等病种最为重要。

九、展望

高通量测序技术可有效地对遗传病进行一级预防。近年国内学者对 PGT 相关研究不断深入并取得了许多令人振奋的研究成果。我国目前通过 PGT 手段已成功阻断多种遗传病在家系中的传递,包括脊髓性肌萎缩症、视网膜母细胞瘤、Leri-Weill 综合征、Schaaf-Yang 综合征、先天性骨骼发育不良、枫糖尿症、重症联合免疫缺陷病等。其中 Leri-Weill 综合征(由矮小同源结构域包含基因 *SHOX* 杂合致病性变异导致)通过采用 PGT "序贯分析" 检测方案,最大程度避免了染色体重组并尽可能保证结果的准确性,筛选植入的胚胎成功于母体孕育并于 2018 年 9 月诞生,这是世界范围首例应用 PGT 极体基因检测阻断 *SHOX* 基因传递的健康婴儿。依靠 PGT 手段阻断 Schaaf-Yang 综合征(由 *MAGEL2* 基因致病突变导致)和先天性骨骼发育不良(由 *BMPER* 基因突变导致的常染色体隐性遗传病)也均为全球首例,其健康儿均于 2019 年诞生。截至目前,我国已累计完成了 200 余种罕见病的 PGT,成功避免了遗传病患儿的降生,为万千家庭解除了遗传病的困扰。出生缺陷与遗传病的三级预防有赖于细胞及分子遗传学检测技术的飞速发展,其中高通量基因测序技术至关重要,是目前最具社会经济价值的防治手段,该技术能够从根本上阻断家系遗传,促进优生优育。

PGT技术是21世纪的骄傲,促进了人类辅助生殖技术及社会文明的进步,帮助千万家庭解除了罕见病的困扰。随着PGT技术的发展,其所面临的艰难与险阻也逐渐显露,目前还存在相当一部分携带致病基因的人群本身并无遗传检测的意识,提高公众对于遗传检测的理解是当务之急。在受孕前进行扩展型携带者筛查,并与胚胎植入前遗传学诊断相结合的问题仍待进一步解决。随着遗传学领域的不断创新,未来有望通过PGT精准阻断罕见病遗传,进一步降低出生缺陷的发生,从根本上提高人民平均健康水平,共同促进"健康中国"建设。

（王　玮）

参 考 文 献

［1］中华医学会儿科学分会内分泌遗传代谢学组.先天性肾上腺皮质增生症 21-羟化酶缺陷诊治共识.中华儿科杂志,2016,54(8):569-576.

［2］STEWART PM,NEWELL-PRICE JDC.The Adrenal cortex.Williams textbook of endocrinology.13th ed.Philadelphia:Elsevier,2016.

［3］中华医学会内分泌学分会性腺学组.特发性低促性腺激素性性腺功能减退症诊治专家共识.中华内科杂志,2015,54(8):739-744.

［4］中华医学会儿科学分会内分泌遗传代谢学组.中国 Prader-Willi 综合征诊治专家共识(2015).中华儿科杂志,2015,53(6):419-424.

［5］赵玉沛,张抒杨.罕见病诊疗指南(2019 年版).北京:人民卫生出版社,2019.

［6］MATTHIAS RB,FRIEDERIKE H,CARLO DV,et al.Proposed guidelines for the diagnosis and management of methylmalonic and propionic acidemia.Orphanet J Rare Dis,2014,9:130-166.

［7］顾学范.临床遗传代谢病.北京:人民卫生出版社,2015.

［8］王佳伟,赵娟.Leber 遗传性视神经病变诊断和治疗专家共识.眼科,2019,28(05):328-335.

［9］包雅琳,曹秉振,陈琳,等.中国肌萎缩侧索硬化诊断治疗指南.中华神经科杂志,2012,(45)7:531-533.

［10］GALIMBERTI D.Neurodegenerative Diseases.2nd ed.Switzerland:Springer International Publishing,2018.

［11］DONOFRIO PD.Textbook of Peripheral Neuropathy.New York:Demos Medical Publishing,2012.

［12］SIMON RP.Clinical Neurology(LANGE).10th ed.New York:McGraw-Hill Education/Medical,2018.

［13］吴钢,李卫华,黄鹤.心脏离子通道病从基础到临床.北京:科学出版社,2010.

［14］顾莹.遗传代谢病的检验诊断与临床.合肥:安徽大学出版社,2017.

［15］杜波威茨,休厄里.肌肉活检.3 版.袁云,译.北京:北京大学医学出版社,2008.

［16］陆国辉,徐湘民.临床遗传咨询.北京:北京大学医学出版社,2007.

［17］弗斯.牛津案头参考手册——临床遗传学.祁鸣,黄涛生,译.浙江:浙江大学出版社,2008.

［18］吴希如,林庆.小儿神经系统疾病基础与临床.2 版.北京:人民卫生出版社,2009.

［19］贾建平,苏川.神经病学.8 版.北京:人民卫生出版社,2018.

［20］张之南,郝玉书,赵永强,等.血液病学.2 版.北京:人民卫生出版社,2011.

［21］张奉春,栗占国.内科学 风湿免疫科分册.北京:人民卫生出版社,2015.

［22］GARY SF,RALPH CB,SHERINE EGA,et al.Kelley & Firestein's Texbook of Rheumatology.10th ed.Amsterdam:Elsevier,2017.

［23］胡静.骨骼肌疾病临床病理诊断.北京:人民卫生出版社,2011.

［24］SHAH P,RAHMAN SA,DEMIRBILEK H,et al.Hyperinsulinaemichypoglycaemia in children and adults.Lancet Gastroenterol Hepatol,2017,5(9):729-742.

［25］DEMIRBILEK H,HUSSAIN K.Congenital hyperinsulinism:diagnosis and treatment update.J Clin Res Pediatr Endocrinol,2017,9(2):69-87.

［26］YORIFUJI T,HORIKAWA R,HASEQAWA T,et al.Clinical practice guidelines for congenital hyperinsulinism.Clin Pediatr Endocrinol,2017,26(3):127-152.

［27］中华医学会儿科学分会内分泌遗传代谢学组,中华预防医学会出生缺陷预防与控制专业委员会新生儿筛查学组.高苯丙氨酸血症的诊治共识.中华儿科杂志,2014,52(6):420-425.

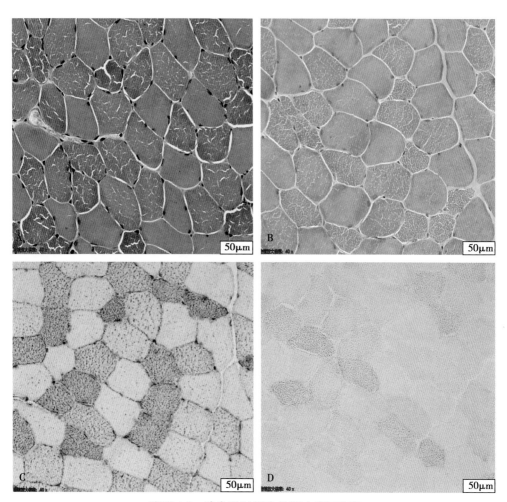

彩图 4-2　晚发型 MADD 的肌肉病理改变

A. HE 染色可见肌纤维内细小圆形空泡,部分融合。B. MGT 染色未见不整边红纤维(RRF)。

C. 油红 O 染色示肌纤维内脂滴沉积,以 Ⅰ 型纤维为主。D. SDH 染色示琥珀酸脱氢酶活性降低。

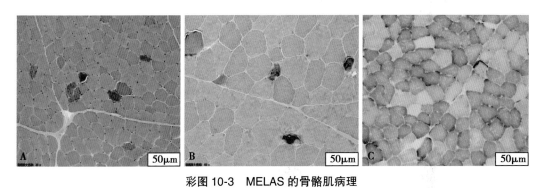

彩图 10-3　MELAS 的骨骼肌病理
A. HE 染色可见多个肌纤维边缘嗜碱伴裂隙形成。B. MGT 染色可见 RRF。
C. COX 染色示部分肌纤维酶活性缺失。